AF369834

ADDITION

AU RECUEIL

DES PIECES IMPORTANTES

SUR

LA TAILLE.

ADDITION

A LA SUITE DU RECUEIL DE
toutes les Piéces qui ont été publiées

AU SUJET

DU LITHOTOME CACHÉ

Pour servir de réfutation à un Ecrit, qui a
pour titre :

*Recueil des Piéces, concernant l'Opération de
la Taille, qui contient la Description de plusieurs LITHOTOMES, &c. où se trouve la
Réponse aux derniers Ecrits de L'ANONYME,
&c. par CLAUDE-NICOLAS LE CAT. A Rouen
1752. in 8°.*

A PARIS,

Chez D'HOURY Fils , rue de la Bouclerie ;
au S. Esprit & au Soleil d'Or.

& à Rouen ,

Chez ETIENNE-VINCENT MACHUEL, Impri-
meur-Libraire , rue saint Lo, vis-à-vis la
Porte du Palais, au Bien-aimé.

M. DCC. LIII.

Avec Approbation & Privilége du Roi.

AVERTISSEMENT
en forme de Préface.

*D*ANS la nouvelle dispute, où je me trouve engagé avec M. le Cat, on ne doit pas s'attendre que je le suive dans toutes ses circonstances ; car outre qu'une pareille discussion deviendroit nécessairement fort longue, & par-là même ennuyeuse pour la plûpart de nos Lecteurs ; elle seroit aussi très-inutile au Public.

La théorie, sur cette matiere importante, entre M. le Cat & l'Anonyme, ayant été suffisamment éclaircie dans leurs controverses respectives, rapportées dans le Recueil des Piéces importantes de ce dernier en 1751. ce démêlé se réduisoit dans la suite à des preuves de faits, pour être terminé définitivement.

C'est dans cette vûe que j'avois promis dans les deux derniers Mémoires de l'Anonyme, du premier Mars & 20 Août 1750. (Rec. Anon. 1751. p. 185. & 231.) de ne plus répliquer à M. le Cat, à moins qu'il ne prétendit contester les succès que j'avois donné en preuve de la bonté de mon Lithotome.

Ce sont ces succès que mon Adversaire

attaque préfentement, par des Piéces qu'il nomme juftificatives.

De mon côté, la queftion fe réduit à prouver la vérité des fuccès qui me font conteftés, & en même tems la fauffeté des Piéces juftificatives qui me les conteftent; fi j'y réuffis, comme je l'efpere, je confirme par ce fait même toute ma théorie antécédante; & j'anéantis fans reffource le grand nombre de morceaux dogmatiques, (Avert. p. v.) de cet Académicien, & toutes fes conféquences.

En fuivant ce projet; je me propofe de laiffer à l'écart tous fes raifonnemens, que je regarde beaucoup plus illufoires que folides, excepté ceux qui font inévitables, à caufe qu'ils font partie des fujets que je traite; mais afin que les Partifans de cet Académicien ne puiffent pas prétendre tirer des conféquences de cette omiffion, contre la bonté de ma caufe; je vais donner ici une idée de fa Logique par un échantillon, où la pris plaifir à s'étendre, afin de me faire honneur d'un mauvais raifonnement qui eft tout entier de fa façon ainfi qu'on va le voir.

J'avois avancé dans le Recueil de l'Anonyme, (p 231.) que la » Chirurgie comme toutes les autres Sciences pratiques, » n'eft point fujette aux caprices de la fpéculation « ; il eft clair, que je difois aux caprices, & non à la fpéculation même;

M. *le Cat en conclut sans façon, que l'A-*
nonyme *paroît prétendre que cette spé-*
culation *est capricieuse, infidéle; mais*
ce n'est-là qu'un soupçon que cet Académi-
cien va réaliser bientôt; j'ajoutois » ce sont
» *les succès qui nous décident, on n'y rai-*
» *sonne pas avant que d'avoir vû; mais*
» *en conséquence des faits reconnus, on*
» *établit la méthode;* « *il est encore clair*
que je parlois d'une méthode qui avoit des
succès; succès qui décident toujours le Pu-
blic, & desquels un homme sage doit s'assu-
rer, avant que de critiquer cette méthode,
& de se livrer aux caprices de la spécula-
tion; principe d'autant plus certain, qu'il
devenoit un conseil nécessaire à M. le Cat,
que j'avois en vûe, parce qu'il venoit d'é-
tablir des régles contraires aux démonstra-
tions de théorie appuyée sur des succès, que
je venois de publier dans un Mémoire, re-
vétu d'une Approbation qui seule auroit dû
le contenir dans la plus grande réserve:
Comment s'y prend ce Docteur pour me
critiquer? Il ne faut que présenter son tex-
te pour en faire sentir le travers » le Vé-
» *nérable F.......... fait bien de l'honneur à*
» *notre Art (dit-il) on n'y raisonne*
» *pas avant d'avoir vû (des succès) oh*
» *qu'il dise que cela lui est souvent arrivé*
» *à lui, j'en conviendrai par complaisan-*
» *ce; mais ce ne sera sûrement pas vous,*

» *Meſſieurs , qui croirez que ce ſoit une loi*
» *parmi nous ; car nous regardons au con-*
» *traire , comme une régle, que pour obte-*
» *nir des ſuccès , il faut commencer par*
» *beaucoup raiſonner , & que ces ſuccès*
» *ſont les lauriers qui couronnent la tête*
» *qui les a médité.*«

Je concluois enfin , en diſant : la méthode la plus ſûre & la ſeule qui doive
être adoptée , eſt celle dont les ſuccès
ſont conſtans, parce que l'Opérateur ſçait
mieux ſe conformer aux connoiſſances
anatomiques , & au mécaniſme des parties ; *il n'en falloit pas davantage pour
convaincre tout autre que M. le Cat , que
je ſçavois parfaitement diſtinguer la ſpéculation , des caprices de la ſpéculation ; &
c'eſt préciſément par cet endroit que le Critique judicieux prétend me faire tomber en
contradiction :* Comment donc , *dit M. le
Cat ,* cet homme qui traite la ſpéculation
de capricieuſe , qui ne ſe décide que par
les ſuccès , chante la palinodie dans la
même période , & veut que ſon Opérateur ſe conforme aux connoiſſances Anatomiques & au mécaniſme des parties.
*Oui certainement , je veux qu'on ſe confor-
me aux connoiſſances Anatomiques & au
mécaniſme des parties ; je veux encore & je
ſoutiens , que ce ſont les ſuccès qui doivent
décider le Public , lorſqu'il s'agit de ſe fixer*

au choix d'une méthode, mais je veux en même tems qu'on ne se livre point aux caprices de la spéculation ; je m'explique, afin de prévenir toute ressource d'équivoque ; je nomme caprice dans la spéculation, lorsque dans les Sciences pratiques, elle veut assujettir les succès au raisonnement, plutôt que le raisonnement aux succès ; parce que de tous les tems, on a appellé du raisonnement à la pratique, & jamais de celle-ci, à l'autre ; je sçavois aussi-bien que M. le Cat, qu'il falloit avoir des principes raisonnés pour connoître à fond la Taille, & pour établir des méthodes de tailler ; mais j'étois fermement persuadé, comme je le suis encore, que ces principes & ces méthodes devoient assujettir leurs regles à celle qui a le plus de succès, & dans ce cas la combinaison des succès avec le raisonnement, deviennent les lauriers de la tête qui assujettit le raisonnement aux succès, ou pour parler plus simplement, qui donne des regles au raisonnement par des succès ; ainsi l'on auroit beau vouloir que les succès soient les lauriers qui couronnent la tête qui les a médités, si ces succès ne sont pas eux-mêmes la regle de la tête qui les médite.

La voye des succès enfin, est tellement devenue la regle que l'on doive suivre pour se fixer sur le choix d'une méthode de tailler, qu'elle est même proposée par l'Histoire

de l'Académie des Sciences, comme l'unique moyen qui puisse fixer l'incertitude de la théorie dans ce genre, & par conséquent la spéculation après même avoir beaucoup rai- sonné ; *cette autorité sera d'autant moins suspecte à M. le Cat, qu'il me l'a déja pro-posée pour son garant,* mais s'il lui reste des soupçons, *dit-il, parlant de moi,* que n'ouvre-t'il les bons Livres, l'His-toire de l'Académie des Sciences, il y verra, &c. (p. 248.) J'ouvre donc cette Histoire, *& j'y trouve année* 1743. (p. 89.) ” Quand des Opérations aussi im-
” portantes que celle de la Taille, & les
” différentes manieres de la pratiquer ont
” été suffisamment éclaircies, il reste encore
” à consulter l'expérience, & à voir de quel
” côté se trouvent les plus grands & les
” plus nombreux succès ; car nos théories
” sur une machine aussi compliquée que le
” corps humain, sont très-défectueuses ;
” c'est dans cet esprit que M. Morand [qui
” a enseigné l'appareil laterale à M. le Cat,
” p. 273.] après avoir étudié toutes les
” méthodes connues de la Taille, & prin-
” cipalement celle qu'on nomme de Frere
” Jacques ou Taille latérale *nous donne*
” *depuis plusieurs années, & pour l'ordi-*
” *naire de deux en deux ans, un dénom-*
” *brement des Opérations que lui ou ses*
” *Correspondans ont faites, selon cette der-*
” *niere méthode,* “ donc, il faut avoir vû,

& vû de quel côté fe trouvent les plus grands & les plus nombreux fuccès , avant de pouvoir donner des regles fûres à une tête qui a beaucoup raifonné.

J'aurois encore de quoi relever M. le Cat fur tout ce qu'il dit a ce fujet ; mais il me fuffit d'avoir donné un échantillon de fa façon de raifonner, pour faire connoître fa prévention , & le fonds qu'on doit faire fur fa Logique, dont on verra encore quelques morceaux dans la fuite ; c'eft cependant fur des pareils fondemens qu'il a bâti tout l'édifice de fon Ouvrage.

Au refte , il fera fort aifé à tout Lecteur, de décider par la bonté de nos preuves, auffi-bien que par les fuccès de nos Opérations , lequel de nous-deux aura le mieux raifonné.

Après cette digreffion néceffaire pour donner une idée jufte , des raifonnemens de mon Adverfaire ; je vais établir l'état de la queftion dès fon origine.

En 1748. un Anonyme publia dans le Journal de Verdun du mois de Novembre , l'invention d'un Inftrument pour faire l'opération de la Taille plus fûrement , & avec beaucoup moins de danger , qu'on ne l'avoit exécuté jufques là ; ce même Inftrument qu'il nomma Lithotome caché , dont l'utilité paroiffoit fort intéreffante , fut auf-

ſi annoncé dans le Journal des Sçavans de
Decembre même année.

M. *le Cat, Docteur en Médecine & Chi-*
rurgien en chef de l'Hôtel-Dieu de Rouen,
attaqua cette nouvelle production, & en-
voya ſa Critique aux Journaliſtes, avant
même d'avoir vû cet Inſtrument , & par
conſéquent ſans avoir pû s'aſſurer de ſon
effet par des épreuves ſur des cadavres, ainſi
qu'on doit en uſer en Chirurgie ; cette Piéce
ce qui fut inſerée dans les deux Journaux
de Mars 1749. étoit pleine de traits vifs
& méprisans pour l'Auteur de cet Inſtru-
ment.

L'Anonyme y oppoſa une réponſe fort
moderée dans Verdun au mois d'Avril ſui-
vant ; il en donna une autre un peu plus
vive inſerée au Journal des Sçavans de Juin
& Juillet ſuivans.

Ces Réponſes qui parurent raiſonnables à
beaucoup de gens de l'Art, ne le furent point
pour M. le Cat ; auſſi y répliqua-t'il plus
vivement encore , à tous égards que dans ſa
premiere Critique ; cette replique qui ne fut
point inſerée dans les Journaux ci-deſſus ,
fut ſeulement annoncée par celui de Trévoux,
du mois d'Octobre 1749. avec peu d'obſer-
vations.

Cette Piece fut ſuivie d'une Réponſe de
l'Anonyme qu'il nomma , jugement tiré

d'après les faits ; *il faifoit un parallele des fuccès conflans qui réfultoient déja de l'ufage de fon Lithotome , avec les fuccès réfultans de la méthode que fon Adverfaire lui oppofoit ; cette Réponfe fut vive , de même que la replique qui en étoit l'objet.*

L'Anonyme publia encore une Differtation réfultante de fes Obfervations , fur la fituation la plus avantageufe qu'on devoit donner aux Pierreux pendant le tems de l'Opération ; elle fut inferée dans les Journaux des Sçavans & dans Verdun , du mois d'Avril 1750.

M. le Cat l'attaqua auffi - tôt par un Mémoire qui fut inferé dans le Journal des Sçavans du mois de Juillet fuivant.

L'Anonyme y oppofa une Réponfe en forme de réflexions ; cette Piece & le jugement tiré d'après les faits , qui furent les deux derniers Mémoires de l'Anonyme , ne furent publiés que vers le commencement de 1751. dans un Recueil in 12. où il raffembla toutes les Pieces pour & contre fur ce démélé ; cet Ouvrage fut revêtu d'Approbations.

Il eft à propos d'obferver ici , que la Piece Jugement , &c. de l'Anonyme , finiffoit en affurant , que fi M. le Cat n'attaquoit point les faits portés en preuve dans ce Memoire , il ne tiendroit plus aucun compte de tout ce qu'il pourroit dire à l'avenir.

M. le Cat est revenu à la charge en 1752. par un gros Volume in 8°. avec des Figures, représentant divers Instrumens pour la Taille, & plusieurs positions anatomiques de la vessie & des autres parties qui se trouvent intéressées dans l'Opération de la Taille: la plus grande partie de cet Ouvrage est employée à refuter les deux derniers Memoires du Recueil de l'Anonyme ; il a pour baze plusieurs Pieces à qui il donne le nom de justificatives. Ces Pieces sont le resultat d'information, enquêtes & visites, qu'il dit avoir fait faire de la plûpart des Malades taillés avec le Lithotome caché, portés en preuve par l'Anonyme pour constater son utilité.

Jusques - là cette dispute si interessante pour le Public, se réduisoit d'un côté à soutenir, à prouver que le Lithotome caché est l'Instrument le plus avantageux qu'on puisse employer pour la Taille ; de l'autre, à soutenir qu'il n'y en a jamais eu de plus dangereux. Les succès donnés en preuve par le premier, sont contestés par le second.

M. le Cat est l'Aggresseur ; pourquoi l'est-il ? quels sont les motifs de sa grande & infatigable résistance ? les voici d'après lui-même. » L'Auteur Anonyme du nouveau » Lithotome caché, dit - il, en nous don- » nant cette prétendue invention & ses dan- » gereuses manœuvres, traita toutes les au-

» tres méthodes de tailler & la latérale mê-
» me, avec tant de mépris & d'injuſtice,
» qu'il n'étoit pas poſſible que..........
» étant l'un des Lithotomiſtes de France
» qui ont le plus exercé, & j'oſe dire, un
» peu perfectionné l'appareil latéral ; je
» devois être ce ſemble, des plus ſenſibles
» à cette ſortie, c'étoit en quelque ſorte
» m'attaquer perſonnellement, que de fron-
» der cette Opération« (Avert. p. vj. & vij.)
Il eſt très-aiſé après ce début de juger des
motifs qui ont fait agir M. le Cat, &c.

Mais ce n'eſt plus contre un Anonyme
que M. le Cat écrit, c'eſt au F... C...
qu'il attribue les faits de l'Anonyme, donc
il le rend reſponſable ; c'eſt donc le F.. C..
qui ſera le Défenſeur de l'Anonyme à l'a-
venir. J'avouerai ingénuement ici, que mon
inclination naturelle & l'intérêt de ma cauſe s'oppoſoient également à ce que je fuſſe
connu ; je n'ignorois pas la réſiſtance qu'é-
prouveroit dans l'eſprit de quelques perſonnes de l'Art une production revêtue de
mon nom ; il eſt arrivé plus d'une fois,
que pluſieurs d'entr'eux ont fait à mon Lithotome l'accueil le plus favorable, pendant qu'ils ont ignoré ſon Auteur ; mais
qui ont changé de langage auſſi-tôt qu'ils
l'ont découvert.

Telle eſt la prévention établie dans la
plûpart, contre certains états, comme ſi

le renoncement de ces états aux faveurs de la Société empêchoient, ou même excluoient ceux qui les embraffent, de communiquer au Public ce que la charité leur dicte pour fon utilité.

La qualité d'Anonyme que je prenois, n'étoit certainement pas une voye qui dût porter ombrage à qui que ce fut, & encore moins donner lieu à M. le Cat de dire, que cela s'appelle avoir la manie de fe faire un nom, (p. 234. dans fa Note) mes vûes qui n'ont jamais eu d'autre objet que le bien des malheureux, & j'ofe dire l'avantage de ceux qui fe deftinent à les fecourir dans leurs maladies, étoient ce femble fuffifamment juftifiées par la conduite que je tenois.

Puis donc que M. le Cat me fait fortir de l'Anonyme par de nouveaux efforts & malgré moi ; je vais établir par les preuves les plus authentiques l'exiftence de tous les faits conteftés à l'Anonyme, par les prétendues Pieces juftificatives de cet Académicien, fans avoir recours à des moyens étrangers à notre fujet, & qui marquent prefque toujours la foibleffe de la caufe que l'on défend.

J'avertis ici que j'ai eu la précaution de faire légalifer toutes les Pieces fufceptibles des moindres doutes, afin de prévenir toutes fufpicions qui pourroient naître de la vue des Pieces contradictoires signées par les mêmes personnes, & aussi de faire contrôler celles à qui l'on ne peut donner d'autre authenticité, telles que certains Certificats, Lettres, &c. j'en ai fait ensuite un dépôt chez un Notaire, dont je rapporterai l'Acte à la suite de cet Ouvrage, afin que s'il s'en trouve encore qui doutent de mes preuves, ils puissent comparer les copies aux originaux ; ces Pieces seront numerotées, tant dans l'Acte de dépôt, que dans les endroits où elles sont employées dans l'Ouvrage, afin qu'on puisse trouver sur le champ celle qu'on se proposera d'examiner chez le Notaire qui a le dépôt.

Il s'en faut de beaucoup, que les Piéces justificatives de M. le Cat portent le même caractere de certitude que celles que je produits ; je ne trouve pour toute preuve de leur obtention, que ces mots, un de mes Eléves très-entendu, *dit ce Chirurgien*, a été sur les lieux, (p. 236.) ce prétendu Eléve est sans doute le même qui certifie véritables toutes les Pieces contenues dans un Procès-verbal rapporté, (p. 409. & suiv. de son. Rec.) *signé* Clavier.

M. le Cat porte encore pour preuve de ses Pieces justificatives, un rapport de Messieurs les Commissaires de l'Académie de Rouen, dont il est Membre. Ce rapport atteste simplement, que les Commissaires ont vû les *Pieces* originales que M. le Cat leur a montré, sans qu'ils y fassent mention d'aucunes formalités, comme légalisations de Juges, ou autres personnes compétantes, pas même d'aucuns contrôles. Tout est Anonyme & mystérieux dans ces *Pieces*, excepté une Lettre de Nancy, & une Note d'un Médecin de Paris, ainsi que quelques autres Lettres d'Espagne, de Flandres, & de Lyon d'une espece particuliere qui sont dispersées dans le corps de son Ouvrage.

Je rapporte le texte des *Pieces* justificatives de M. le Cat; j'applique mes preuves contraires à chacune d'elles séparément, & je me flate d'avance qu'il ne m'accusera plus de l'avoir calomnié, ainsi qu'il fait dans un grand nombre d'endroits de son Ouvrage, non plus que d'infidélité dans mes citations.

J'ai distribué cet Ouvrage en deux Parties; dans la premiere, j'ai compris tous les succès contestés; chaque fait forme une discussion plus ou moins longue; chaque discussion tient lieu d'un Chapitre; j'ai suivi le même ordre des *Pieces* justificatives de M. le Cat. Je rapporte dans cette premiere Partie, toutes les *Pieces* principales de part & d'autre, à qui je donne le nom de *Pieces* du premier ordre.

La seconde Partie comprend les *Pieces* que je nomme du second ordre, telles que la

*juſtification des Cenſeurs de l'Anonyme,
& celle de l'Anonyme même ; pluſieurs diſcuſſions des ſuccès de M. le Cat, terminées
par un parallele général des ſuccès qui ré-
ſultent de ſa méthode, avec ceux qui réſul-
tent de la méthode avec le Lithotome caché ;
la diſcuſſion de différentes Lettres très-eſſen-
tielles, de pluſieurs expériences ſur des Cadavres, des corrections d'Inſtrumens pour
la Taille, &c.*

*Et enfin, d'un grand nombre de varia-
tions de M. le Cat, démontrées d'après ſes
propres Ecrits dans ſes Inſtrumens, depuis
vingt-un Printems qu'il taille, & dont la
connoiſſance eſt très-eſſentielle à notre ſujet. Je termine cette Partie par une ſuite de
la Liſte des Tailles faites avec le Lithotome
caché qui ſont parvenues à ma connoiſſance,
& par la Table des Matieres.*

*Je préviens ici ceux de mes Lecteurs à
qui cet Ecrit pourroit d'abord paroître trop
étendu, & je les prie de conſidérer. 1°. Que
j'ai affaire à un Aggreſſeur vigilant, on
pourroit même dire ruſé, contre lequel je
me trouve forcé de rappeller des faits que
je lui ai déja oppoſés dans l'Anonyme,
tels que celui de M. Francœur, & les années de ſes mauvais ſuccès ; faits ſur leſquels non-ſeulement, il revient de nouveau
à la charge, mais il prétend même que je
l'ai calomnié en les rapportant, ſans qu'il*

en produife néanmoins aucune preuve.

Pour vaincre donc fans retour cette ob-ftination réitérée, contre la conviction la plus évidente, je n'ai pû me difpenfer de rapporter néceffairement tout fon propre texte dans quelques endroits pour épuifer fes reffources à l'avenir jufques dans les minuties fur les fujets conteftés, afin de terminer pour toujours, s'il eft poffible, un différend que je ne fuis aucunement intéref-fé de perpétuer, & qui par fa longue durée ne pourroit manquer de devenir fatiguant pour le Public.

2°. Que le Public intéreffé par état à l'é-vénement de ce démélé doit être confidéré, comme divifé en trois claffes différentes, dont la premiere eft compofée d'un petit nombre de Sçavans & de plufieurs indiffé-rens, à qui il fuffit de fçavoir, qui a tort ou raifon, fans fe foucier d'aucuns autres détails ; mais dans la feconde claffe, il y en a un très-grand nombre qui fouhaitent les détails de bonne foi pour fe décider.

Dans la troifiéme claffe, fe trouvent une multitude d'Eléves, à qui la diverfité des opinions peut donner le change ; fi les dif-cuffions & les démonftrations les plus dé-taillées ne les éclairent dans le choix de la méthode la plus fûre ; en un mot, Sçavans à décider, Partifans à convaincre ou à défabufer, Eléves à inftruire & à fixer ; je ne pouvois remplir ces trois vûes , qu'en détruifant par des preuves fans replique & par des difcuffions fuffifantes, généralement tout ce que l'Ecrit de mon Adverfaire contient de dangereux , & je me flate d'avoir réuffi par ces moyens.

Au furplus , quoique ceux qui auront déja lû mon Adverfaire puiffent s'en épargner la peine une feconde fois dans les textes que je rapporte pour fe borner à mes preuves ; j'efpere néanmoins que la variété des circonftances leur diminuera beaucoup le faftidieux des répétitions inévitables dans la continuation d'un même fujet.

Je préviens encore qu'il pourroit arriver , que mes Lecteurs qui auront vû les excès de mon Adverfaire , craindront peut-être que l'intérêt de ma caufe fe trouve affoibli par trop de ménagement ; ceux au contraire qui n'auront point lû l'Ecrit que je refute, pourroient penfer que j'en aurois manqué. Je prie les premiers d'avoir égard à ce que je dois par état à la modération ; j'exhorte les feconds à lire l'Ouvrage que je combats , & à confidérer combien il eft difficile de tenir un jufte milieu , & de faire particuliérement attention , que pour détruire certaines erreurs , & fur-tout la fauffeté ; la raifon & la vérité ont fouvent befoin d'emprunter quelque chofe de la vivacité.

APPROBATION.

APrès avoir lû par ordre de Monseigneur le Chancellier le Manuscrit intitulé : *Addition à la suite du Recueil de toutes les Piéces publiées au sujet du Lithotome caché*, &c. non content de l'exposition des faits qui y sont mentionnés, j'en ai été chercher la vérification dans leurs Procès-verbaux, revêtus de toutes les formes judiciaires ; & ayant apporté à l'examen de ces Piéces, l'attention qu'exige un objet si important pour la conservation des personnes exposées aux dangers de l'opération de la Taille ; je me suis cru obligé, comme Médecin & même comme Citoyen, de rendre témoignage à la vérité, en affirmant que le Lithotome caché & la méthode pratiquée par l'Auteur, sont dans la plus parfaite évidence de la plus grande utilité ; d'où je conclus, que non-seulement cet Ouvrage mérite d'être imprimé, mais encore que sa publication est absolument nécessaire pour l'intérêt du bien public. A Paris le 7 Mai 1753. FALCONET, Docteur-Régent de la Faculté de Paris, Médecin consultant du Roi, & Médecin de la Chancellerie.

ADDITION

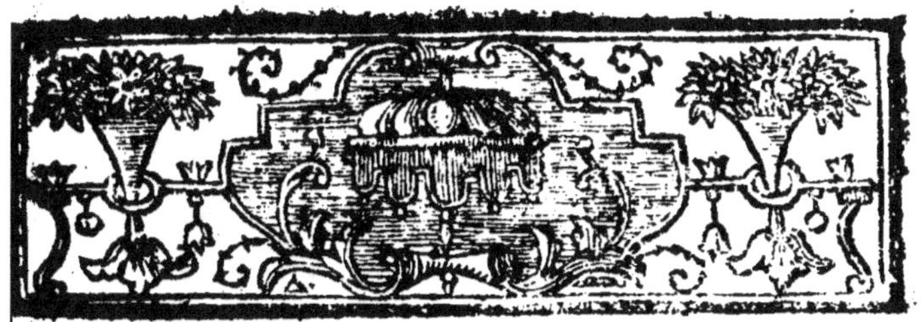

ADDITION
AU RECUEIL
SUR LA TAILLE, &c,

PREMIERE PARTIE,

Contenant les Piéces du premier ordre.

RUSSANT de Beſſancourt.

Piéces juſtificatives de M. L E C A T.

» RAPPORTS de pluſieurs Chirurgiens
» & Témoins oculaires, concernant les
» Tailles faites par le Lithotome caché,
(V. ſon recueil, p. 409.)

Je ſouſſigné Maître Chirurgien de la Pa-
roiſſe de Beſſancourt, Diocèſe & Election

A

» *de Paris, certifie que l'enfant de Pierre*
» *Druſſant de ladite Paroiſſe, ne peut re-*
» *tenir ſes urines, qu'au moyen d'un reſ-*
» *ſort à vis, ce qui lui a reſté après avoir*
» *été taillé de la pierre, toutefois la playe*
» *bien conſolidée, ce 5 Février 1751. Si-*
» *gné* Desfoſſés.

REPONSE.

Quoi que ce certificat du ſieur Desfoſſés ne ſoit muni d'aucune formalité
qui le garantiſſe, je ne le réputerai point
faux. Je ne chercherai pas même à découvrir les motifs qui ont pû porter ce
Chirurgien à faire regarder une legere
incontinence d'urine qui reſtoit encore
à l'enfant, comme ſi elle étoit entiere &
générale, & comme une ſuite de mon
opération. N'importe de ces motifs, tant
dans celui qui a accordé, que dans celui qui a obtenu ce témoignage ; la cauſe
de M. le Cat n'en ſera ni meilleure, ni
ſon avantage plus grand contre moi. Ainſi qu'on va le voir par un certificat du
Curé, pere & mere du Malade, & autres Habitans du même lieu ; reconnu &
ſigné par le même Chirurgien, dont celui de M. le Cat porte le nom, & légaliſé
du Juge.

    N°. 1er. Nous ſouſſignés Curé & Ha-
bitans de Beſſancourt, Diocèſe & Election de Paris, certifions que le Frere

Cofme, Religieux Feuillant à Paris, rue S. Honoré, a taillé au mois de Décembre 1749. un petit garçon âgé de neuf ans nommé Louis Druffant, fils de Pierre Druffant, Voiturier audit Beffancourt l'un des fouffignés; que le petit garçon n'a point été faigné pour cette circonftance, qu'il a été parfaitement guéri fans aucune fiftule à la fuite du panfement fait par le Chirurgien du lieu, qu'il refta feulement une legere incontinence d'urine lorfqu'il marchoit ou agiffoit un peu fort, laquelle s'eft parfaitement guérie dans la fuite après avoir porté un petit bandage pendant quelque tems; que néanmoins le pere & la mere affurent que le patient auparavant l'opération de la pierre, c'eft-à-dire, l'efpace de quatre années confécutives, lâchoit les urines & étoit toujours mouillé, mais que depuis le tems de fa guérifon, il a joui & jouit actuellement d'une pleine fanté, profitant en embonpoint & croiffant felon fon âge. En témoin de quoi, fait & figné le préfent audit Beffancourt le 4 Juillet 1752. figné *le Goffeu* Curé, Desfoffés Chirurgien, N. Gouffé Clerc, Pierre Druffant, Pierre Jacquin & Jean Dubois.

Enfuit la légalifation du Certificat.

Nous Pierre Pihan de la Foreft, Avocat en Parlement, Subdélegué de l'Intendance de Paris au département de Pontoise, & Prevôt de Bessancourt ; certifions à tous qu'il appartiendra que le sieur le Gosseu est Prêtre Curé dudit Bessancourt, que les particuliers qui ont signé avec lui l'Acte ci-dessus & de l'autre part, sont tous habitans dudit Bessancourt & que foi doit être ajoutée à leurs signatures, comme étant celles dont ils se servent ordinairement, pourquoi nous avons signé le présent & y avons apposé notre cachet ordinaire le 8 Juillet 1752. signé *Pihan de la Forest.*

On vient de voir qu'il est très-constant que cet enfant avoit une incontinence d'urine depuis *quatre années consécutives* avant la Taille, il est donc évident que celle qui a subsisté pendant quelque tems après l'opération, n'étoit point la suite ou l'effet de l'opération.

Il y a très-peu de Lithotomistes, qui ignorent, qu'il se rencontre plusieurs cas où il s'etablit des incontinences d'urine dans les Malades qui sont affligés de la pierre dans la vessie ; mais, plus particuliérement dans ceux où ce corps étranger séjourne long-tems dans son col, parce qu'il en allonge les fibres par la dilatation que son poids & sa présence continuelle y produisent, que ces fibres après la fortie de la pierre ne reviennent pas toujours dans leur premier état, & qu'il eft même très-rare, qu'elles y reviennent auffi-tôt après la Taille, quelle que foit la méthode employée.

Ce principe conftant, fera d'autant moins défavoué par M. le Cat, qu'il l'employe lui-même pour juftifier la perfévérance d'une incontinence d'urine après la fortie d'une groffe pierre, quoiqu'elle fût fortie d'elle - même fans aucune opération dans la Dame Gertruda de Florence en Italie. La fortie de ce corps étranger, dit la Relation rapportée par M. le Cat, *fit ceffer toutes les douleurs & les autres accidens, à l'incontinence d'urine près*, & M. le Cat ajoute, *qui ne fubfifta vraifemblablement*, l'incontinence d'urine, *que parce qu'elle avoit été établie avant la fortie du corps étranger, par fon long féjour dans le cou de la veffie.* (p. 104.)

Or, felon cette obfervation, puifque l'incontinence a fubfifté dans cette Dame fans opération, M. le Cat voudroit-il en exiger d'avantage dans le petit Druffant, en qui elle étoit des plus complettes, puifqu'il *étoit toujours mouillé ?* il y auroit donc au moins une forte d'injuftice, de ne pas réputer ce Malade parfaitement guéri du fait de la Taille, après toutefois *la playe bien confolidée*, ainfi

que s'exprime le certificat de M. le Cat :
il est encore très-bien prouvé par le
mien, que cet enfant jouit & a toujours
joui d'une parfaite santé depuis la guérison de sa playe.

M. le Cat ne pourra donc jamais être
autorisé à mettre sur le compte de mon
Lithotome, ni sur celui de mes manœuvres, la legere incontinence d'urine qui
subsista encore quelque tems après la guérison de la playe de ce Malade, & dont
il est totalement délivré à présent, pas
même quand elle auroit continué pendant quatorze années après la Taille,
ainsi que je l'ai vû arriver à un enfant
âgé de trois ans quand on l'opéra par le
grand appareil.

Au reste, il est très-important que je
fasse remarquer ici, que M. le Cat ré-
pand avec affectation dans plusieurs autres endroits de son Ouvrage ; que si
mon Lithotome ne cause pas d'autres dé-
sordres à ceux qu'il taille, qu'au moins
il leur produit toujours une incontinence
d'urine qui succede à son effet. On vient
de voir combien il s'est trompé dans celui-ci, on le verra de même dans plusieurs autres ; & je l'avertis une fois pour
toujours, qu'il doit sçavoir, que je n'ai
jamais préconisé cet instrument pour être,
ni plus astringent ni plus préservatif

que tous ceux qui ont paru depuis qu'on
taille , mais uniquement pour être plus
avantageux & beaucoup moins dangereux. *Ce n'eſt donc ni à ma méthode ni*
à mon inſtrument qu'il faut s'en prendre ,
(p. 236.) s'il a été trompé.

FRANÇOIS DEMAY.

Après avoir prouvé bien clairement
que l'anonyme a pû donner le Fils de
Pierre Druſſant pour un exemple certain
des ſuccès du Lithotome caché ; voyons
préſentement s'il a auſſi-bien réuſſi pour
François Demay de la Paroiſſe d'Auvers ,
ce Malade eſt celui qui figure le plus dans
les prétendues Piéces juſtificatives de M.
Lecat.

Piéces juſtificatives de M. le Cat.

» *A Auvers ce 4 Février 1751.* (p. 409
» & 410.)

» *Nous atteſtons que François Demay ,*
» *âgé de dix-neuf ans a été Taillé ſur la fin*
» *du mois de Septembre 1749. par le Frere*
» *Coſme ; le Malade dès le lendemain s'eſt*
» *plaint de picotemens, de peſanteur, & a de*
» *grandes douleurs dans la veſſie ; il s'en*
» *plaint encore, & a depuis ce tems une in-*
» *continence d'urine, remarquez qu'il fut fiſ-*
» *tuleux ſix mois environ. Signés* Etienne
» Demay *pere du Malade,* François Demay
» *malade,* Roland *Prieur Curé d'Auvers, où*

» s'est faite l'opération, Gaude Chirurgien
» audit Auvers, par qui ledit Malade a été
» traité.

» Je joussigné Chirurgien au Neufbourg,
» Diocèse d'Evreux, certifie avoir été à Au-
» vers & avoir vû, visité & interrogé Fran-
» çois Demay, Taillé par le Frere Cosme en
» Septemb. 1749. & avoir constaté que de-
» puis son opération, il est demeuré un peu
» courbé & incapable d'aucun travail péni-
» ble, parce qu'il ressent encore les mêmes
» douleurs qu'il ressentoit avant la Taille ;
» qu'il les ressentit dès le lendemain de son
» opération, auquel jour il reprocha audit
» Frere Cosme de lui avoir laissé le loup dans
» la bergerie, qu'il est resté fistuleux six mois,
» & que son état est tel qu'il ressent de gran-
» des douleurs, & tombe malade dès qu'il se
» veut mettre au travail, & a une inconti-
» nence d'urine.

» Page xxvj. J'ai dit, page 235. que
» François Demay, le cinquiéme de cet-
» te liste séduisante & le premier Taillé
» de F. C. avoit été six mois fistuleux,
» & qu'il étoit resté avec une incontinen-
» ce d'urine, des douleurs, &c. j'ajoute
» qu'on vient de m'apprendre qu'il est
» encore actuellement fistuleux & miséra-
» ble par la maigreur, ainsi que son Chi-
» rurgien l'a certifié : apparemment que
» les douleurs, le marasme & le fond
» de la maladie non guéri, comme l'an-

» noncent ces symptômes, ont renou-
» vellé la fistule ; par conséquent de tous
» les Sujets Taillés par le Lithotome ca-
» ché qui sont venus à ma connoissance,
» deux en sont restés fistuleux & mori-
» bonds, & aucun des autres n'a été par-
» faitement guéri, puisqu'ils ont tous plus
» ou moins une incontinence d'urine. «

REPONSE.

Il est essentiel pour l'intelligence de
ce fait, de faire ici en peu de mots,
l'histoire de ce Malade ; on a déja vû ci-
devant dans les Listes, que ce Malade
fut taillé le 23 Septembre 1749. que la
pierre occupoit toute la capacité de sa
vessie, elle s'étoit même avancée par une
espece de museau jusqu'en deça du bulbe
de l'uretre, qui sans doute avoit pris ac-
croissement de ce côté-là ne trouvant plus
à pouvoir s'étendre d'aucun autre côté.
Ce Malade perdoit son urine depuis fort
long-tems, elle sortoit au dehors à mesure qu'elle venoit des reins, car il ne
s'y trouvoit plus de cavité dans la vessie
pour y séjourner ; elle étoit d'ailleurs
d'une odeur si forte & si désagréable,
qu'après l'avoir sondé pour reconnoître
la pierre, le peu d'urine qui tomba sur
mes mains y laissa l'impression de son
odeur près de 24 heures, sans que l'eau
ni le vinaigre vinssent à bout de la détruire.   A v

J'eus beaucoup de peine à introduire la fonde d'acier ainſi que le Lithotome pour le tailler , je fus ſurpris de trouver la pierre d'abord après mon inciſion qui s'avançoit à un pouce près de la ſuperficie des tégumens. Pour éviter un long détail de la manœuvre que je mis en uſage pour parvenir à tirer cette pierre exactement embraſſée de toutes parts ; je me bornerai à faire remarquer , qu'après l'avoir tirée en une grande quantité de morceaux , je fus ſurpris de trouver qu'une partie de la ſuperficie de cette pierre étoit comme incruſtée à la parois de la veſſie ; je détachai difficilement toute cette incruſtation avec mon doigt qui parcouroit la veſſie dans toute ſa capacité , parce qu'elle s'étoit beaucoup racornie , & je n'y laiſſai pas la moindre parcelle de pierre ; ce Malade s'endormit preſqu'auſſi-tôt après cette longue opération & paſſa la nuit ſuivante dans un état de tranquillité auſſi grande que ſi on ne lui avoit rien fait ; cet état de tranquillité continua de même pendant tout le tems de ſa guériſon qui fut long , parce qu'on le panſoit à l'ordinaire & que les urines qui étoient viciées étant retenues par l'appareil dans la playe retarderent ſa guériſon , ainſi que je l'ai prouvé ci-devant dans la ſuite du Recueil.

de l'Anonyme, p. 21. & fuiv. fans *faire valoir encore là*, comme le prétend M. le Cat, *du trivial pour du neuf*, (p. 234.) en banniffant les panfemens de la Taille faite avec mon Lithotome.

Après que la playe de ce Malade fût guérie les urines continuerent toujours à charier beaucoup de glaires , il avoit fouvent mal dans les reins , & l'urine lui caufoit des cuiffons par accès , ainfi qu'il arrive à la plûpart des néphrétiques , ce qui m'obligea l'Eté fuivant à lui confeiller l'ufage d'eaux ferrugineufes qu'il prit avec fuccès : mais la mifére & peut-être auffi la négligence de n'obferver ni régime , ni qualité d'alimens , perpétua les glaires & la mauvaife qualité des urines , ce qui ne tarda pas long-tems à produire de nouvelles concrétions qui furent la fource d'une feconde pierre au moins auffi confidérable que la premiere à tous égards. Ce Malade qui n'avoit prefque rien obfervé de ce que je lui avois prefcrit, plus par la mifere dont il étoit accablé que par toute autre raifon , fouffrit pendant long-tems des douleurs que cette feconde pierre lui caufoit , & fans m'en donner aucunement avis ; de forte que j'ignorois entierement fon état depuis la fin de l'Eté 1750. & je l'ai toujours ignoré jufqu'au mois de Janvier

1752. ce fut dans le tems que ce pauvre malheureux commençoit à souffrir de la seconde pierre vers le mois de Février 1751. que M. le Cat envoya apparemment son affidé *Eleve* visiter ce Malade, qui ne jouissoit plus des fruits de la premiere opération depuis le commencement de ce second corps étranger.

Ce prétendu *Eleve* quel qu'il fût séduisit ces gens-là, j'ignore comment, & leur fit signer suivant les apparences ce qu'il voulut ; j'ai ignoré entiérement toute cette intrigue, même lorsque je l'ai été tailler une seconde fois un an après cette perquisition ; on se garda bien de m'en parler en façon quelconque, ce qui donne lieu de croire qu'il y avoit eu quelque souterrein que la honte faisoit cacher. Personne ne fut plus surpris, je l'avouë, que moi, lorsque je vis la patente dont M. le Cat fait parade ; j'écrivis aussi-tôt à un des Témoins, signés au bas de cette piéce, pour sçavoir ce qui en étoit, il me fit réponse & me marqua *qu'on l'avoit trompé, qu'il avoit donné dans le paneau*, qu'au surplus il ne se souvenoit point que le nom de fistule fût dans ce qu'il avoit signé, je ne rapporte point ici sa Lettre par ménagement laquelle est remplie de regrets de s'être laissé tromper, j'en suis reſté là ſans pouſſer mon enquête plus loin ; elle n'auroit peut-être produit d'autres effets, que ceux de me découvrir quelques voyes de ſéduction peu honorables à l'Enquêteur. D'ailleurs la juſtice & l'évidence de ma cauſe eſt ſi bien prouvée, qu'elle eſt capable de convaincre les plus obſtinés ; mais après tout, ſi cela n'arrive pas, ils pourront ſe tranſporter eux-mêmes ſur le lieu pour s'en aſſurer.

Après cette hiſtoire que je ne pouvois omettre pour conſtater la droiture de ma conduite, je n'héſite point de dire que le Certificat que je préſente pourroit être pris pour une véritable inſcription en faux contre celui rapporté par M. le Cat, quoique l'un & l'autre ſoient ſignés par les mêmes perſonnes, parce que le mien eſt authentique, & que le ſien ne l'eſt point ; je conviendrai cependant avec M. le Cat que ſon Certificat eſt véritable, qu'en réſultera-t-il ? ſinon de conſtater que François Demay avoit actuellement une pierre nouvelle qui le tourmentoit, de laquelle je l'ai délivré un an après cette perquiſition par une ſeconde opération.

Dans le cas où M. le Cat ne voudra pas reconnoître une nouvelle pierre, il continuera d'aſſurer que mon Lithotome a eftropié ce Malade, *qu'on vient de luï apprendre qu'il eft fiftuleux & miférable par la maigreur, & dans le marafme moribond,* dans un état enfin fi languiffant, qu'il n'en peut plus revenir; à quoi attribuer cet état? au Lithotome caché, dira M. le Cat; *Inftrument dangereux, pernicieux,* dont la lame eft *meurtriere.* Si ce Malade eft donc véritablement réduit dans cette extrémité pour avoir été taillé une feule fois avec le Lithotome caché (ainfi que M. le Cat l'afsûre) le même inftrument employé une feconde fois doit sûrement le tuer; mais auffi fi ce Malade a été taillé une feconde fois, comme l'on n'en peut douter par mon Certificat qu'on va voir ci-deffous, & qu'il jouiffe actuellement de la plus parfaite fanté, fans qu'il lui refte aucun reffentiment de fa pierre ni de mon opération, vacquant aux travaux les plus rudes, & de plus guéri totalement de l'incontinence d'urine, il en faut néceffairement conclure, que ce Lithotome avoit (en lui) une vertu particuliere, jufques-là (à moi) inconnue, puifqu'après avoir rendu François Demay, *moribond & miférable par la maigreur,* par une premiere opération, il l'a reffufcité & rétabli dans la plus parfaite fanté par une feconde, ainfi qu'on va le voir.

Nᵒ. 2. Nous Antoine - Charles Roland, Chanoine Régulier, Prieur Curé
de la Paroiſſe de Notre - Dame d'Auvers, Diocèſe de Rouen, Vicariat de
Pontoiſe ; François Gaude, Chirurgien
de ladite Paroiſſe, Claude Bourdelet
fils de Chirurgien de même nom, certifions avoir vû le vénérable Frere Cofme, Religieux Feuillant, faire le 3
Février 1752. l'opération de la Taille
pour la pierre à François Demay, ſouſſigné Voiturier de pavé & bordures audit Auvers, & que ledit Demay nous
a aſſurez le ſeize Mai ſuivant, ainſi qu'à tous ceux qu'il a vû dans la
Paroiſſe, qu'il étoit en parfaite ſanté
& qu'il ne lui reſtoit aucun reſſenti-
ment de ſa maladie ni de l'opération,
ce qu'il continue de prouver en voitu-
rant avec la même facilité qu'auparavant du pavé & des bordures ; que cette opération a été faite par ledit vénérable Frere, avec cet art & cette habileté qu'on lui connoît généralement
en ce Pays & dans tous les environs,
où ſa charité l'a conduit ; auquel Certificat étoient préſens Eſtienne Demay
pere, & François Demay ſon fils ſur
qui ladite opération a été faite pour la
ſeconde fois leſdits jour & an, leſquels
ont certifié les mêmes choſes, & ledit

François Demay en son particulier ne se sentir nullement de ladite opération, encore qu'à cette seconde fois ledit Frere Cosme lui ait tiré plus de dix-sept onces de pierres & de sable ; en foi de quoi nous avons signé le présent Certificat pour servir & valoir ce que de raison. A Auvers ce 8 Juillet 7152. *Signés* Roland , Gaude Chirurgien , Estienne Demay , François Demay , Claude Bourdelet.

Nous Avocat en Parlement, Subdelegué de l'Intendance de Paris au Département de Pontoise , & Prevôt des haute , moyenne & basse Justice d'Auvers ; certifions à tous qu'il appartiendra que le sieur Roland est Prieur Curé dudit Auvers , que François Gaude , Estienne Demay , François Demay & Claude Bourdelet sont Habitans dudit Auvers , que les signatures ci-dessus apposées sont celles dont tous les susnommés se servent & que foi doit y être ajoutée ; pourquoi nous avons signé le présent & y avons apposé notre cachet ordinaire, le 17 Juillet 1752. *Signé* Pichan de la Forest.

Comme l'on avoit manqué de faire mention de l'incontinence d'urine dans le Certificat légalisé , j'en demandai un second sur ce sujet auquel on a négligé la légalisation , parce qu'il est écrit de la même main ainsi que les signatures.

N°. 3. Je souffigné Prieur Curé de la Paroisse de Notre - Dame d'Auvers , Vicariat de Pontoise, Diocèse de Rouen, certifie que le nommé François Demay mon paroissien, Taillé audit uvers par le charitable Frere Cosme de l'Ordre des Feuillans, m'a assuré plusieurs fois & notamment le 13 Août de la présente année, que quinze jours après l'opération , il retenoit bien ses urines & autant qu'il convient de le faire en parfaite santé , ce qui a toujours continué depuis ; en-sorte qu'il passe presque réguliérement les nuits entieres sans uriner, en foi de quoi il a signé avec moi ce présent Certificat audit Auvers , ce treize Août 1752. *Signés* Roland & François De-may.

Par l'histoire *qu'on vient de voir* de ce Malade , il seroit très-naturel qu'il lui fût resté une incontinence d'urine après ses guérisons sans la pouvoir aucunement imputer à mon Lithotome. Cependant, contre toute espérance on voit par ce second Certificat , qu'il en a été parfaitement délivré le 15e jour après sa seconde opération ; j'avouerai franchement après ce qu'on vient de voir , que cette conduite de mon Adversaire m'a paru si

extraordinaire lorfqu'il l'affure fi hardi-
ment, que *de tous les fujets Taillés par
le Lithotome caché qui font venus à fa connoiffance, deux en font reftés fiftuleux &
moribonds, dont* François Demay eft l'un
de ces deux.

VERCOLIER *à Chambly.*

Paffons au troifiéme Taillé attaqué
par M. le Cat.

Après avoir prouvé fans réplique que
l'incommodité de François Demay, rapportée par ce Docteur, ne venoit point
de la fuite d'une premiere opération
par mon Lithotome, & qu'au contraire
cet inftrument l'a parfaitement rétabli
par une feconde ; j'examinerai maintenant fi les preuves qu'il rapporte au fujet du fils de Vercolier de Chambly
font mieux fondées, pour ne pas dire
moins frivoles.

Piéces juftificatives de M. le Cat.

» *J'ai vû,* dit l'Enquêteur, *pareillement*
» *à Chambly* (p. 410.) *le fils de Vercolier*
» *ayant un vifage exténué & de fort mauvai-*
» *fe couleur, mais il a refufé de me laiffer*
» *vifiter fa cicatrice; en général, ils ont tous*
» *fait de grandes difficultés à me confier leurs*
» *infirmités, commençant toujours par m'af-*
» *furer qu'ils fe portoient bien, & par me*
» *faire l'éloge du bon Frere Cofme, quoique*
» *leur figure démentît leurs difcours.*

REPONSE.

Ce texte dans les piéces juſtificatives de M. le Cat au ſujet de ce Malade m'ayant paru deſtitué de vrai-ſemblance, j'ai eu recours au texte même de ſon ouvrage (p. 234.) comptant d'y trouver quelque choſe de plus poſitif ; mais quel- le a été ma ſurpriſe lorſque je n'y ai trouvé pour tout garant qu'une partie du récit de la piéce juſtificative, laquelle n'a d'autre garant elle-même que la ſignatu- re d'un Quidam, joint à quelques mots qu'il adreſſe aux RR. PP. de notre Ordre ſoi-diſant à qui il écrit : *La prévention ,* dit-il, *eſt ſi grande pour votre bon F...* *que ceux même qui étoient encore malades* *ſe diſoient parfaitement guéris , & ne vou-* *loient point montrer leurs infirmités.* A ce récit, j'ai pris le parti de m'informer à Chambly, & d'y envoyer même les pré- tendues piéces juſtificatives pour ſçavoir ſi j'en découvrirois davantage que M. Le- cat n'en rapportoit. Je n'ai pas beſoin de commenter la réponſe que j'en ai reçue, elle eſt aſſez énergique elle-même , ainſi que les Certificats authentiques qui l'ac- compagnent , joints à la déclaration du Malade & de ſon pere , faite au Juge même qui a légaliſé les autres piéces ; ces deux hommes aſſurent poſitivement qu'ils n'ont vû perſonne depuis la guéri-

fon , qui foit venu leur faire des quef-
tions fur fon opération & qui ait demandé à vifiter fa playe.

N°. 4. Lettre adreffé au Frere Cofme ,
à Chambly le 15 Juillet 1752.

Mon Révérend ,

Il m'eft tombé entre les mains un Livre de M. le Cat votre antagonifte , fur
l'opération de la pierre , par lequel il
prétend , pag. 410. entre autres informations faites fur les lieux de ceux que vous
avez taillés , que particuliérement Vercolier qui , depuis fon opération eft à
moi en qualité de garçon Jardinier , &
qui affurément ne travaille pas en homme malade & eft bien vermeil de vifage,
n'étoit pas guéri , étoit décharné & avoit
refufé de fe laiffer vifiter aux Examina-
teurs & Critiques de vos opérations ; la
fauffeté d'un pareil expofé m'a choqué ;
elle eft baffe , indigne d'un homme à talens, elle intéreffe trop le bien public
pour ni pas donner toute l'authenticité ;
pour cet effet, j'ai recueilli des Certificats des deux Chirurgiens qui ont vû ce
Garçon, avant, dans , & après l'opération que vous lui avez faite , & même
jufques aujourd'hui ; j'y en joins un de
M. de Pertuis de Maineville un des bons
Gentilhomme de la Province , au fervice
duquel eft le pere de ce jeune homme qui,

ainſi que moi , s'intereſſe à cette pauvre famille & a vû l'état de ce garçon qui vous doit la vie, de plus un du Curé, & un du pere & du fils. Comme perſonne ne leur eſt venu faire de queſtion ſur cette opération ni leur a propoſé de le viſiter, je vous les envoye vous en ferez l'uſage que vous voudrez ; mais je crois qu'un pareil menſonge auſſi nuiſible à la Société & au ſoulagement de l'humanité, mérite bien un démenti. J'ai l'honneur d'être, Mon Révérend , &c. *Bonvilliers.*

Nº. 5. Certificats & déclarations du Malade & de ſon pere.

Nous ſouſſignés certifions que le nommé Vercolier, tourmenté de la pierre dès l'âge de huit ans, a été taillé à l'âge de ſeize ans par le Révérend Frere Coſme Feuillant, & que depuis trois ans que cette opération eſt faite, ce jeune homme jouit d'une pleine ſanté, &, ainſi que ſon pere, eſt à nos ſervices , en foi de quoi nous avons ſignés le 5 Juillet 1752. *Sig.* Pertuis de Maineville & Bonvilliers.

Je ſouſſigné Prêtre Curé de S. Martin de Chambly, Diocèſe de Beauvais, certifie à qui il appartiendra que le nommé Charles Vercolier fils de Charles Vercolier Mâçon, & de Catherine Maſſon ſes pere & mere , a été dans toute ſa jeuneſſe très - travaillé de la pierre , &

que les vives douleurs qu'il reſſentoit
m'ont fort ſouvent obligé comme Paſteur,
de l'aller conſoler ; mais que depuis trois
ans après l'opération de la Taille, que le
vénérable Frere Coſme Feuillant eut la
charité de lui faire chez ſon pere en préſence des ſieurs Boiſſel & Candeler, Chirurgiens, que ledit Vercolier a repris peu
de tems après une ſanté dont il a joui,
qui l'a conduit juſques aujourd'hui au
ſçu & à la joye de tout Chambly, qui
l'avoit vû tant ſouffrir & ſi extenué de
ſes vives douleurs ; témoignage que
nous rendons d'autant plus volontiers,
que depuis ce tems-là nous ne nous ſommes tranſportés chez lui, nous contentant vû ſon embonpoint depuis ce tems-
là, de l'engager à prier Dieu pour le
bon Frere Coſme & pour M. de Bonvilliers ſon bienfaiteur, & chez qui nous
le voyons depuis près de trois ans travailler avec une aiſance & une liberté des
membres à faire croire qu'il n'a jamais
rien eu de cette incommodité, en foi
de quoi je lui ai délivré le préſent Certificat ce 9 Juillet 1752. *ſigné* Jacquet.

Nous Jean-Marie Candelet, & Pierre-
Nicolas-Alexandre Boiſſel, Maîtres Chirurgiens de la ville de Chambly, certifions à tous qu'il appartiendra, que nous
étions préſens à une opération de la Tail-

le que le Frere Cofme a faite avec fon Lithotome caché & avec toute la dextérité poffible au fils du nommé Vercolier, de la Paroiffe de S. Martin dudit Chambly , âgé lors de l'opération d'environ quinze ou feize ans , & que nous avons panfé ledit Vercolier jufqu'à parfaite guérifon & qu'il eft radicalement guéri , fans qu'il lui foit arrivé aucun accident depuis l'opération , fe portant parfaitement bien & travaillant à la terre à différens ouvrages pénibles , fans qu'il fe foit jamais fenti incommodé de rien , en foi de quoi nous avons figné ce 10 Juillet 1752. *fignés* Candelet & Boiffel.

Nous Nicolas Picque , Confeiller du Roi , Lieutenant-Général de la ville & Châtellenie Royale de Chambly , certifions à tous qu'il appartiendra que les fieurs Pertuis de Maineville, Bonvilliers, Jacquet , Candelet & Boiffel qui ont fignés les Certificats de l'autre part font tels qu'ils fe qualifient , & qu'en cette qualité foi doit être ajoutée aux Actes par eux ainfi délivrés & fignés ; certifions en outre que lefdits Vercolier pere & fils dont eft queftion aux Certificats ci-devant , & tous demeurans en cette ville de Chambly , nous ont dit & déclaré que depuis la guérifon dudit Vercolier fils , perfonne n'eft venu en cette ville leur

faire des queſtions ſur cette opération ,
ni ne leur a propoſé de la viſiter , en foi
de quoi nous avons ſignés le préſent & à
icelui fait appoſer le cachet de nos Armes ; fait en notre Hôtel au Greffe dû-
dit Chambly , ce 11 Juillet 1752. *ſigné*
Picque.

Rien de plus certain que le contenu
de ces piéces. Pour prouver l'impoſture
de cette intrigue , jamais inſcription en
faux ne fut plus ſolemnelle , ni guériſon
parfaite mieux conſtatée.

A la vûe des preuves que je viens de
donner de la guériſon parfaite de mes
trois premiers Taillés , ne ſera-t'on pas
bien ſurpris d'entendre dire à M. le Cat
avec une ſorte de complaiſance & même
avec un air de triomphe.

*Il faut avouer qu'il s'en faut beaucoup ,
que le F... C... ſoit auſſi heureux qu'il
nous l'avoit annoncé, puiſque de trois Tailles qu'il a faites , il n'y en a pas ſeulement
une de guérie parfaitement : franchement
cela eſt malheureux ; mais ce n'eſt pas ſa
faute, ce n'eſt qu'à ſa méthode, à ſon inſtrument qu'il faut s'en prendre.* (p. 235.
S. II.)

Je crois avoir commencé à mettre le
Lecteur *en état actuellement de connoître
le caractere de mon Adverſaire, & de donner un nom propre aux ſtratagémes, par
leſquels*

squels il s'efforce de décrier ma méthode & (p. 270.) mon instrument.

M. le Cat n'avoit-il pas raison de dire qu'il avoit dessein de *n'y plus revenir & que c'étoit son dernier mot avec moi* (pag. 389.) que repliqueroit-il en effet dans ces trois Taillés ?

Pontoise & S. Leu Taverny.

Rapport de l'Enquêteur soi-disant de M. le Cat, au sujet de Perrein, Migau, & Monfils de S. Leü Taverny.

Piéces justificatives de M. le Cat.

»*Je certifie encore* (p. 410.) *avoir vû &
» visité à Pontoise le petit Antoine Perrin,
» le fils de Pierre Migau ; & à S. Leu Pierre
» Monfils,& que lesdits trois Taillés avoient
» une incontinence d'urine, celle du dernier
» moindre que celles des deux autres.*

R E P O N S E.

N. 6. Pardevant les Notaires du Roi en la ville & Châtellenie de Pontoise, soussi-gnés furent présens Mᵗᵉ Claude-François Parmentier , Prêtre Curé de la Paroisse de S. Ouen l'Aumosne - lès - Pontoise y demeurant , Antoine Perrin Scieur de long demeurant audit lieu de l'Aumos-ne, pere de Simon-Antoine Perrin, âgé alors de sept ans, qui a été Taillé de la

pierre par le très-vertueux Frere Jean de
faint Cofme Religieux Feuillant, le 18
Juillet 1750. & Pierre Migau âgé alors
de cinq ans, qui a été Taillé de la pierre par le même Frere le 15 Octobre fuivant, lefquels rendant juftice à la vérité
& marquant leur reconnoiffance de la
charité que ledit Frere Jean de S. Cofme a eu de faire lefdites opérations s'é-
tant tranfporté lefdits jours à cet effet;
ont déclaré & affirmé devant lefdits Notaires que lefdits enfans Taillés lefdits
jours ont été parfaitement guéris defdites opérations fans aucun panfement, faignées, ni médicamens; qu'ils fe font toujours bien portés depuis ce tems-là, ayant
toujours été depuis & étant actuellement
lefdits enfans en embonpoint & croiffant felon leur âge, ayant un très-bon
teint dans leur phifionomie & ne fe fen-
tant nullement defdites opérations qui
ont été parfaitement bien faites, & au
même inftant eft comparu Philippe Juppin Vigneron, demeurant au Fauxbourg
Notre-Dame de Pontoife, pere de Jean-
Philippe Juppin âgé de quatre ans, qui
a été Taillé par le même Frere Cofme
Feuillant le 4 Fevrier dernier, qui a été
guéri parfaitement en dix jours fans aucun panfement, faignées, ni médicamens,
que des compreffes trempées en eau tiéde

avec un peu d'eau-de-vie fur la playe ; qu'il s'eft toujours bien porté depuis ce tems-là , étant actuellement & ayant été toujours depuis l'opération en embonpoint & croiffant felon fon âge, & ayant un bon teint & phifionomie , ayant les uns & les autres la plus grande obligation audit Frere Jean de S. Cofme, de la charité qu'il a eu de vouloir bien faire ces dites opérations , fans qu'il leur en ait couté aucuns frais , ni même pour fon tranfport fur les lieux , de laquelle déclaration que lefdits fieurs Curé & les peres comparants au préfent Acte defdits enfans, font, ils ont requis & demandé le préfent Acte à eux accordé pour fervir & valoir ce que de raifon. Fait & paffé à Pontoife en l'Etude de d'Auvray l'un defdits Notaires, le 5 Juillet 1752. ledit fieur Parmentier Curé a figné , & lefdits Antoine Perrin, Pierre Migau & Philippe Juppin peres defdits enfans Taillés , ont déclarés ne fçavoir écrire ni figner, de ce enquis fuivant l'Ordonnance, & nous Notaires avons figné : *Signés* Parmentier, Legat & d'Auvray.

Contrôlé à Pontoife, le 6 Juillet 1752. *figné* Tenuy.

Nous Charles de Monthiers, Confeiller du Roi , Préfident, Lieutenant-Général du Bailliage des Ville & Châtel-

lenie de Pontoife, certifions à tous qu'il
appartiendra, que d'Auvray & Legat qui
ont fignés l'Acte ci-deffus & des autres
parts font Notaires Royaux en cette Ville, que ce font leurs fignatures & que
foi doit être ajoutée aux Actes ainfi par
eux fignés & délivrés. Donné à Pontoife
fous notre fignature & le fceau de nos
Armes, le 6 Juillet 1752. *Signé* de Monthiers

 N°. 7. Nous Mellon-Philippes d'Auvray, Préfident au Grenier à Sel, Notaire Royal & Apoftolique, & Secrétaire
de Monfeigneur l'Archevêque de Rouen
à Pontoife.

 Et Louis Gautrin, Lieutenant de M.
le Premier Chirurgien du Roi, & Chirurgien de l'Hôtel-Dieu de Pontoife, y
demeurant; certifions avoir parfaite connoiffance que le vertueux Frere Jean de
S. Cofme, Religieux Feuillant du Cou-
vent de S. Honoré à Paris, a fait en la
Paroiffe de S. Ouen-l'Aumofne près cette ville de Pontoife, deux opérations de
la Taille pour la pierre, l'une le 18
Juillet 1750. à Simon-Antoine Perrin
alors âgé de fept ans, fils d'Antoine Perrin Scieur de long en bois, demeurant
audit l'Aumofne; l'autre le 15 Octobre
audit an à Jean-Louis Migau, âgé alors
de cinq ans, fils de Pierre Migault Vi-

gneron, demeurant audit lieu, & une troisiéme opération le 4 Février dernier à Jean-Philippe Juppin Vigneron, demeurant au Fauxbourg Notre-Dame de Pontoife, lefdits enfans au bout de dix à onze jours de leurs opérations faites, à moi amenés par leurs meres, qui m'ont dit qu'ils en étoient parfaitement guéris fans qu'il leur ait été fait aucuns panfemens ni médicamens, lefdits enfans étant alors en parfaite fanté, & moi Gautrin pour avoir été préfent aux deux opérations faites par ledit Frere Cofme à l'Aumofne, lefquelles opérations ont été faites, ainfi que j'ai appris par mes Confreres; que celles du Fauxbourg, ou je ne me fuis point trouvé, l'avoit été avec tout l'art & l'habileté dont ledit Frere Cofme, fi connu d'ailleurs par fon fçavoir & fes autres opérations, eft capable; que lefdits enfans ne fe reffentent nullement defdites opérations & fe portent bien : en foi dequoi nous avons fignés, à Pontoife cejourd'hui 6 Juillet 1752. *fignés* d'Auvray, & Gautrin Lieutenant de M. le premier Chirurgien du Roi.

N°. 8. Nous Curé, Vicaire Chapelain & Habitans de la Paroiffe de S. Leu Taverny, du Diocèfe de Paris, fouffignés, certifions que le nommé François Bontemps âgé de huit ans, fils de Nicolas

Bontemps & de Jeanne-Dumouthiers ses
pere & mere, demeurans audit S. Leu,
a été Taillé par Frere Cofme Religieux
Feuillant, le 4 Novembre 1750. qu'il a
été guéri fans aucun médicament & fans
avoir été panfé par perfonne, qu'il fe
porte bien & s'eft toujours bien porté
depuis ce tems, & qu'il ne lui eft refté
aucune incommodité de l'opération qu'il
a fouffert, en foi de quoi nous avons fignés. Fait audit S. Leu Taverny ce 9
Juillet 1752. *Signés* Maziere, Curé de S.
Leu; de Binot Vicaire, Beaufils Chapelain, Nicolas Bontemps pere, Pierre
Bontemps, Jean Ouville, Armand Du-
boft & Noël Bellam.

Je foufligné certifie que François Bontemps mon fils, n'a été vifité par aucun
Chirurgien étranger depuis l'opération
qu'il a fouffert à S. Leu-lès-Taverny, ce
9 Juillet 1752. *figné* Nicolas Bontemps.

Nous Charles-Henry Ruel, Avocat
au Parlement, Bailly du Duché Pairie
d'Anguien, certifions à tous qu'il appartiendra que la fignature Maziere de l'autre part eft celle du fieur Curé de la Paroiffe de S. Leu-lès-Taverny dépendant
de notre Jurifdiction, en foi de quoi
nous avons figné le préfent. Donné par
nous Juge fufdits le 23 Juillet 1752.
figné Ruel.

Je me suis contenté sur le rapport vague du Quidam de M. le Cat au sujet de
ces trois Malades guéris, de demander
les Certificats authentiques de leur guérison & de leur santé qu'on vient de
voir, je ne me suis pas même informé,
si la visite & enquête étoit vraie ou fauffe pour les deux premiers, les Certificats produits ne le disent point ; mais
on a vû par le Certificat même du pere
de l'enfant, de S. Leu, que le soi-disant
disciple de M. le Cat, a supposé cette
visite, comme on a déja vû aussi qu'il a
supposé celle de Chambly. Ce seroit
donc là des matieres aussi-bien que les
Certificats de Chambly, à établir une
véritable inscription en faux.

N'est-on pas étonné à la vûe de pareilles piéces, qu'un Académicien de réputation les ait employées pour servir
de base à un Ouvrage sérieux ; quoiqu'il en soit, elles me sont fort avanta-
geuses, puisqu'elles donnent lieu à la
preuve sans réplique, que ces trois Malades sont parfaitement guéris.

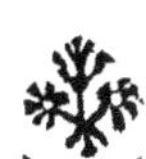

LOUIS CLERMONT.

Le même Quidam a visité Louis Clermont aussi.

Piéces justificatives de M. le Cat.

» *J'ai vû* (p. 410.) *aussi à Paris la femme* » *de Louis Clermont , qui m'a dit que son* » *mari ne pouvoit retenir les urines que trois* » *à quatre heures.*

R E P O N S E.

Certificat du Chirurgien qui l'a taillé , joint avec ceux du Malade & de sa femme.

N°. 9. Je soussigné Maître en Chirurgie , certifie avoir Taillé de la pierre le nommé Louis Clermont domestique , le 18 Février 1750. que pour faire cette opération , j'ai introduit le Lithotome caché dans la vessie à la faveur d'une fistule que le Malade avoit au périné , laquelle fistule le Malade a dit lui être restée depuis vingt-sept mois qu'il avoit été taillé de la pierre , que par cette fistule il avoit souvent rendu des excrémens liquides ; l'opération a été faite en présence de Messieurs Mery , Bagniere & autres Chirurgiens , ce qu'il y a de certain , c'est qu'au bout de dix jours ledit Clermont s'est trouvé parfaitement guéti de l'opération que je lui ai faite, & de la fiftule qu'il avoit avant ladite opération, & il m'attefte cy-préfent, s'être toujours bien porté depuis & n'avoir reffenti aucune incommodité dans ces parties, & retenir parfaitement fes urines, à Paris le 20 Juillet 1752. *figné* Laroche.

Je fouffigné certifie avoir été attaqué de la pierre dans la veffie dès l'âge de ma plus tendre jeuneffe, ce qui a duré jufqu'à l'âge de vingt-fept ans; M. Boudou, Chirurgien Major de l'Hôtel-Dieu de Paris, me tailla le 5 Janvier de l'année 1748. j'ai refté malade à la fuite de l'opération trois mois à l'Hôtel-Dieu, j'en fortis enfuite, quoique très-incommodé, ayant refté fiftuleux en deux endroits, c'eft-à-dire, que le fondement & la veffie fe communiquoient enfemble, la matiere de derriere venoit fouvent pardevant furtout lorfqu'elle étoit liquide, & l'urine fortoit fouvent par le fondement; j'ai traîné cet état miférable pendant vingt-fept mois, alors il fe joignit à mon trifte état les douleurs d'une nouvelle pierre pour laquelle M. Laroche, Maître en Chirurgie à Paris, me tailla le 18 Fevrier 1750. j'ai guéri de cette opération & de ma double fiftule en même tems dans l'efpace de dix jours; je me fuis bien porté depuis & je retiens mes urines, comme si je n'avois jamais eu de pierre ni de Taille, ce que je certifie véritable. A Paris ce 10 Juillet 1752. *signé* Louis Clermont.

Je soussignée certifie véritable tout ce qui est contenu dans le Certificat ci-dessus, & j'atteste que je n'ai jamais dit à personne que mon mari ne pouvoit retenir ses urines plus de trois ou quatre heures de tems, en foi dequoi j'ai *signé* Femme de Louis-Marie-Anne Clermont.

On ne peut rien ajouter au témoignage authentique, que cette visite vraie ou fausse a produit en faveur du Lithotome caché, ce témoignage produiroit aussi une inscription en faux de plus pour le compte de l'Enquêteur de M. le Cat sur le Certificat de la femme de Louis Clermont mis au bas de celui de son mari; *franchement cela est malheureux* pour cet Académicien de s'être fié *à un Eleve très-entendu* (p. 236.) & beaucoup plus infidele.

FEMME DE MARTIN PLASTRE.

Piéces justificatives de M. le Cat.

» (P. 411) *Enfin j'ai vû,* dit l'Enquêteur,
» *à Chaillot Jeanne Lemoine femme de Mar-*
» *tin Plâstre, âgée de cinquante ans, taillée*
» *par M. de Laroche le jour de Pâques* 1750.

» *elle m'a affuré qu'il lui refte une inconti-*
» *nence totale d'urine, qu'elle reffent de gran-*
» *des cuiffons & douleurs auffi-tôt qu'elle fait*
» *quelque travail pénible, ou qu'elle eft long-*
» *tems de bout, à quoi l'oblige fouvent fon*
» *métier de Blanchiffeufe, tous fes voifins*
» *m'ont affuré les mêmes faits.*

» *Toutes lefquelles chofes rapportées ci-def-*
» *fus, j'attefte & certifie véritables, au Neuf-*
» *bourg ce 15 Février 1751. figné* Clavier.

RÉPONSE.

Quel que foit le rapport que ce Quidam fuppofe, en voici un du Chirurgien même qui a taillé cette femme,
lequel ne laiffe aucun doute fur fa parfaite guérifon.

Nº. 10. Je fouffigné Maître en Chirurgie à Paris, certifie que le jour de
Pâques dernier j'ai taillé avec le Lithotome caché la nommée Plaftre, ma
Blanchiffeufe de gros linge au village
de Chaillot près Paris, qu'au bout de
neuf jours; elle a été parfaitement guérie pour tout ce qui concernoit l'opération, & qu'elle auroit dès ce tems-là
été en état de vacquer à de douces
occupations, fi elle n'eut été retenue
par un rhumatifme périodique qu'elle
a depuis long-tems, que dès ce terme
elle a retenu fes urines pour ne pas

mouiller involontairement fon lit, qu'à
la vérité elle étoit obligée d'uriner fouvent furtout lorfqu'elle étoit de bout,
qu'à l'égard de l'incifion elle étoit dès le
neuviéme jour parfaitement cicatrifée,
& le meat urinaire en bon état, quoique la pierre que je lui ai tirée foit de
la groffeur d'un petit œuf de poulle ,
m'étant revenu que l'on difoit que cette femme étoit reftée fiftuleufe , &
qu'elle perdoit involontairement & continuellement fes urines , ce que j'ignorois , quoique cette femme foit exactement venue toutes les femaines depuis la guérifon de fon opération chercher le linge fale & apporter le blanc ,
& n'ayant eu aucune maladie depuis ,
finon quelques crifes de fon rhumatifme ; étant aujourd'hui chez moi en préfence de M. Pouffe pere , Docteur en
Médecine , je l'ai interrogée fur les prétendues infirmités qu'on lui attribue ,
ce que M. Pouffe a fait auffi, & à nos
demandes elle nous a répondu que depuis la guérifon de fon opération ci-
deffus énoncée , il ne lui eft arrivé
que deux fois de piffer au lit, que cet
accident a été caufé par les grandes fatigues qu'elle avoit eues les jours précédens , tant à repaffer fon linge où
elle étoit obligée d'être de bout & d'em-

ployer la plus grande partie de la nuit, qu'à d'autres parties de son métier dont les travaux sont pénibles ; de plus, que quand elle fait encore des efforts, soit de passer des nuits & jours à repasser son linge, à porter des fardeaux considérables de linge, ce qui lui arrive souvent, de longues courses, & qu'elle veut alors retenir ses urines trop longtems, il s'en échappe quelquefois malgré elle ; mais hors ces événemens elle les retenoit bien & que lors même que nous l'interrogeons, elle a depuis un peu de tems envie d'uriner, & quoiqu'elle soit venue de Chaillot à pied, qu'elle ait depuis ce matin agi jusqu'à présent l'heure de midi & qu'elle soit lasse, & qu'il y ait une demie heure que nous l'interrogeons & de bout, elle ne perd pour cela aucune goutte d'urine

M. Pousse l'ayant interrogée sur son linge pour sçavoir s'il étoit taché de quelques matieres, & ayant même voulu voir la chemise qu'elle avoit sur elle, après toutes questions & interrogats, nous avons conclud que ladite Dame Plaftre âgée de cinquante ans n'a aucune fistule, ni même d'incontinence d'urine, elle nous a assuré que lorsqu'elle n'avoit que des occupations modérées, elle ne répandoit jamais une goutte d'urine, &

que lorsque cela lui arrivoit cela étoit
toujours causé par des efforts susdits; de
plus, elle nous a aussi dit qu'avant l'o-
pération que je lui ait fait & à laquelle
elle ne s'étoit déterminée qu'à cause des
excessives douleurs qu'elle souffroit, elle
avoit rendu à quatre reprises différentes
quatre pierres grosses comme son pouce;
mais ce qu'il y a, malgré ces événemens,
de très-vrai & de très-certain, c'est que
ladite Dame Plastre n'a ni fistule ni écoulement involontaire d'urine hors ces cas
violens susdits, & particuliérement lorsqu'elle porte des fardeaux considérables,
ce que je certifie véritable. A Paris le
premier Mars 1751. *signé* Laroche.

Le Lecteur observera ici que le rapport du Quidam est daté du 15 Février,
& celui du Chirurgien du premier Mars
suivant, ce dernier eut grand soin d'en
envoyer aussi-tôt une copie à M. le Cat,
parce qu'il lui étoit revenu que ce Docteur prétendoit dès-lors, que cette Malade avoit une fistule & une incontinence d'urine; on va voir bien-tôt qu'il
convient de l'avoir reçu. Cet Académicien pourroit se trouver un peu plus ex-
cusable dans quelques circonstances des
rapports précédens, où ses Emissaires
l'auroient trompé; mais dans celui-ci il
n'en est pas de même; en voici la preu-

ve. Après qu'il a commenté le rapport de
son Enquêteur ci-dessus (p. 236.) il
dit : *Un de mes Eleves très-entendu a été*
sur les lieux , & tient tous ces faits de la
femme même ainsi que de ses voisins , &
ils m'ont été confirmés depuis par deux au-
tres Chirurgiens qui ont été pareillement
à Chaillot faire les informations les plus
exactes, & ensuite (qu'on remarque bien
ceci) il ajoute dans une Note au bas de
la même page , par conséquent imprimée
en même tems.

» Depuis que ceci est écrit (qu'il im-
» prime cependant en même-tems) j'ai
» reçu de M. Laroche un Certificat , par
» lequel il m'assure que la Dame Plastre
» sa Blanchisseuse , n'a ni fistule ni in-
» continence d'urine ; j'ai la plus gran-
» de confiance dans le rapport de M. de
» Laroche , c'est un Confrere incapable
» sans doute d'en imposer , je crois donc
» que tout l'extérieur du meat urinaire
» qu'il a visité est en bon état ; mais il
» me permettra de ne pas faire grand
» fonds sur les assurances de sa Blanchis-
» seuse , parce qu'on sçait ce que le res-
» pect humain peut faire dire à ces sor-
» tes de gens , & que ces assurances sont
» contradictoires à celles qu'elle a don-
» nées à des étrangers qu'elle ne connois-
» soit point , & devant qui elle avoit une
» liberté entiere.

Ces faits, dit cet Académicien, *m'ont été confirmés par deux autres Chirurgiens qui ont été pareillement à Chaillot faire les informations les plus exactes.* Qui font-ils ces Chirurgiens ? quel est leur nom, leur Pays ? où en est la preuve ?

Mais, ne convenez-vous pas, *mon cher Monsieur*, que M. de Laroche vous prouve le contraire, & il le fait même par un rapport qu'on pourroit réputer juridique ; c'est d'après des questions & visites de la femme même, outre la connoissance qu'il en avoit par lui - même ; le tout fait en présence d'un des plus célébres Médecins du Royaume à tous égards ; ce Chirurgien d'ailleurs est très-connu, fort estimé, jouissant d'une grande réputation , établi honorablement dans Paris, Eléve & ayant gagné sa Maîtrise dans les Hôpitaux de cette Capitale , circonstance qui a toujours fait regarder ces Chirurgiens comme des plus habiles ; c'est enfin lui-même qui l'a taillée, & qui a tout l'intérêt possible de dire vrai ; rapport en un mot, auquel on doit ajouter une foi pleine & entiere, il a même le droit de l'exiger en Justice reglée par le serment de sa Maîtrise.

N'importe dit à soi-même M. le Cat, *puisqu'il s'en faut beaucoup que le F. C.*

foit auffi heureux qu'il nous l'avoit annon-
cé (p 235.) & que *les autres Chirurgiens*
n'ont pas été plus heureux comme *j'en*
juge par la femme de Martin Pluftre (p.
236.) M. de Laroche *me permettra* de ne
pas faire grand fonds *fur les affurances de*
fa Blanchiffeufe, car fi j'avois égard à fon
Certificat qui les conftate , je ne pourrois faire imprimer ce que j'ai déja écrit ;
ce témoignage quelqu'indubitale qu'il
foit , n'eft pas celui dont j'ai befoin ;
celui *des étrangers qu'elle ne connoiffoit*
point vaut beaucoup mieux , quoiqu'ils
n'ayent pû être inftruits de ce fait que
par *les affurances de la Blanchiffeufe* ; affurances que je ne réprouve feulement que
dans celui qui doit avoir toute fa confiance.

Afin qu'on ne m'accufe pas d'avoir été
trop loin dans la réprobation abfolue du
témoignage de ces étrangers , & dans les
conféquences que je viens d'en tirer ,
voici mes preuves qui font certainement
fans *calomnie* ni *injure groffiere* (p. 173.)
& par les deux perfonnes dont le témoignage fur ce fait furpaffe celui de tout
l'univers enfemble.

N°. 11. Aujourd'hui font comparus
pardevant les Confeillers du Roi , Notaires au Châtelet de Paris , fouffigné
Martin Plaftre, Carrier à Chaillot & Jean-

ne Lemoine sa femme, demeurans audit Chaillot, étant ce jour à Paris.

Lesquels ont certifié & attesté à tous qu'il appartiendra, que le sieur de Laroche, Maître en Chirurgie à Paris, a taillé de la Pierre ladite Jeanne Lemoine le 29 Mars 1750. que depuis cette opération, ils n'ont vû personne qui soit venu leur faire des questions sur la guérison de ladite femme, à l'exception d'un jeune homme qui leur a paru être un domestique, auquel la comparante a fait les mêmes réponses qu'audit sieur de Laroche lorsqu'il est venu la questionner pour donner un Certificat de sa situation; qu'ils se sont informés à leurs voisins, s'il n'étoit venu personne pour s'informer à eux de l'état de ladite comparante; qu'ils leur ont assuré que personne ne leur avoit fait aucune question non plus qu'à eux.

Qu'après ladite opération dudit jour 29 Mars 1750. ladite femme Plastre s'est très-bien portée pendant dix-huit mois ou environ ; qu'alors les douleurs ont recommencé & ont duré pendant plusieurs mois, que le Samedi saint de la présente année, elle rendit deux pierres, dont la sortie lui procura beaucoup de soulagement ; qu'elle a encore rendu il y a environ trois semaines une petite pierre ; qu'actuellement elle se porte très-bien , & ne ressent plus aucun mal : dont & de tout ce que dessus , lesdits comparans ont requis acte ausdits Notaires à eux octroyé. A Paris ès Etudes l'an 1752. le 23 Septembre : & ont lesdits comparans déclaré ne sçavoir écrire ni signer , de ce enquis. *Signé* Billeheu & de Langlard , Notaires.

M. le Cat préfere donc *les assurances des étrangers que* cette femme *ne connoissoit point* , qu'elle n'a jamais connus ni vûs , non plus que ses voisins (qui la fréquentent sans doute le plus , au rapport le plus précis & le moins douteux , d'un Chirurgien des plus intégres, à qui elle a l'obligation , non-seulement de sa santé , mais même de sa vie.

Ne faut-il pas que ces *deux autres Chirurgiens étrangers* , s'il y en a jamais eu , soient bien ennemis de M. le Cat, pour s'être ainsi joués de lui? mais s'ils n'existent pas , comme il y a lieu de le croire , c'est encore pis.

ANDRÉ JURET.

Voici un nouveau phénomene en piéces justificatives par M. le Cat , je dis nouveau , parce que la piéce qui le contient , paroît toute fraîche dans l'instant même que ce Docteur en a fait l'addition à fon précieux Recueil ; cette piéce eſt encore nouvelle par fon eſpéce, car ſi celles qui l'ont précédée & qu'on a déja vû, peuvent être réputées des demi Romans par l'illuſion de leurs preuves, celle-ci l'eſt à juſte titre toute entiere d'un bout à l'autre, ce qui me diſpenſe de les combattre, non plus que les vraiſemblances. Les piéces précédentes rapportées par ce Docteur ſe montroient au moins, quelques-unes avec le nom d'un certain *Clavier*, perſonnage vrai ou faux, des étrangers même dans la derniere ; mais dans celle-ci rien ne s'y rencontre, pas même le vû de Meſſieurs les Commiſſaires de l'Académie de Rouen, c'eſt ce qu'on va voir d'après M. le Cat même.

Piéces juſtificatives de M. le Cat.

" *Additions* (p. xxv.) "

" J'ai dit, p. 234. que le peu (de Su-
" jets taillés par le Lithotome caché)
" *qu'on a vû de ma part, n'a pas fait une*
" *fort bonne figure à l'examen*, comme le
" prouve l'hiſtoire que j'en donne & les
" Certificats placés à l'article des piéces
" juſtificatives, (p. 409.) mais il n'a pas
" été poſſible de *voir de ma part* tous ceux
" qui ont eu le malheur de ſe livrer à cet
" inſtrument. F.. C.. nous en a pour-

tant donné (p. 159. de son Recueil)
» une liste, avec une assurance qui pro-
» mettoit des succès constans. Si M. le
» Cat ou d'autres, dit-il, sont curieux
» d'en faire des informations pour s'assu-
» rer, si c'est à l'*instrument*, au *hazard*,
» ou *à la bonne manœuvre* que leurs *gué-*
» *risons* sont dûes, en voici les noms &
» les demeures.

» Quoi de plus positif & de plus sé-
» duisant que ce procédé ! c'est par-là en
» effet, qu'il a séduit des Gens respec-
» tables ; c'est par-là que des Journalistes
» ont annoncé la bonté de sa Méthode,
» comme démontrée. Cependant *André*
» *Juret* le second de cette liste, est bien
» éloigné d'avoir reçu cette *guérison* si
» authentiquement annoncée ; non-seu-
» lement il est resté fistuleux de l'opéra-
» tion, mais encore sa fistule a résisté à
» tous les secours d'un des plus habiles
» Maîtres du Royaume , M. Moreau ,
» Chirurgien en chef de l'Hôtel-Dieu,
» & doit par conséquent être regardé
» comme incurable ; de plus, *il souffre*
» *continuellement des douleurs terribles ,*
» *traînant une vie à charge à tout le mon-*
» *de, infectant tous les lieux où il cou-*
» *che* .... *on croit* même *qu'il est mort de-*
» *puis peu.* Voilà donc que le rapport du F..
» C... se trouve faux dès la troisiéme li-

» gne ; fi cet Anonyme cherchoit fince-
» rement la vérité & le bien public dans
» toutes fes œuvres , comme il affecte
» par-tout de le dire , pourquoi taire des
» circonftances auffi capitales dans le
» compte qu'il en rend au Public ? pour-
» quoi placer dans le Bourg de Margilly
» en Franche-Comté , une Taille faite à
» Paris & traitée pendant tout l'Eté à
» l'Hôtel-Dieu ? ne voit-on pas que cette
» confufion affectée du lieu de fa naif-
» fance avec celui où il a été taillé , eft
» encore un de ces petits ftratagêmes ima-
» ginés pour donner le change & empê-
» cher les *curieux de faire des informations
» pour s'affurer* de ce qui en eft , tandis
» que d'autre part on éblouit & dupe le
» Public par des affiches triomphantes.

R E P O N S E.

Le défaut de preuves qui prive abfolument cette piéce de toute créance ne
me met-il pas en droit de dire à M. le
Cat , ce qu'il a dit lui-même fi énergi-
quement depuis le commencement des
procès qu'il m'a fufcités , à un de fes Ad-
verfaires qui peut-être le méritoit beaucoup moins. *Comment, en quel Pays, en
quel fiécle fommes-nous ? quel eft l'Ecri-
vain téméraire qui a ofé en impofer ainfi
au Public dans un Ouvrage ? Quelle qua-*

...ſification donnerai-je à un Chirurgien capable de ſouffrir de jouer lui-même un pareil ſtratagéme †. On va voir par les preuves ſuivantes, ſi cette piéce ne mériteroit pas beaucoup mieux le nom d'hiſtoire faite à plaiſir, que celui de Piéce juſtificative dont elle eſt tout le contraire.

Certificat de l'Aubergiſte.

N°. 12. Aujourd'hui ſont comparus pardevant les Conſeillers du Roi , Notaires au Châtelet de Paris , ſouſſignés Charles Vidal , Tailleur de pierre , & Antoinette Ferret ſa femme qu'il autoriſe à l'effet qui ſuit , elle tenante chambres garnies , demeurans à Paris , rue Froidmanteau, Paroiſſe S. Germain l'Auxerrois ; leſquels pour rendre juſtice à la vérité , ont certifié & atteſté à qui il appartiendra , même affirmé en leurs ames & conſciences ès mains des Notaires , ſouſſignés , connoître parfaitement le nommé *André Juret* , natif du village de Margilly en Franche-Comté , qu'il a logé chez eux depuis le commencement de Mai 1749. juſques vers les Fêtes de la Touſſaint de la même année, dans une

† Lettre concernant la Taille ſur les deux Seres, à Rouen le 3 Juin 1749. imprimée à la Haye.

chambre qu'ils lui avoient loué ; que
pendant le même mois de Mai, il a été
taillé de la pierre par le sieur de Laroche
Chirurgien ; qu'ils ont eu soin de lui
pendant toute la Maladie ; qu'après sa
guérison, il n'a point découché de chez
eux ; que comme ils ont eu besoin de
la chambre qu'il occupoit, il a après les
Fêtes de la Toussaint 1749. logé chez un
de leurs voisin,s& qu'au bout de trois semaines il partit pour s'en retourner dans
son Pays ; tous lesquels faits ci-dessus lesdits comparans certifient & affirment véritables, dont acte par eux requis aux
Notaires soussignés, qui leur ont octroyé
pour leur servir & valoir ce que de raison. Fait & passé à Paris en l'Etude l'an
1753. le 6 Janvier avant midi ; la femme dudit Vidal a déclaré ne sçavoir écrire ni signer, de ce faire interpellée suivant l'Ordonnance, & ledit Vidal a signé. *Signé* Vidal, Leverrier & Dupont,
Notaires.

Relation circonstanciée d'André Juret.

N°. 13. Je soussigné André Juret, de
Margilly, certifie que je me suis senti
incommodé de la pierre depuis l'âge de
six ans ; j'étois âgé de dix-huit lorsqu'on
me fit l'opération de la Taille ; elle me
fut faite par M. de Laroche chez Madame
Vidal

Vidal à Paris, chez qui je reftai pendant
tout le tems néceffaire pour ma guérifon,
& même au-delà. J'ai commencé à perdre l'urine quelque tems avant qu'on me
taille, & j'ai continué à la perdre depuis
la Taille, aux moindres efforts que je fais.
Les douleurs de côté dont je me fuis fenti prefque toute ma vie de tems en tems,
font devenus fi fréquentes & inouies,
qu'elles m'ont réduit plufieurs fois à l'extrémité ; elles m'ont fait jetter une quantité de pierres & de glaires, mais beaucoup plus encore depuis que j'ai été taillé
qu'auparavant; ces douleurs dans les reins
me font mener une vie trifte & maléficiée, je reffens même à préfent ces douleurs, elles ne me quittent prefque plus ;
il y a même certains tems que les glaires
& les graviers font en fi grande quantité, qu'ils me caufent des difficultés d'u-
riner & des grandes cuiffons jufqu'à ce
qu'ils foient fortis. En fortant de chez
Madame Vidal je m'en revins auffi-tôt
au Pays fur la fin de 749. qui eft la
même année que je fut taillé ; je retour-
nai enfuite à Paris vers le mois de Novembre de l'année 1750. j'entrai chez
M. de l'Epine, rue Gaillon pour y être
cuifinier ; ma fanté s'y étoit rétablie de
façon, que j'étois devenu gros & gras, &
me croyois quitte pour toujours de mon

C

mal de côté; lorsqu'au bout de deux mois
il me reprit avec tant de fureur, que je
pensai mourir; ne pouvant plus travailler,
mon Maître prit une Cuisiniere à ma
place : je sortis de chez lui & me retirai
chez Madame Cartier Aubergiste , rue
du Doyenné , où j'ai été saigné trois fois ;
après que j'eus mangé le peu que j'avois ,
Madame Rondé me retira chez elle par
charité , où je restai l'espace de six mois ,
après quoi je m'en fus à l'Hôtel-Dieu
environ le mois de Septembre de l'année 1751. où Messieurs Boisverd & Bru-
no me visiterent plusieurs fois (dans la
salle saint Antoine où j'étois couché) à
l'occasion de ma douleur de côté & d'une
descente que j'avois , & dont je me sens
encore attaqué ; personne autre des Chirurgiens de l'Hôtel-Dieu ne m'a touché
que ces deux que je nomme , ils m'ont
fait prendre des bains pendant neuf jours
& m'ont fait boire des ptisanes émul-
tionnées ; je n'y ai point été fondé ni
pansé à ma playe de l'opération qui étoit
aussi fermée , & guérie qu'elle l'est présentement , je ne me suis aucunement
senti soulagé de tout ce qu'on m'y a fait.
Ces Messieurs me dirent pour lors pour
toute consolation, que si j'avois du bien
je pouvois m'en servir , qu'il n'y avoit
point de guérison pour mon mal de côté

qui me tient toujours vers la haine. A Margilly le 27 Août 1752. *Signé* André Juret.

Je souffigné, Vicaire de Champlitte-la-Ville & Margilly, Adminiftrateur de ladite Paroiffe, certifie qu'André fils de Nicolas Juret mon Paroiffien, m'a affuré que tout ce qui eft contenu dans le préfent certificat eft véritable ; j'attefte de plus, que ledit André Juret eft toujours malade & qu'il mene une vie languiffante & maléficiée. Donné à Champlitte-la-Ville ce 28 Août 1752. *Signé* Guibel Prêtre, Adminiftrateur de Champlitte-la-Ville & Margilly.

Nous Officiers du Bailliage de Champlitte, Bailliage de Gray, Province de Franche-Comté, où le papier timbré n'eft point en ufage ; certifions à tous ceux qu'il appartiendra, que le fieur Guibel qui a donné le certificat au bas de la page, d'autre part, eft Vicaire & Adminiftrateur de la Paroiffe de Champlitte-la-Ville & Margilly, pourquoi foi doit être ajoutée audit certificat & à tous autres qu'il délivre en ladite qualité, tant en jugement que dehors & pour plus grand témoignage de ce que deffus ; nous avons fait expédier les préfentes & apofé au bas d'icelles le fceau ordinaire dudit Bailliage. Fait & donné audit

Champlitte le 28 Août 1752. *Sig.* Grand
& Champion.

Certificat du Chirurgien qui a visité
ledit André Juret.

N°. 14. Je souffigné Claude-Augustin
Viard, Me Chirurgien à Champlitte, certifie que le nommé André, fils de Nicolas Juret, de Margilly, est venu chez
moi pour se faire visiter à l'occasion de
l'opération de la Taille qui lui a été faite ; que j'ai trouvé la playe parfaitement
cicatrisée, sans fistule, ni écoulement
d'urine, en foi de quoi je lui ai délivré
le présent certificat pour valoir & servir
ce que de raison. A Champlitte le 23
Juillet 1752. *Signé* Viard.

Nous Officiers du Bailliage de la Comté de Champlitte, Comté de Bourgogne,
où le papier timbré n'est pas en usage,
certifions à tous ceux qu'il appartiendra,
que Maître Claude-Augustin Viard qui
a délivré le certificat ci-dessus est Chirurgien-Juré de la résidence de Champlitte, pourquoi foi doit être ajoutée
audit certificat & à tous autres qu'il délivre en ladite qualité, tant en jugement
que dehors, pourquoi nous avons expé-
dié les présentes pour servir ce que de
raison, sous nos seings manuels & le
sceau ordinaire dudit Bailliage. Fait &
donné audit Champlitte le 25 Juillet

1752. *Signé* Grand, J. Thierry & Champion.

Après l'oppofition de preuves auffi fortes à ces faits controuvés, je me bornérai à faire obferver que la Relation du pauvre Malade fuffit pour démontrer que fon état langoureux n'a aucune relation avec l'effet du Lithotome caché, duquel il eft parfaitement guéri, malgré les obftacles qu'ont dû y apporter d'auffi mauvaifes difpofitions, que celles où il étoit.

BERNARD premier mort après la Taille par le Lithotome caché.

Piéces juftificatives de M. le Cat.

» Note communiquée par M. Poiffon-
» nier, Docteur-Régent de la Faculté de
» Médecine de Paris, Profeffeur au Col-
» lége Royal, Cenfeur Royal des Li-
» vres, &c.

» *Le 8 Mai 1750. j'ai été préfent à*
» *l'opération de la Taille faite avec un in-*
» *ftrument que l'on a nommé, Lithotome*
» *caché, par M. de Laroche Chirurgien,*
» *fur le fils de M. Bernard Pâtiffier, &c.*
» *quoique cet inftrument fût annoncé déja*
» *comme une découverte très-précieufe, en*
» *ce qu'il faifoit plus fûrement que tous les*
» *autres, la fection du corps même de la*
» *veffie ; je vis avec furprife, quoi que la*

» fection *parut* très-confidérable ; *l'Opé-*
» *rateur occupé pendant plus de 35 minut-*
» *tes* * *à charger la pierre*, tantôt avec les
» tenettes & tantôt avec fes doigts, *fans*
» *qu'il ait pû par ces deux moyens la tirer*
» *de la veffie. Le neuviéme jour de l'opéra-*
» *tion, le Malade mourut*, & M. de Laro-
» che voulut bien m'envoyer *la veffie & les*
» *reins de ce Malade, que j'ai confervés dans*
» *l'efprit de vin ; je vis à la juftification*
» *de l'Opérateur, la veffie épaiffe, endur-*
» *cie, d'une capacité fort petite, & capable*
» *par conféquent de s'appliquer fur la pier-*
» *re qui étoit affez groffe, ce qui avoit bien*
» *pû empêcher qu'elle ne fût chargée de ma-*
» *niere à en faire l'extraction* ** *mais en*
» *même tems cette veffie me parut* coupée

* » Je fçai très-pofitivement d'ailleurs ,
» qu'il y avoit 35 minuttes que l'opération
» étoit commencée quand on regarda à la mon-
» tre ; mais que les tourmens que l'on faifoit
» fouffrir au pauvre pierreux, affecterent telle-
» ment les affiftans , qu'ils les empêcherent de
» regarder davantage à leur montre † quoique
» l'opération durât encore fort long-tems après
» les 35 minutes ; enforte que fa durée fut
» évaluée à plus de 45 minutes.

** » Voyez fur cette juftification de l'Opéra-
» teur les Remarques qui fuivent cette note.

† Il fera démontré cependant ci-après, que
le Médecin préfent n'étoit occupé que de cette
obfervation.

presque en deux portions égales & (*si*
» *on peut faire cette comparaison*) *à peu près*
». comme un rognon de mouton *qu'on*
» *veut mettre sur le gril, ce qui m'a engagé*
» à des réflexions sur le choix de cet in-
» strument qui, jusqu'ici ne lui sont pas
» favorables, *sur lesquelles je ne m'expli-*
» *querai, que lorsqu'elles seront étayées de*
» *raisons & de preuves suffisantes. Quant*
» *aux reins de ce Malade ; ils sont gros ,*
» *celluleux , & remplis d'un très - grand*
» *nombre de petites pierres , dont la plûpart*
» *étoient encore baignées dans la matiere*
» *purulente.*

» *Remarques sur la Note Précédente.* «

» Je suis persuadé , comme M. Pois-
» sonnier, que les accidens arrivés à la
» Taille de Bernard , ni à sa mort , ne
» doivent pas être imputés à l'Opérateur,
» mais au Lithotome caché , & je le dis
» expressement (p. 242. de ce Recueil ;)
» mais M. Poissonnier me permettra de
» lui représenter que ce n'est point par
» la petitesse & le racornissement de la
» vessie qu'on peut justifier l'Opérateur.
» Il est incontestable, qu'une vessie étroi-
» te dans toutes ses dimensions, (qu'el-
» le soit contractée par le ressort natu-
» rel ; qu'elle le soit par maladie, cela ne
» change rien à la chose) une vessie, dis-

» je, ainſi rapetiſſée, loin de rendre l'ex-
» traction plus difficile ou impoſſible, la
» rend au contraire très-aiſée, dès qu'el-
» le n'embraſſe pas la pierre aſſez étroi-
» tement pour empêcher l'introduction
» d'une ſonde auſſi courbe que l'eſt celle
» dont on ſe ſert pour tailler, dès qu'el-
» le permet l'introduction d'un Lithoto-
» me caché, celle du doigt, des tenettes,
» &c. or, telle étoit la veſſie de Bernard
» donc, &c.

» Ma majeure eſt prouvée par l'expé-
» rience des plus grands Praticiens, tel
» que M. Cheſelden, voyez ci-devant,
» p. 210. je la démontrerois *à priori*, ſi
» je n'appréhendois de multiplier les fi-
» gures du Recueil qui ne ſont déja que
» trop nombreuſes ; mais je vais le prou-
» ver par le F... C... même, cette auto-
» rité doit valoir une démonſtration pour
» les Sectateurs du Lithotome caché. *Il*
» *n'y a que deux circonſtances, dit l'ano-*
» *nyme*, p. 193. de ſon Recueil, & 304.
» du nôtre ; *il n'y a que deux circonſtan-*
» *ces où l'Opérateur trouvera promptement*
» *la pierre dans la ſituation oblique du Ma-*
» *lade ;* (ſçavoir) OU LORSQUE LA VESSIE
» EST RACORNIE , OU NATURELLEMENT
» PETITE , *ou lorſque la pierre ſe rencontre*
» *vis-a-vis du fonds de la veſſie.*

» Ma mineure eſt conforme aux pro-

» pres paroles du rapport de M. Poiſſon-
» nier , témoin oculaire de l'opération.
» Ce n'eſt point le racorniſſement ou la
» petiteſſe de la veſſie qui a empêché l'ex-
» traction de la pierre ; c'eſt donc un au-
» tre accident , & il eſt aiſé par le rap-
» port même de M. Poiſſonnier , par l'ar-
» ticle premier , p, 183. & par les con-
» jectures expoſées , p. 238 , 243. de voir
» que cet accident eſt une ſuite du mé-
» caniſme du Lithotome caché.

» 2°. J'ai taillé pluſieurs Sujets , dont
» les veſſies embraſſoient exactement la
» pierre. J'ai entr'autres trois Obſerva-
» tions , dans leſquelles la pierre étoit ſi
» étroitement & univerſellement encla-
» vée , que les ſondes ordinaires ne pu-
» rent entrer dans la veſſie ; je conviens
» que dans ce cas les tenettes ſont d'une
» foible reſſource , & j'ai donné à la So-
» ciété Royale un inſtrument particulier
» à cet accident ; mais les pierres de ces
» trois Sujets ſont-elles reſtées pour cela
» dans leur veſſie ? non aſſurément. J'a-
» vois bien mon inſtrument nouveau
» pour l'une des trois , mais les deux au-
» tres ont été tirées ſans lui ; l'un avec
» une cuillier ou crochet Lithotomique ,
» l'autre avec les tenettes ordinaires que
» je trouvai le moyen d'introduire en di-
» latant l'entrée avec le doigt.

C vj

  » 3°. Il est évident que la vessie de
» Bernard n'étoit dans aucun de ces cas,
» & je crois très-fermement que l'épais-
» seur de la vessie n'est pas une suite de
» sa maladie, mais une suite de son opé-
» ration ; je vais le prouver.

  » Je sçai bien que cette épaisseur de
» la vessie a servi d'excuse aux Artistes
» dans bien des occasions ; mais qu'on
» demande aux Lithotomistes de bonne
» foi, si les Taillés qui meurent d'une
» opération laborieuse, d'une opération
» où les instrumens ont fait de fausses
» routes, où la vessie a été contuse, har-
» celée, si dis-je, dans ces circonstances
» on ne trouve pas toujours les parois de
» cet organe de l'épaisseur d'un doigt,
» d'un pouce même ; vessies dans lesquel-
» les, avant cette mort, la sonde & les
» autres instrumens avoient manœuvré
» avec aisance; vessies qui par conséquent
» n'avoient point alors cette épaisseur.

  » Les abscès aux reins ne prouvent rien
» en faveur de l'épaississement maladif
» de la vessie ; tous les jours des reins ma-
» lades nous laissent une vessie ou très-
» saine, ou au moins exempte de cette
» épaisseur, &, qui plus est, nous per-
» mettent de la guérir de l'opération de
» la Taille. Ces Sujets que l'on taille tous
» les 2 ou 3 ans, & qui ont des douleurs

» néphrétiques habituelles, peuvent être
» regardés comme ayant des reins. Ma-
« lades. Il m'en a passé par les mains plu-
» sieurs de cette espéce, & j'en ai même
» un à Rouen que j'ai taillé deux fois, &
» que je suis sur le point de tailler une
» troisiéme fois, lequel n'a jamais cessé
» d'avoir des coliques néphrétiques &
» des urines purulentes ; en un mot, de-
» puis vingt-cinq ans que je vois & que
» je traite des pierreux & des vessies, je
» puis assurer que de dix vessies trouvées
» épaisses comme celle du sieur Bernard ,
» après une opération laborieuse de la
» Taille, il y en avoit au moins neuf
» qu'on pouvoit assurer ne tenir cette
» épaisseur que des accidens de l'opéra-
» tion.

» Celle du sieur Bernard seroit-elle
» bien de l'espece de la dixiéme , excep-
» tée ? voici de nouvelles preuves du con-
» traire. On vient de voir que la maladie
» des reins n'a aucun rapport concluant
» avec cet épaississement de la vessie : or
» il n'y avoit dans la vessie ni ulceres ni
» skirres , qui seuls peuvent constater
» une épaisseur chronique ; donc il n'y
» a dans l'examen de la maladie , ni des
» parties de Bernard , aucune preuve en
» faveur de cette opinion , au contrai-
» re, il y en a de frapantes pour mon
» sentiment.   C vj

» Si c’eſt un fait de pratique que les
» parois d’une veſſie harcelée, contuſe,
» bleſſée, prennent une épaiſſeur conſidé-
» rable ; je demande comment il eſt poſ-
» ſible que celle de Bernard, qui a été à
» la torture pendant quarante-cinq mi-
» nutes n’ait pas acquis cette épaiſſeur
» des parois ; or ce fait de pratique eſt
» conſtant ; donc, &c.

» Si la veſſie de Bernard eut eu , avant
» l’opération, l’épaiſſeur qu’on lui a trou-
» trouvée après ſa mort, ſi elle avoit em-
» braſſé la pierre aſſez étroitement pour
» rendre l’extraction impoſſible ; il au-
» roit auſſi été impoſſible d’introduire
» dans la veſſie la ſonde même , ainſi
» qu’il m’eſt arrivé en pareil cas, où je
» me ſuis vû quelquefois obligé de tail-
» ler ſans ſonde & ſur la pierre ; au
» moins il y auroit eu une ſi grande diffi-
» culté à introduire la ſonde , que cet
» embarras auroit tenu douze ou quinze
» minutes, & qu’il auroit obligé à chan-
» ger la figure de la ſonde ; événement
» par lequel j’ai encore paſſé, entr’autres
» en 1746. dans la Taille d’un nommé
» Roger, à Louviers ; toutes ces circon-
» ſtances auroient frappé les Aſſiſtans, &
» tout Paris en ſeroit inſtruit : or, non-
» ſeulement on n’a point eu cette im-
» poſſibilité, ces difficultés à la Taille de

» Bernard ; mais encore on a introduit
» sur la sonde, dans la vessie, le Litho-
» tome caché qu'on sçait qui a un cer-
» tain volume, on les a dégagé l'un de
» l'autre : enfin on a introduit le doigt
» & les tenettes ; on a manœuvré long-
» tems avec l'un & l'autre dans cet or-
» gane, dit M. Poissonnier ; qui est le
» Lithotomiste, qui croira que tous ces
» corps, tous ces instrumens pourront
» entrer dans une vessie qui serre étroi-
» tement la pierre de toutes parts ; dans
» une vessie où ils sçavent qu'en pareil
» cas, ils ne peuvent pas même intro-
» duire une sonde ordinaire ? j'ose assu-
» rer qu'aucun de ces Lithotomistes ne
» croira que la vessie de Bernard fût dans
» cet état, d'épaississement & de contrac-
» tion dans le tems de l'opération, &
» qu'au contraire ils regarderont comme
» un fait démontré, que sa vessie avoit
» pour lors des parois aussi saines, & la
» cavité aussi ample que l'ont les pier-
» reux ordinaires, & qu'ainsi c'est aux
» accidens attachés au Lithotome caché
» qu'il faut imputer les manœuvres qui
» l'ont mis dans l'état ou on l'a trouvé,
» ainsi que la mort même de ce pierreux.

R E P O N S E.

La note du Médecin & la remarque qu'on vient de voir, ainſi que la gloſe de M. le Cat ſur ce fait, depuis la p. 237. juſqu'à la p. 243. de ſon Recueil, m'ayant paru ſi extraordinaire ſur ce mê-me fait, auquel je n'avois point aſſiſté, mais duquel M. de Laroche m'avoit ſim-plement entretenu pluſieurs fois, a été la cauſe que je me ſuis fortement atta-ché à y oppoſer des preuves contraires & vraies proportionnées, au moins, aux exceſſives conſéquences que M. le Cat s'eſt efforcé d'en tirer ainſi qu'on va le voir.

Piéces juſtificatives de l'état où étoit Bernard lorſqu'on l'a taillé, donné par ſes parens.

N°. 15. Nous ſouſſigné, déclarons & atteſtons que notre fils nommé Philippe Laurent, fut attaqué de douleurs en uri-nant dès l'enfance; qu'il rendoit ſouvent du ſable & même de petits graviers à la ſuite de plus grandes douleurs, ce qui ar-rivoit aſſez fréquemment; après pluſieurs années on commença à dire qu'il avoit la pierre, on le ſonda pluſieurs fois. En différentes fois on aſſura qu'il avoit la pierre, on lui fit prendre beaucoup de différens remédes pour la fondre, mais

malheureusement sans succès ; à la vérité , il souffroit moins pendant quelque
tems , mais ensuite les grandes douleurs
recommençoient , & peu à peu l'enfant ,
alors âgé de sept ans ou environ devint
enflé ; notre Chirurgien M. Baignieres
lui fit plusieurs remédes pour cette seconde maladie , ainsi que d'autres personnes ; bien loin de diminuer l'enflure,
elle croissoit de plus en plus , & les douleurs de la pierre aussi ; ne voyant aucun
soulagement pour tout ce qu'on lui faisoit , nous appellâmes M. Poissonnier ,
Médecin, qui lui fit toute sorte de remédes pendant quinze mois, il avoit même promis qu'il le guériroit, mais la suite prouva le contraire ; notre enfant em-
pira toujours , de même que l'enflure
pour laquelle M. Poissonnier lui faisoit
des remédes ; le mal augmenta au point
que son ventre étoit tendu comme un
bâlon & tous ses membres autant que la
peau pouvoit s'étendre , les urines pendant ses quatre dernieres années ou environ étoient excessivement puantes ,
bourbeuses, & remplies de pus ; il n'uri-
noit qu'avec des douleurs qui nous per-
çoient le cœur en le voyant souffrir, & en
l'entendant crier, il ne reposoit presque
plus , pendant quinze jours ou trois semaines avant l'opération ; après le triste

portrait que nous venons de faire de son état, qui eſt tel qu'on peut le dire inexprimable, les urines s'arrêterent preſqu'entiérement & n'eut plus de repos en tout : nous demandâmes à notre Chirurgien, quel parti prendre pour tâcher de lui donner quelque ſoulagement, il nous dit qu'il ne reſtoit plus aucune reſſource que dans l'opération de la Taille, que c'étoit un moyen bien douteux, dans la foibleſſe où il étoit, mais qu'il valoit mieux riſquer que de s'abandonner au déſeſpoir ; il nous propoſa M. Laroche habile Chirurgien qui le tailla le 8 Mars 1750. un jour de Dimanche, parce qu'on voyoit qu'il n'y avoit pas un moment à perdre (M. Laroche lui tira une pierre que je garde encore, et plusieurs morceaux,) & il nous aſſura qu'il ne pouvoit tirer de pluſieurs jours ce qui reſtoit, à cauſe que la veſſie étoit trop dure, qu'il falloit la laiſſer ſupurer auparavant ; l'enfant rendit une ſi grande quantité d'urine par ſa playe, qu'elle inonda la chambre pendant pluſieurs jours, dans les premiers jours qu'il fût taillé ; ce qui le déſenfla & qui nous donnoit quelque eſpérance ; mais il ſuccomba à la foibleſſe le neuviéme jour après ſon opération, ce qui fait encore nos regrets : nous déclarons que nous sommes bien persuadés qu'il n'y a point eu de la faute de M. Laroche , parce que notre enfant étoit déja à l'extrémité , en foi de quoi nous avons signé le présent pour servir & valoir autant que de raison. Fait à Paris le 11 Août 1752. *Signé* L. Bernard , & Marie-Anne Bourgeois.

Déclaration faite par le Chirurgien qui a taillé ledit Bernard.

N°. 16. Je soussigné Maître en Chirurgie , certifie avoir été mandé au commencement du mois de Mars 1750. par le sieur Bernard , Maître Pâtissier , demeurant grande rue du Fauxbourg saint Honoré , à l'effet de voir malade son fils âgé de onze ans , examiner son état , & statuer du parti qu'il conviendroit prendre en conséquence ; je me fis d'abord rendre compte du tems & de l'origine de la maladie. La mere de l'enfant me dit que depuis qu'il étoit au monde , il avoit toujours souffert du plus au moins , en rendant ses urines ; mais que depuis environ trois ans les douleurs qu'il avoit également continué de ressentir sans interruption , étoient en même tems revenues si aigues & si cruelles , qu'elles étoient portées à la derniere extrémité , & paroissoient n'être plus supportables ; elle ajouta que durant cet intervale des trois dernieres années, elle n'avoit cessé

d'employer & de varier à l'infini les remédes de toutes efpéces, fans-qu'ils euffent été fuivis d'aucun fuccès; qu'enfin
depuis un tems le Malade étoit vû par
M. Poiffonnier, Médecin qui le traitoit
encore actuellement, à raifon de pierre
légitimement foupçonnée dans la veffie.

D'après ce récit de la mere, j'examinai moi-même le Malade, dont je trouvai la fituation telle que je vais la décri-
re avec exactitude; le vifage annonçoit
lui-même l'état des fouffrances par fon
extrême maigreur, & la lividité du tein,
le poux étoit fébricitant & appauvri, la
poitrine & les extrémités fupérieures
étoient atrophiées, le bas-ventre au
contraire avoit acquis un volume & une
tenfion très-confidérables, tant par l'infiltration des parties contenantes, que
par l'épanchement certain dans la capacité; le fcrotum & les extrémités inférieures participoient de l'infiltration; les
urines que le Malade rendoit étoient en
petite quantité, elles étoient purulantes
& couloient continuellement par gouttes;à tous ces fymptômes menaçans d'eux-
même, fe joignoient ceux qui annonçoient l'exiftance d'une pierre dans la
veffie.

Un pareil état ne pouvoit prefenter
qu'un pronoftique exrrêmement fâcheux,

aussi ne manquai-je pas de le porter ; tel que je le devois faire nonobstant (c'étoit le cas de tenter) plutôt un reméde douteux que d'abandonner le Malade à une mort certaine, en n'en essayant aucun ; dans cette position & sur le juste fondement que j'avois de regarder la présence de la pierre , comme la cause & le principe de tout le désordre , j'insistai sur la nécessité inévitable de réussir à l'opération , avant de faire aucune tentative nouvelle de tout autre reméde. J'engageai cependant les parens du Malade à prendre tel conseil qu'ils jugeroient à propos de joindre au mien ; à cet effet le 8 du même mois je me rendis de nouveau chez le sieur Bernard , où se trouverent réunis MM. Poissonnier , Mery , Bagnieres & autres ; l'opération fut unanimement jugée nécessaire , & en conséquence pratiquée au même instant, le Malade ayant été antérieurement préparé.

Après l'avoir situé sur le pied d'un lit le corps un peu incliné , je fus obligé d'essayer à diverses reprises d'introduire la sonde crenelée dans la vessie , mais après plusieurs tentatives ; je pus à peine la faire pénétrer jusqu'au col par l'obstacle que formoit à cet endroit la présence d'une pierre qui s'opposoit absolu-

ment à l'entrée : cette difficulté jugée in-
furmontable me fit prendre le parti de
commencer par découvrir la crenelure
de la fonde, au moyen d'une incifion
fuffifante des tégumens; la crenelure découverte me fervit à placer la pointe du
Lithotome caché, dont l'entrée plus profonde fut bornée par la pierre, n'ayant
pû fans rifquer de trop forcer, l'introduire plus avant ; je divifai donc latéralement fur la ligne fept du Lithotome,
les parties qui fe rencontroient jufqu'à
l'extérieur. Cette incifion faite , & ne
me permettant pas encore d'aller plus
loin , je portai le doigt jufqu'à la pierre,
que je fentis engagée & ferrée dans le
col de la veffie ; à la faveur du doigt je
conduifis de petites tenettes que j'avan-
çai le plus qu'il me fut poffible & avec
lefquelles (Je pinçai une premiere
pierre que je retirai). Son extraction faite , je portai de nouveau le doigt
dans la playe, au moyen duquel je touchai l'extrémité d'une pierre que fon
immobilité dans la veffie & l'étendue de
fa furface me firent juger être très-confidérable ; elle étoit d'ailleurs extrêmement ferrée par le tiffu de la veffie qui
étoit extrêmement dance & épais; alors
j'introduifis à la faveur du doigt le Lithotome caché, que je fis gliffer le plus

qu'il me fut poffible par-deffous la pierre, & continuant de fuite la direction
de la premiere incifion, je dilatai fur la
ligne neuf le col de la veffie ; cette feconde incifion faite, je portai le doigt,
& de fuite les tenettes, que je ne pus encore introduire auffi avant que je l'aurois fouhaité, d'autant que pour les en-
foncer, il me fallut les porter ouvertes,
à raifon du volume de la pierre & de
fon état ferré dans la veffie ; un nouvel
indice de la groffeur de la pierre fut
l'extrême écartement des branches des
tenettes lorfqu'elles commençoient à la
faifir ; cependant ayant lieu de croire
qu'elles auroient une prife affez forte fur
la partie qu'elles embraffoient, je fis les
mouvemens néceffaires pour l'extraction
(*mais la pierre caffa & j'en tirai d'abord*
un morceau confidérable, puis rapportant
les tenettes, j'en tirai cinq ou fix morceaux
femblables à différentes reprifes, & de plus
une grande quantité de morceaux plus pe-
tits qui s'écrafoient dans la tenette) je portai de plus à chaque fois le doigt dans la
veffie, avec lequel je touchai parfaitement le refte de la pierre qui étoit coupée en travers : mais il ne m'étoit pas
poffible de la faire changer de fituation,
ni de gliffer le doigt entre la pierre &
la veffie, tant elles étoient exactement

ferrées l'une contre l'autre, ne pouvant donc avancer affez les cuilliers des tenettes, il n'y avoit lieu de faifir la pierre que de leurs extrémités, & en faifant l'extraction, la veffie fuivoit néceffairement; de plus, ce qui étoit pincé de la pierre s'écrafoit & venoit dans les cuilliers des tenettes, enfuite la veffie ou plutôt fon fonds qui s'étoit approché en devant reprenoit fa fituation, enforte que la pierre y reftoit toujours placée & ferrée, pourquoi je fus contraint de faire des tentatives ménagées à fept ou huit reprifes différentes; je portai alors deux fois le doigt dans le fondement pour tâcher d'affujettir la pierre lorfqu'elle étoit amenée au col de la veffie, à l'effet de la reprendre plus avant; mais lorfque je voulois la faifir, la veffie & la pierre reprenoient leur premiere fituation, & lorfque la tenette faififfoit la pierre, la veffie qui fe trouvoit alors dilatée lattéralement & par force, s'aplatiffoit & ferroit la pierre fur les côtés ouverts des cuilliers des tenettes, & ce ferrement étoit fi confidérable & tel qu'il s'oppofoit abfolument à la fortie de la pierre : ainfi il n'y eut plus eu à mon avis qu'un moyen à employer alors, c'eut été de réintroduire de nouveau le Lithotome par-deffous les tenettes, à l'effet de dé-

brider la veſſie lorſqu'elle étoit rappro-
chée ; mais la foibleſſe du Malade fatigué par ces divers obſtacles, me déterminerent à différer à une autre fois de
tenter à obtenir le reſte de la pierre, eſ-
pérant que la ſupuration relâcheroit la
veſſie, & par ce moyen donneroit plus
de facilité à l'extraction.

Le Malade ayant été remis dans ſon
lit, fut panſé & traité ainſi qu'il convenoit, enſuite ſelon les diverſes circonſtances qui ſe rencontrerent, je n'obmis
de lui donner aucuns des ſecours que je
jugeai être néceſſaires à ſon état.

Il y a double obſervation à faire ſur
ce qui ſe paſſa dans l'intervale des neuf
jours que le Malade survéquit à l'opération. D'abord & dès les premiers jours
il ſe fit une ſi abondante évacuation de
ſéroſités, que le ventre, les cuiſſes, &
les jambes déſenflerent totalement & reprirent leur état naturel.

2°. Il eſt conſtant que pendant les neuf
jours entiers, il n'eſt ſurvenu aucun accident que l'on ait pû légitimement regarder comme produit & provenu de
l'opération ; enſorte que je n'eus à combattre ni hémoragie ni tention, ni inflammation de ventre, ni fiévre conſidérable, ni pourriture ou mortification de
la playe, la ſeule diſpoſition menaçante

fut l'énorme foibleffe de l'enfant & fon épuifement total produit fans doute plus encore par l'excès & la continuité de fes fouffrances anciennes que par la fatigue même de l'opération, fi grande qu'elle ait été, augmentée d'ailleurs & portée au dernier point par l'évacuation fubite & entiere de la férofité qui avoit formé, foit l'infiltration, foit l'épanchement ; ce fut donc manifeftement cette difpofition qui entraîna après elle la mort de l'enfant à la fin du neuviéme jour de l'opération.

Une derniere preuve, l'ouverture du Cadavre, a pleinement confirmé ce que je viens d'expofer à ce fujet, il n'eft pas inutile d'obferver d'abord que j'ai fait ladite ouverture malgré fes parens, & comme à leur infçû ; s'ils y euffent au contraire confenti, j'aurois été maître de l'heure, & je n'aurois pas manqué d'appeller les mêmes perfonnes qui avoient affifté à l'opération ; mais vû ce défaut de liberté, je fus obligé de faifir comme à la dérobée le premier inftant, & il ne me fut poffible d'avoir d'autres Témoins que M. Bagniere, Chirurgien ordinaire de la maifon ; fon garçon, le mien, & un ami de la famille. L'énoncé des faits n'en fera ni moins exact, ni moins véridique, que fi les Témoins euffent

euffent été en plus grand nombre.

Après l'ouverture des tégumens du bas-ventre, je trouvai dans l'état naturel toutes les parties y contenues, à l'exception des reins & de la veffie que je féparai conjointement & enlevai du baffin, à l'effet de faire l'examen & plus exactement & plus aifément : nous obfervames premiérement , que la veffie & les parties voifines & intéreffées dans l'opération , n'étoient affectées ni d'inflammations ni de contufions , ni de mortifications marquées , je portai le doigt dans la veffie par l'incifion que j'avois faite pour l'extraction de la pierre , & à l'aide du doigt , je touchai le refte de la pierre qui étoit encore alors extrêmement ferrée dans le fonds de la veffie ; le corps entier de cet organe étoit d'un tiffu denfe , racorni, & épais dans fa totalité , au moins d'un pouce je fis expreffément remarquer aux Affiftans , que le trajet de l'opération intéreffoit uniquement le col de la veffie & les parties externes qui font ordinairement comprifes dans la fection.

Cet examen fait, je laiffai le trajet de l'opération fans y toucher , mais à deffein de l'expofer encore plus clairement à la vûe , & auffi pour ôter la pierre ; je fendis entiérement le corps de la veffie

par fa partie antérieure, puis le canal
de l'urethre & la verge par fa partie fupérieure, c'eft-à-dire, par celle qui paffe fous la fimphife des os pubis, & qui
eft oppofée à l'incifion faite pour la Taille ; ce fut alors qu'on vit bien manifeftement que la pierre avoit été exactement
caffée en travers, comme je l'ai ci-devant
dit, & que cette portion qui reftoit étoit
encore confidérable. De plus, que le trajet de l'incifion faite pour l'extraction
de la pierre n'intéreffoit que le col de
la veffie & ne s'étendoit pas au-delà ; on
vit également la compacité, l'épaiffeur
& l'endurciffement, tant de tout le corps
de la veffie que de fon col, portés même
à un tel point de folidité & de confiftance, qu'elle imitoit affez nettement celle
d'un gefier ; auffi ce fut la comparaifon
dont fe fervit M. Malaval, lorfqu'il vit
la piéce que je portai dans le tems à
l'Académie de Chirurgie ; & ce même
état je l'avois obfervé dès le tems de l'o-
pération : ce fut en effet ce qui m'enga-
gea alors à porter le Lithotome caché
pour débriber après l'extraction de la premiere pierre. Je dis plus, s'il m'eut été
poffible, fans la crainte de trop rifquer,
de débrider encore davantage, il me paroît inconteftable que la fortie de la feconde pierre auroit pû fe faire ; car je

ne pense nullement, vû les efforts qu'il
n'y fallut employer, que sa retenue dans
la vessie ait dû être attribuée à une trop
grande section des parties ; qu'au contraire cela n'est arrivé que faute d'une
dilatation suffisante : enfin ce qui confirme que l'épaisseur du corps de la vessie existoit avant l'opération même, telle que l'ouverture du Cadavre l'a fait
voir, c'est que sans cela la vessie n'auroit
pû résister aux violens efforts qui ont été
nécessairement faits, & ne pas être dé-
chirée en tout sens, ce qui n'est nullement arrivé ; enfin après avoir fait l'examen de la vessie, j'ai observé l'état contre nature des reins & des ureteres ; ceux-
ci étoient dilatés au point d'y introduire
aisément le pouce, & leur tissu étoit si
dur qu'il imitoit la solidité du canal de
l'aorte d'un adulte. A l'égard des reins,
le volume de chacun surpassoit plus de
douze fois le naturel, & leur substance
charnue étoit entierement détruite & devenue comme un Kiste : tous les deux
étoient cependant fort pesans, étant remplis chacun d'un nombre considérable de
pierres, de figures irréguliéres, dont une
partie étoient nichées dans différens bas-
sinets, dont chacun en contenoit plusieurs ; il sortoit de plus de ses cavités
une matiere purulente ; ensuite j'envoyai

à M. Poiſſonnier, la veſſie & les reins ouverts & tels que je viens de l'énoncer pour qu'il les examinât. Ce Médecin m'ayant fait prier de lui faire le plaiſir de lui laiſſer ces parties, je les lui renvoyai au même inſtant. A Paris le 7 Septembre 1752. *Signé* Laroche.

Certificat du Chirurgien ordinaire du Malade.

Nᵒ. 17. Je souſſigné Chirurgien établi à Paris, certifie avoir été mandé pour voir le fils de M. Bernard, Maître Pâtiſſier, rue & Fauxbourg S. Honoré, Paroiſſe de la Magdelaine de la Ville Levéſque, il y a environ ſept ans ; je le trouvai avec une fiévre très-conſidérable, & une grande difficulté d'uriner, ces accidens diſparurent par les soins que j'y portai ; au bout de quelque tems on me manda de nouveau ; je l'examinai fort attentivement, je m'apperçus que l'enfant faiſoit pluſieurs mouvemens du corps & ſe frottoit le bout de la verge, ce qui me détermina à examiner cette partie, je fus fort ſurpris de trouver le bout du gland fort gros, & l'ouverture du prépuce très-petite, à peine y pouvoit-on introduire le bout d'un ſtilet, & rendoit des urines très-bourbeuſes ; ce qui me fit juger que ce gonflement ne pouvoit venir que du ſéjour que les uri-

...es faifoient entre le gland & le prépuce
... Etant pleinement convaincu de cette vé-
... rité , je dis au pere & à la mere qu'il
... étoit important de lui faire l'opération
... du phimofis fans aucun délai , à quoi ils
... ne voulurent pas confentir qu'après de
grandes inftances de ma part.

L'opération fut faite, dans l'inftant l'enfant urina beaucoup & rendit enfuite plufieurs petites pierres & une matiere bour-
beufe qui féjournoit entre le gland & le
prépuce, d'abord après l'opération le Malade urina très-facilement fans prefque
fentir de douleur ; ce mieux en apparence ne dura qu'environ cinq ou fix
femaines, enfuite la fiévre le reprit, les
urines fe fupprimerent , le vifage devint
bouffi , le ventre tendu , les jambes enflées , ce qui obligea à avoir recours aux
faignées & autres médicamens , fans fuccès , quoiqu'ils euffent paru indiqués.

Je l'ai traité pendant long - tems , &
plufieurs autres perfonnes auffi , l'enflure & les difficultés d'uriner continuerent
toujours fans foulagement.

M. Poiffonnier habile Médecin de la
faculté de Paris, l'a traité enfuite pendant quinze mois ou environ , fans l'a-
voir pû foulager de fon enflure , ni de
fa difficulté d'uriner ; au contraire , plus
l'enfant avançoit en âge, plus il empiroit,

Ne fçachant plus où trouver du foulagement, pour fes urines prefque fupprimées, & contre les douleurs exceffives que la pierre lui caufoit, on eut recours à l'opération de la Taille qui fut faite le 8 Mars 1750. par M. Laroche, Maître en Chirurgie très-habile, en préfence de MM. Poiffonnier , Meri , & plufieurs autres perfonnes auffi-bien que moi (L'OPERATEUR TIRA UNE PIERRE ; ET PLUSIEURS AUTRES MORCEAUX ASSEZ GROS EN DIFFERENTES REPRISES D'UNE AUTRE PIERRE PLUS GROSSE).

Malgré toutes les tentatives que l'Opérateur fit, il ne put parvenir à tirer ni à caffer la plus groffe partie de cette feconde pierre, il fut obligé d'en renvoyer l'extraction à un autre tems, efpérant que la veffie pourroir fe relâcher par la fuppuration ; mais l'enfant mourut le neuviéme jour après l'opération, ayant rendu une quantité confidérable d'urine depuis le moment de l'opération.

M. Laroche fit l'ouverture du Cadavre en préfence de plufieurs perfonnes , dont j'en étois un : voici ce qu'il s'y trouva autant que je m'en puis reffouvenir.

M. Laroche ayant fendu la veffie par fa partie antérieure, parut le gros morceau de la pierre qui étoit refté , & il étoit

exactement embraffé par la veffie, tout
le corps de la veffie étoit skirreux ; elle
étoit d'un volume confidérable, purulente, de l'épaiffeur d'un grand pouce
au moins, fans inflammation ni mortification.

Nous remarquames que les reins étoient
d'un volume beaucoup plus gros que
dans l'état naturel, remplis de petites
pierres & de pus, calleux vers le commencement des ureteres ; une pierre de
la longueur de plus d'un demi pouce qui
étoit auffi en travers dans l'uretere du
rein gauche ; les ureteres avoient auffi
leur calibre à y pouvoir introduire le
plus gros doigt, les deux reins étoient
femblables à une groffe veffie : en foi de
quoi j'ai figné le préfent, à Paris ce onziéme Sept. 1751. *Signé* J. Baigniere.

Certificat d'un Maître Chirurgien qui
affifta à l'opération.

N°. 18. Je fouffigné, ayant affifté à
l'opération de la Taille faite en Mars
1750. par M. Laroche, Maître en Chirurgie, au fils du fieur Bernard Pâtiffier,
demeurant en cette Ville, rue du Fauxbourg S. Honoré, & étant requis par
mon Confrere d'affurer d'une façon pofitive & détaillée la connoiffance que j'ai
eue, tant de la fituation du Malade
avant d'être taillé, que des circonftances

D iiij

même de l'opération, & auffi de l'état des parties obfervées après la mort, certifie à ces divers égards ce qui fuit.

1°. Qu'ayant vû le Malade la veille du jour de la Taille, je l'ai trouvé exténué & prefque dans la confomprion, avec fiévre, hydropifie afcite, & infiltration œdémateufe, des bourfes & des extrémités inférieures.

2°. Qu'au moment de l'opération, fi-tôt la fection faite, mondit freur Laroche (A TIRE' AVEC FACILITE UNE PREMIERE PIERRE ENTIERE D'UN VOLUME MEDIOCRE); qu'enfuite s'étant affuré de la préfence d'une feconde pierre, celle-ci jugée fur plufieurs indices être d'un volume confidérable, a formé de grandes difficultés à effuyer dans l'extraction; cependant, qu'après avoir été caffée (L'OPERATEUR EN A TIRE' A PLUS D'UNE REPRISE DES FRAGMENS ASSEZ GROS) indépendamment de ce qu'il en a obtenu écrafés entre les ferres des tenettes, & que du refte la portion cenfée la plus confidérable a été forcément laiffée dans la veffie, à intention toutefois, d'en remettre l'extraction à un tems & une difpofition moins défavorables.

3°. Que le Malade étant mort le neuviéme jour de l'opération, & M. Laroche m'ayant fait voir le lendemain les parties qu'il avoit féparées du baffin, je les examinai avec foin. J'obfervai, quant à la veffie, qu'elle étoit dans la totalité de fon corps d'une fubftance très-épaiffe, racornie & comme skirreufe, conféquemment diminuée de fa capacité naturelle; au furplus, elle étoit dès-lors ouverte entiérement & fendue antérieurement en deux portions égales à cette coupe, faite au moment de l'ouverture du corps dans le deffein fans doute, d'obferver l'état intérieur de la veffie; répondoit à une fuite d'ouverture qui féparoit la verge également en deux fuivant fa longueur; les corps caverneux étant ainfi divifés & le canal de l'urethere ouvert, cette divifion (il eft prefque inutile de le dire, la chofe parlant affez d'elle-même) étoit évidemment diftincte de la fection propre à l'opération, laquelle intéreffoit uniquement le col de la veffie, & féparoit le corps de la proftate. A l'égard des reins, leur volume excédoit prodigieufement le naturel; ils étoient remplis d'une quantité de pierres de différentes groffeur & figure, & étoient imbus de matiere purulante; les ureteres de chaque rein étoient extrêmement dilatés & le tiffu de leurs membranes avoit acquis un degré de folidité confidérable; ce que j'attefte être en tout conforme au vrai , en foi de quoi j'ai rendu & signé le préſent témoignage. A Paris le 24 Août 1752. *Signe* Meri, M^e. en Chirurgie.

Certificats de deux Eleves Chirurgiens préſens à l'opération.

N°. 19. Je ſouſſigné Chirurgien , étudiant ci-devant chez M. de Laroche , Maître en Chirurgie , certifie avoir vû avec M. de Laroche , le fils de M. Bernard , Pâtiſſier au Fauxbourg S. Honoré; que ce Malade qui ſouffroit de grandes douleurs de la pierre dans la veſſie étoit auſſi hydropique ayant le ventre fort gros & les extrémités fort enflées & œdémateuſes , le viſage fort maigre & défait ; en général ce Malade étoit fort languiſſant. M. de Laroche ſe détermina à le tailler le 8 Mars 1750. ayant voulu introduire le catheter dans la veſſie , il ſe trouva arrêté par une pierre qui en occupoit ſon col ; il fit une inciſion ſur le bout de ſa ſonde (ET IL TIRA ENSUITE UNE PIERRE A LA FAVEUR DE CETTE OUVERTURE) : il porta une ſeconde fois ſon Lithotome & dilata le col de la veſſie ; il porta enſuite une petite tenette à différentes repriſes , juſqu'à ce qu'il parvint à caſſer quelques morceaux d'une groſſe pierre , jugée telle par l'écartement des branches des tenettes.

Après plusieurs tentatives (IL EN CASSA PLUSIEURS MORCEAUX ASSEZ GROS QU'IL TIRA) à différentes fois avec plusieurs autres petits fragmens, écrasés dans les serres de la tenette ; mais il m'a paru que la principale partie de ce corps étranger ne put être embrassée en entier par la tenette, malgré les diverses manœuvres que l'Opérateur mit en usage ; ce qui l'obligea à renvoyer l'extraction de ce corps à un autre tems où la vessie seroit plus relâchée ; le Malade qui étoit déja fort languissant, mourut neuf jours après l'opération. M. de Laroche en fit l'ouverture en ma présence, il nous fit voir que la vessie embrassoit fortement le gros morceau de la pierre qu'il n'avoit pû tirer ; elle étoit très épaisse par tout son corps, dure & calleuse, & purulante ; on n'y remarquoit ni inflammation ni mortification marquée dans le trajet de l'opération, qui ne s'étendoit pas au-delà du col de la vessie & de la prostate gauche qui étoit fendue en deux. Il nous fit remarquer ensuite que les reins étoient beaucoup plus gros que dans l'état naturel, pleins de pierres & de pus ; les ureteres dilatés d'un poulce, & il y avoit aussi plusieurs pierres. Je fus chargé par M. de Laroche de porter toutes ces parties à M. Poissonnier qui

D vj

les examina, & qui fit prier M. de Laroche de les lui laiffer pour les conferver
dans l'efprit de vin , ce qui fut fait ; &
c'eft moi-même qui les lui rapportai une
feconde fois-à cet effet : en foi de quoi
j'ai figné. *Signé* Ferailh , à Paris le 6
Septembre 1752.

Je fouffigné , Etudiant en Chirurgie,
chez M. Baigniere , Chirurgien établi à
Paris, certifie avoir été préfent à tout le
contenu dans le Certificat de M. Ferailh
ci-deffus , excepté au rapport qu'il a fait
des parties tirées du Cadavre chez M.
Poiffonnier ; j'attefte tout le furplus pour
y avoir été préfent & vû tout le contenu. Fait à Paris ce 8 Septembre 1752.
Signé Dufoffé,

Pour juftifier l'Opérateur & l'inftrument dont il s'eft fervi de la mort inévitable de Bernard , je n'ai befoin ici ,
après les piéces qu'on vient de voir, que
de faire remarquer d'après M. le Cat
même , que ce fujet étoit attaqué de plufieurs caufes , que ce Chirurgien répute
mortelles dans les Malades qui font taillés. Il eft néceffaire d'obferver ici auparavant , que quoique dans ce Malade il
y eut une préfomption qu'il périroit, il
ne fut pas poffible de lui refufer une
opération , qui feule pouvoit produire
un changement dans l'état extrême de

ſouffrance où il étoit réduit, par une
ſuppreſſion preſque totale de ſes urines;
cet état ne laiſſoit entrevoir aucune eſpérance de guériſon, pas même d'un
ſoulagement paſſager.

M. le Cat ayant voulu ſe diſculper de
quelques mauvais ſuccès, dont l'Anonyme le taxoit dans ſes opérations, eſt entré dans un détail de pluſieurs ſortes de
cauſes de mort qui ſe rencontrent dans
les Malades qu'on taille, & qui ne peuvent point être miſes ſur le compte de
l'Opérateur, ni ſur celui de la Méthode
qu'il met en uſage; cauſes que ce Chirurgien conſidere comme étrangeres au
fait de l'opération.

Peut-on, dit-il, (p. 261.) *regarder cette Méthode* (la latérale) *comme meurtriere,
parce qu'il y aura eu quelques années où
ſes ſuccès n'auront pas été les mêmes? années* dans leſquelles les faits *même établiſſent .... ou qu'il ſe ſera trouvé des
veſſies malades, purulantes.* Il auroit pu
ajouter auſſi, devenues fort épaiſſes &
calleuſes, comme celle de Bernard qui
avoit tout cela en même tems. *Des reins
remplis d'ulceres.* Les reins de Bernard
étoient encore pis, car la ſubſtance glan-
duleuſe en étoit entiérement détruite,
& ſa place occupée par une quantité de
petites pierres, dont on remarquoit ſen-

fiblement le frotement de leurs furfaces entr'elles, lorfqu'on comprimoit le corps de ces organes détachés du Cadavre. M. le Cat ajoute encore : *ou des hydropifies & plufieurs autres maladies auffi étrangeres à l'opération.* Bernard étoit hydropique auffi depuis plufieurs années.

Il eft conftant & démontré par les piéces juftificatives que je produis, que Bernard étoit attaqué , non d'une caufe de mort reconnue & établie par M. le Cat même, mais d'un déluge prefqu'entier de toutes ces caufes enfemble ; cet Académicien nous refuferoit-il donc la même indulgence pour Bernard, ainfi accablé, qu'il veut exiger des autres dans les cas même d'un feul de ces accidens qui peuvent caufer la mort à ceux qu'il taille. Il y auroit donc trois ou quatre fois pour le moins , autant d'injuftice d'attribuer la mort de Bernard au Chirurgien qui l'a taillé , & à mon Lithotome dont il s'eft fervi , que d'attribuer à M. le Cat celle de ceux qu'il taille par fa méthode, & qui périffent par un feul de ces accidens.

Les piéces ci-deffus fuffifent pour que je puiffe abandonner les reflexions fur ce fait au Lecteur ; mais je ne puis me difpenfer de faire une remarque très-effentielle , qui , quoique frappante , pourtoit échapper à quelques-uns de mes Lecteurs moins attentifs.

1°. M. le Cat aſſure qu'il *ſçait très-poſitivement d'ailleurs*, que par la voye du Médecin qui étoit préſent à l'opé-ration, qu'on avoit *évalué* le tems de *ſa durée à plus de 45 minutes* ; ce Docteur fait ſemblant de vouloir douter pour cette partie ſeulement, du témoignage du Médecin, qui le réduit à 35 ou 36 minutes. On vient de voir cependant par mes Certificats, qu'il falloit que ce Médecin fût ſans doute, occupé unique-ment à regarder ſa montre pendant tout le tems de l'opération ; puiſque, quoi-que préſent, il aſſure que *l'Opérateur* ne tira point de pierre du tout, pendant que je prouve inconteſtablement le con-traire : donc le témoignage du Médecin pour la *durée* du tems doit être beaucoup plus croyable, puiſqu'il a permis à M. le Cat *de le citer*, que celui de tous au-tres Quidams qu'il ne cite point.

2°. Voici encore un autre trait beau-coup plus ſingulier ; pendant que M. le Cat ſuſpecte le témoignage du Médecin préſent à l'opération pour le tems qu'on a été à la faire ; d'une autre part, il fait valoir le témoignage de ce même Méde-cin, pour la certitude d'un fait que ce Médecin rapporte ſans y avoir été pré-

sent : fait que M. le Cat fait valoir comme vrai, en même-tems qu'il le prouve
faux & qu'il ne le croit point ; en voici
la preuve. » Seroit-ce, dit-il, faute d'une
» incision suffisante qu'on n'a pû tirer la
» pierre, cela n'est pas croyable ; le Li-
» thotome caché les fait toujours pro-
« portionnées à la pierre, & M. Poisson-
» nier témoin oculaire, qui nous a per-
» mis de le citer, nous assure que l'inci-
» sion étoit considérable (p. 240.) *le neu-*
» *viéme jour*, dit ce célébre Médecin, *le*
» *Malade mourut* , *& M. D*** voulut*
» *bien m'envoyer la vessie & les reins de ce*
» *Malade que j'ai conservés dans de l'esprit*
» *de vin* (p. 241.). Voici ce qu'a vû M.
» Poissonnier, *cette vessie me parut coupée*
» *presqu'en deux portions égales , & si on*
» *peut faire cette comparaison , à peu-près*
» *comme un rognon de mouton, qu'on veut*
» *mettre sur le gril , ce qui m'a engagé ,*
» ajoute le pénétrant Observateur, *à fai-*
» *re des réflexions sur le choix de cet instru-*
» *ment , qui jusqu'ici ne lui sont pas fa-*
» *vorables* ; cela s'entend « dit M. le Cat,
c'est-à-dire , qu'il prouve sans réplique
par la note du Médecin même , que c'est
le Lithotome caché qui a coupé la vessie *presqu'en deux portions égales , comme*
un rognon de mouton qu'on veut mettre
sur le gril, & telle enfin, qu'on lui a re-

mise entre les mains après les différens examens qu'elle avoit souffert.

3°. Voici la preuve que M. le Cat croit & démontre faux, ce qu'il vient de faire valoir comme vrai, l'Anonyme en rendant compte au Public de la mort de ce Malade, disoit que la veſſie & les reins avoient été portés à l'Académie de Chirurgie, *qu'on y convint que ſa mort n'avoit pû être occaſionnée par l'opération, puiſqu'il n'y avoit ni contuſion ni inflam-mation à la veſſie.* » Quand je ne ſerois » pas auſſi-bien inſtruit que je le ſuis » (dit M. le Cat) que l'Académie n'a » point porté un pareil jugement, je ſuis » aſſuré qu'elle eſt trop ſage & trop » éclairée pour le faire ſur des piéces en-» levées du ſujet, & défigurées comme » elles le ſont toujours en pareil cas (p. » 238.) & l'on voit bien que l'Académie » étoit ici dans l'impoſſibilité de s'aſſu-» rer de cet accident d'inflammation & » de ſuppuration ; quand on lui a pré-» ſenté cette veſſie , elle étoit ſans doute » ouverte dans tout ſon fonds antérieur » ſupérieur ; mais ſi le Lithotome avoit » par hazard bleſſé ce fonds dans l'opé-» ration, ſon inciſion compriſe dans cel-» le qu'on avoit faite après la mort pour » l'examen , auroit mis l'Académie & » ceux qui y aſſiſterent à cet examen ,

» hors d'état de reconnoître cet accident.
» Obfervez (dit M. le Cat, ceci eft très-
» remarquable) qu'on envoya à M. Poif-
» fonnier les parties ; que ce Médecin n'é-
» toit pas à l'ouverture du Cadavre, &
» qu'il n'a pas été plus en état que l'A-
» cadémie de Chirurgie d'obferver les vé-
» ritables caufes de la mort du Taillé (p.
241.) «.

Reprenons, *mais fi le Lithotome caché
par hazard avoit bleffé ce fonds , &c.* M.
le Cat eft fi convaincu que la veffie fut
incifée, *coupée en deux , &c.* depuis la
mort du Malade, jufqu'au tems qu'elle
fut portée à l'Académie de Chirurgie ,
avant qu'elle parvînt au Médecin ; que
cette *coupure* ou incifion même lui fert
d'argument, pour vouloir prouver l'impoffibilité qu'auroient eu les Examina-
teurs *de reconnoître* , de s'affurer d'un accident qu'il attribue à mon Lithotome ;
accident néanmoins qu'il ne peut jamais
produire, fi l'on fuit exactement la def-
cription de l'Anonyme , puifqu'il doit
avoir felon lui , le dos toujours tourné du
côté de ce fonds antérieur quand on le fait
agir ? mais s'il eft vrai que cette incifion
a été faite après la mort pour l'examen
de fa veffie, comme l'on n'en peut douter. Comment ce Docteur peut-il concilier , la confufion , l'anéantiffement

qu'elle a dû faire de la prétendue bleſſure au fonds antérieur , en la comprenant
dans ſon trajet avec elle , ſi c'étoit le Lithotome qui avoit déja fait cette même
inciſion *ou coupure* dans l'opération , ainſi que le Médecin & lui-même le diſent
dans l'article précédent , ce qui eſt formellement le pour & contre en même-
tems ? Or , comme il n'eſt pas poſſible
que ces deux circonſtances d'inciſion qui
coupe la veſſie en deux portions égales ſub-
ſiſtent contradictoirement en même tems;
il faut de toute néceſſité , que l'une des
deux détruiſe infailliblement l'autre , &
que ſi elle a été *coupée* dans l'opération ,
elle ne l'a donc pas été après la mort ;
ſi c'eſt après la mort qu'elle l'a été &
qu'elle ait anéanti en même - tems une
bleſſure du Lithotome dans ſon fonds
antérieur , elle ne l'a donc pas été dans
l'opération. M. le Cat , qui aſſure *que*
pour obtenir des ſuccès , il faut commencer
par beaucoup raiſonner (p. 333.) peut
ſeul combiner ces trois alternatives ;
quant à moi , il me ſuffit que ce Docteur démontre clairement dans cet article , que la veſſie a été *coupée* , fendue ,
inciſée ſi l'on veut, dans tout *ſon fonds*
antérieur ſupérieur , depuis la mort du ſujet , juſqu'à l'époque où M. de Laroche
la fit remettre au Médecin en dernier reſ-

fort, & que celui-ci l'a-mife dans l'efprit
de vin , pour que je puiffe affurer que
le Lithotome ne l'avoit point *coupée* dans
l'opération *prefqu'en deux portions , com-*
me un rognon de mouton qu'on veut met-
tre fur le gril , & que M. le Cat prouve
faux dans cet article , ce qu'il a fait valoir comme vrai dans le précédent , fans
fans le croire.

4°. Enfin ,.on a vû que M. le Cat ne
croit point le Médecin , quoique préfent à l'opération pour les 35 minutes
de *fa durée* , & que mes Certificats ne
contredifent point, pendant qu'il le croit,
quand il affure que *l'Opérateur* ne tira
point la pierre *de la veffie* , & que je
prouve au contraire, qu'il en tira une &
plufieurs morceaux d'une autre ; il ne le
croit point non plus, fuivant fa remarque ci-deffus, lorfqu'il affure qu'il *vit la*
veffie épaiffe, endurcie, & capable par con-
féquent de s'appliquer fur la pierre, ce qui
avoit bien pû empêcher d'en faire l'extrac-
tion, (note du Médecin) pendant qu'il
fait femblant de le croire, lorfque le Médecin attribue au Lithotome dans l'opération , la *coupure de la veffie en deux por-*
tions égales, fans avoir été préfent *à l'ou-*
verture du Cadavre ni aux examens, qu'on
en avoit fait avant de lui remettre *la vef-*
fie & les reins du Malade. Comme ce Mé-

decin a permis à M. le Cat *de le citer*, & qu'il eſt auſſi-bien Docteur que lui ; ils font aſſez *célébres & pénétrans Obſervateurs* l'un & l'autre pour s'accorder à préſent, ſur un fait qui les intéreſſe uniquement & reſpectivement.

Je ſouhaite à M. le Cat, en finiſſant cette remarque , qu'il puiſſe ſe juſtifier auſſi parfaitement , *au moins de neuf veſſies trouvées épaiſſes.... qu'on pouvoit aſſurer ne tenir cette épaiſſeur que des accidens de l'opération* (dans les remarques ci-deſſus) que j'ai juſtifié plainement l'Opérateur & l'inſtrument , de l'épaiſſeur qui s'eſt trouvée dans *celle du ſieur Bernard*, mêmes remarques.

Deux Tailles faites à l'Hopital de la Charité.

Voici encore une piéce prétendue juſtificative que M. le Cat a régardée favorable à ſon deſſein , avant même que cet événement fût rendu public, ce qui marque combien ce Chirurgien eſt attentif à ſaiſir tout ce qu'il croit de plus propre à la deſtruction du Lithotome caché.

Piéces juſtificatives de M. le Cat.

P. 417. » Nous venons d'apprendre » que Bernard n'eſt pas le ſeul qui ait » eu le malheur de ſuccomber ſous les

» coups du Lithotome caché ; cet enthou-
» fiafme , cette prédilection finguliere
» que nous avons obfervé, p. 228. qu'a-
» voit le Public pour le très-pieux & très-
» défintéreffé Frere Jacques , & qui par
» les mêmes raifons, a fait faire une pe-
» tite fortune au nom du célébre F.. C..
» cette prédilection , dis-je , cette vertu
» finguliere attachée à certains habits , a
» auffi obtenu pour une taille latérale,
» prefque auffi dangereufe que la pre-
» miere , la permiffion d'être effayée à
» l'Hôpital de la Charité ; mais l'événe-
» ment a répondu à nos prédictions & à
» notre attente. De deux Tailiés opérés
» avec le Lithotome caché dans cet Hô-
» pital, l'un en eft forti cicatrifé au-de-
» hors à la vérité ; mais dans un très-pi-
» toyable état & dans un marafme extrê-
» me. L'autre eft mort, & l'ouverture de
» fon Cadavre eft une nouvelle confir-
» mation de notre doctrine ; la playe très-
» grande * s'étendoit dans le corps de la

* » Grande à y paffer un pain de deux liards,
» difent les Chirurgiens de la Charité *les plus
» au fait*, & Témoins oculaires de l'opération
» & de l'ouverture du Cadavre. Nouvelle preu-
» ve , que la prétendue prérogative du Lithoto-
» me caché, de faire des incifions d'un degré
» déterminé, eft fauffe , ou n'a point de régle
» sûre.

» veffie du côté de l'orifice de l'uretere,
» & fe trouvoit par conféquent dans le
» cas des playes de veflies prefque tou-
» jours mortelles, à quoi il faut ajouter
» une hémoragie réitérée que cette vafte
» incifion à produite,

» On allégue pour excufer cette témé-
» rité, un rhume qui prit au Taillé après
» l'opération, & l'adhérence de fon pou-
» mon droit à la plevre. Il eft poffible
» qu'un Taillé foit pris de fluxion de poi-
» trine & qu'il en meure; mais les Lirho-
» tomiftes fçavent que la toux & l'opref-
» fion font auffi très-fouvent les accidens
» funeftes qui fuivent les Tailles malheu-
» reufes, & nous avons ici dans les acci-
» dens propres à cette opération, deux
» fymptômes mortels; la grande playe au
» corps de la veffie, & l'hémoragie repé-
» tée qui nous difpenfent de recourir à
» d'autres caufes *.

R E P O N S E.

Voici un fait hiftorique.

M'étant revenu par quelques Chirurgiens qui avoient affifté aux opérations

---

* » Auffi les Chirurgiens de la Charité que
» je viens de citer, affurent pofitivement que
» ce Taillé n'eft point mort de fluxions de poi-
» trine, mais de ces deux accidens de la Taille.

de la Taille dans l'Hôpital de la Charité au mois de Mai 1751. que M. Lesne, l'un des Chirurgiens-Majors de cet Hôpital, s'étoit servi de mon Lithotome caché pour y tailler deux sujets, je pris le parti de lui écrire quelques mois après l'époque de cette Taille (car je n'avois aucune relation familiere avec lui) je lui marquai que j'avois oui dire qu'il avoit taillé avec le Lithotome caché, &c. que je souhaitois qu'il me fît part de la réussite, bonne ou mauvaise qu'il avoit eu, afin de me mettre en état de remplir les engagemens que j'avois pris dans quelques occasions pour en rendre compte au Public ; que je présumois d'ailleurs qu'il n'ignoroit pas l'intérêt que je prenois aux événemens résultans de l'usage de cet instrument ; j'en reçus la réponse suivante.

Suit la teneur de la Lettre de M. Lesne au F... C...

MONSIEUR,

N°. 20. Vous avez sçu, comme vous me le marquez, qu'au mois de Mai dernier, j'ai taillé deux Malades dans l'Hôpital de la Charité avec le Lithotome caché. Deux raisons m'ont déterminé à me servir de cet instrument ; la premiere, ce sont les avantages que j'ai crû y reconnoître ; & la seconde, pour satisfaire

au

du défir que M. de la Martiniere, à qui rien n'échape, avoit de voir mettre en ufage un inftrument, dont il avoit lui-même très-bonne opinion. Vous défirez fçavoir quel a été le fuccès des deux opérations que j'ai faites ; les intérêts du Lithotome caché vous touchent trop pour que je refufe de vous en inftruire.

Le premier que j'ai taillé, eft un jeune homme de quinze ans, nommé Maurice Lavillier, l'opération fut faite fort heureufement ; car après avoir fait avec le Lithotome caché une incifion au col de la veffie, auffi grande que je la croyois convenable ; j'introduifis les tenettes, & je tirai avec beaucoup de facilité, une pierre du volume d'une groffe noix. Le jour de l'opération, le Malade eut un peu de fiévre, & n'eut point de tention au ventre ; deux faignées furent faites, & le lendemain la fiévre avoit entiérement difparu ; peu de jours après, les urines reprirent cours par les voyes ordinaires. La playe panfée, felon l'art, diminuoit, avec beaucoup de rapidité ; de forte que huit jours après l'opération, le Malade fut parfaitement guéri.

Le fecond que j'ai taillé, fuivant la même méthode, eft le nommé Nicolas Caquias, Curé de S. Maurice, Diocèfe de Sens, & âgé de foixante ans, le fort

E

de ce dernier n'a pas été si heureux : depuis neuf ou dix mois, il ressentoit des douleurs très-vives à la vessie & dans le canal de l'urethre, & avoir souvent des difficultés d'uriner, jugeant avec le catheter, que la pierre étoit d'un volume très-considérable, je fis avec le Lithotome caché une incision suffisamment grande pour en faciliter librement la sortie; je tirai en effet la pierre avec beaucoup de facilité, mais il y eut une hémoragie causée par un rameau de l'artere honteuse interne, qui avoit été comprise dans l'opération, au moyen de la canule, cette hémoragie cessa. Le cinquiéme jour je retirai cette canule, & le Malade étoit dans un très-bon état; mais le neuviéme il survint au Malade un rhume, accompagné d'une toux considérable, qui renouvella l'hémoragie; pour l'arrêter, je remis la canule, mais il ne put la garder long-tems, parce que les secousses causées par la toux la lui rendoit insupportable, cette toux continuelle fit reparoître l'hémoragie. Le quinziéme jour la canule réussit encore, mais le peu de forces qui restoient au Malade, après tant de sang perdu, & plusieurs saignées ménagées à propos pendant sa maladie, firent succomber; il mourut le dix-huitiéme jour de son opération.

Si le fort de ces deux Malades a été fi
différent, on ne peut pourtant point en
accufer l'opération, j'ai fuivi la même
manœuvre pour l'un & pour l'autre, &
elle a été fuivie du même fuccès ; mon
intention étoit de faire à la veffie une
incifion affez grande pour tirer la pierre
fans dilatation forcée, ni fans déchirement, & en cela j'ai cru que le Lithotome caché méritoit la préférence ; mais
l'on dira peut-être que cet inftrument a
été caufe de l'hémoragie qui eft furvenue,
je ne crois pourtant pas qu'on eût pû
l'éviter avec le Lithotome ordinaire dans
le grand appareil, ni dans l'appareil latéral ; les mêmes parties fe feroient également trouvées intéreffées, puifqu'elles
auroient été foumifes à la même coupe.
L'artere qui a été coupée eft une branche
de l'artere honteufe interne, qui dans
tous les fujets, n'eft pas également groffe, dans celui-ci elle étoit confidérable ;
mais malgré cela, quoique le Malade ait
perdu beaucoup de fang, l'hémoragie a
été arrêtée promptement !, & elle n'auroit pas même reparu, fans les fecouf-
fes violentes excitées par la toux ; de forte que l'on peut dire que le Malade eft
mort plutôt de fluxion de poitrine, que
des fuites funeftes qui dépendent de l'o-
pération : en effet, jufqu'au moment

qu'il fût attaqué de la fiévre & du rhume , il a toujours été dans une situation qui annonçoit le succès le plus favorable ; quoi qu'il en soit, cet événement ne diminue rien en moi, de la bonne opinion que j'ai du Lithotome caché. Je m'en servirai toujours dans tous les cas ou je le croirai convenable , & je me flatte d'en être toujours bien servi ; je conviendrai pourtant avec tous les Lithotomistes , que cet instrument n'est pas sans défaut & qu'il peut faire beaucoup de ravage dans la veffie , lorsqu'il sera conduit par une main trop hardie , & qui ne sçaura pas le ménager avec toutes les précautions nécessaires ; mais aussi , tous ceux qui voudront s'en servir , & qui connoîtront parfaitement ce , en quoi il pêche , éviteront facilement le danger & le mettront toujours en usage avec beaucoup de succès. Je suis , Monsieur, &c. *Signé* Lesne. A Paris ce 15 Novembre 1751. Vous pouvez faire l'usage qu'il vous plaira de cette Lettre.

On voit par cette Lettre du Chirurgien même qui a taillé les deux Sujets , que le premier Taillé est sorti de l'Hôpital parfaitement guéri en très-peu de tems, sans qu'il soit fait aucunement mention *du très-pitoyable état* ni du *marasme extrême* de ce Malade , rapporté par

M. le Cat fur la foi de Témoins, dont il eft défendu de prononcer les noms ; c'eft auffi fur ces mêmes garans inconnus qu'il avance, que ce Malade eft forti *ci-catrifé au-dehors à la vérité*, il femble par cette façon de s'exprimer, que la playe de ce Malade n'étoit cicatrifée qu'au dehors ; ce même Chirurgien qui ne fournit pour preuves de la cicatrice externe, que des Témoins inconnus, n'auroit-il pas pû en produire de plus inconnus encore qui euffent vifité, & enfuite certifié que la cicatrice interne de ce Malade n'étoit point encore faite ? Cette affurance toute ridicule qu'elle feroit, auroit été plus vrai-femblable, qu'un doute affecté fur cette cicatrice intérieure, fans aucune forte de preuve. Quelle obftination ne remarque-t'on pas dans de pareils procédés ? Le Lecteur impartial les appréciera à la fuite des deux Certificats fuivans, qui prouvent fans replique à tout l'Univers, fi ce Malade étoit dans un *marafme extréme* quand il fortit de l'Hôpital. L'intégrité parfaite du R. Pere Infirmier des bleffés de l'Hôpital de la Charité, & la probité de l'oncle du Malade feront mes garans.

Certificat du R. Pere Infirmier des bleffés de l'Hôpital de la Charité.

Nᵒ. 21. Je fouffigné, Religieux Infir-

mier des Sales des bleſſés de l'Hôpital de
la Charité de Paris, certifie que le nommé Maurice Cavillier, âgé de quatorze
ans & demi, natif de Vilnoy, Diocèſe de
Meaux, eſt entré en ce dit Hôpital le 17
Mai 1751. étant attaqué de la pierre,
que l'opération lui a été faite le 20 dudit mois par M. de Leſne, pour lors Chirurgien-Major Subſtitut, avec l'inſtrument nommé Lithotome caché, ſans aucune mauvaiſe ſuite, & que ledit Malade eſt ſorti dudit Hôpital le 11 Juin enſuite parfaitement guéri, rétabli dans ſa
ſanté & en embonpoint, ce que j'atteſte
véritable. Fait à l'Hôpital de la Charité
le 2 Septembre 1752. *Signé* F. Landry,
Religieux de la Charité.

N°. 22. Aujourd'hui eſt comparu devant les Notaires du Bailliage de Verſailles, souſſignés ſieur Gaſpard Herriſſon,
Marchand Bonnetier à Verſailles, y demeurant, rue de la Pompe, Paroiſſe Notre-Dame, lequel a par ces préſentes,
dit & déclaré, même affirmé véritable en
ſon ame & conſcience ès mains des Notaires souſſignés, que Maurice Cavillier
ſon neveu, âgé de quatorze ans & demi,
natif de Vilnoy, Diocèſe de Meaux, a
été mis à l'Hôpital de la Charité de Paris
le 17 Mai 1751. attaqué de la pierre
dont il étoit tourmenté depuis long-tems,

que le 20 du même mois l'opération lui
été faite par le sieur de Lesne , Chirurgien-Major dudit Hôpital , ainsi qu'il l'a
appris dudit Cavillier ; que le 11 Juin
suivant il est sorti de l'Hôpital parfaitement guéri , la playe bien cicatrisée , &
ne ressentant aucunes douleurs , au moins
ledit Cavillier ne s'en plaignoit-il point.
Qu'en sortant dudit Hôpital il est revenu demeurer chez ledit sieur Herisson ,
où il est resté jusqu'au 21 Août dernier ;
que les douleurs qu'il avoit ressenties
avant l'opération s'etant renouvellées , il
s'est rendu à l'Hôtel-Dieu de Paris , où
il a été visité & sondé par le sieur Moreau Chirurgien-Major , qui a trouvé l'o-
pération bien faite & a décidé , que les
douleurs qu'il ressentoit étoient occasion-
nées par des glaires & un embarras qui
ne sçauroient être regardés comme une
suite de l'opération , à ce que ledit Hérisson a sçu de la sœur dudit Cavillier
qui l'a conduit à Paris ; comme aussi ledit sieur Herisson déclare , qu'il n'a jamais eu l'intention de faire aucuns frais
pour raison de ladite opération & de ses
suites , qu'il n'a fait à ce sujet aucunes
conventions avec qui que ce soit , & qu'il
ne s'est déterminé à mettre ledit Cavillier à la Charité , que pour éviter les
frais que lui auroit occasionné sa mala-

E iiij

die, pourquoi il ne peut être tenu à cet égard d'aucuns frais envers qui que ce puisse être, dont & de quoi ledit sieur Hérisson a requis acte aux Notaires souf-signés qui le lui ont octroyé. Fait & pas-sé à Versailles en la demeure dudit sieur Herisson, l'an 1752. le 5 Septembre & a signé. *Signés* Herisson, Roux Rouland, & Ducro, Notaires.

Nous Charles Regnier, Conseiller du Roi, Bailly de Versailles, certifions à tous qu'il appartiendra, que Me Ducro, & Roux Rouland qui ont signé l'Acte ci-dessus, sont Notaires au Bailliage de cette Ville, & que foi doit être ajoutée à leurs signatures, tant en jugement que dehors. Donné à Versailles ce 6 Septem-1752. *Signé* Regnier.

Je n'ai pas besoin de m'étendre sur l'histoire du second Taillé, la Lettre de M. Lesne ne laisse rien à désirer ; il suf-fit pour ma cause que ce Chirurgien re-connoisse que l'accident de l'hémoragie, ni la mort même de ce sujet ne sont point, ni ne peuvent être sur le compte de mon Lithotome, puisqu'ils ne pouvoient l'ê-tre sur celui de tous autres instrumens dont on auroit pû se servir pour le tailler.

Je prouverai ailleurs que les prétendues grandes incisions, *presque toujours mor-telles*, que le Lithotome caché peut produire au corps de la veſſie par ſon plus grand degré même, guériſſent parfaite-ment les Malades, & qu'elles n'en tuent aucuns, ainſi que la piéce juſtificative de M. le Cat aſſure qu'elle a tué celui-ci. L'Anonyme a ſuffiſamment prouvé dans ſon Recueil, que le Lithotome caché ne peut jamais varier dans les degrés d'inciſion que l'Opérateur ſe propoſe de faire, pour que je me diſpenſe de relever la réfléxion de la Note de M. le Cat ſur ce ſujet.

Quelqu'avantageuſe que ſoit la Lettre de M. Leſne pour diſculper mon Lithotome de la mort de M. Caquias ; je ne puis cependant me diſpenſer de combattre ici, & de détruire en même-tems les prétendus défauts qui reſtent encore au Lithotome caché, ſelon ce même Chirurgien. Comment M. Leſne pouvoit-il concilier ces prétendus défauts qu'il inſinue à la fin de ſa Lettre, avec tout le bien qu'il venoit de dire de cet inſtrument dans pluſieurs endroits de cette même Lettre ?

Il ſembleroit que ce Chirurgien n'auroit trouvé ces défauts que pour ſe donner une eſpéce de relief ; mais du moins il devoit les ſpécifier, & nommer ceux qui penſoient comme lui.

Si par impoſſible, j'avois pû prévoir

E v

que je ferois forcé de rendre fa Lettre
publique , je n'aurois certainement pas
manqué de prier M. Lefne de s'expliquer
fur ces prétendus défauts ; quoiqu'il en
foit , j'oppofe à ces Anonymes les plus
habiles Lithotomiftes , dont les noms paroiffent avec diftinction dans les Liftes
des Malades , guéris de la pierre avec le
Lithotome caché , ce qui me difpenfe de
pouffer plus loin mes réfléxions pour
prouver ce qui eft déja auffi clair que le
jour.

En voilà fuffifamment pour prouver
au monde entier , que ce Malade de la
Charité n'a point *eu le malheur de fuccomber fous les coups du Lithotome caché* , &
qu'il eft mort d'une véritable fluxion de
poitrine , & non de l'opération.

Après avoir prouvé par des piéces auffi
juftificatives qu'authentiques , que toutes celles produites par M. le Cat , font
ou fuppofées , ou bien fufpectes ; je vais
donner encore ici en finiffant cette premiere partie , une abondance de preuves
qui fera connoître fi mon Adverfaire a
réellement cherché à connoître la vérité , & à la faire connoître de bonne foi
au Public , lorfqu'il l'a rencontrée dans
fes recherches.

Avant que de paffer au Certificat que
j'ai à produire , il eft important d'expo-

ser la circonstance qui me l'a procuré ; M. le Cat s'étant proposé de faire visiter les Malades guéris & portés en preuves par l'Anonyme au commencement de 1751. s'adressa suivant toutes les apparences peu de tems après, aux personnes dont il espéroit tirer la connoissance de ce qu'il désiroit. M. Leblanc, Chirurgien d'Orléans, son ami, fut de ce nombre, suivant une Lettre qu'on m'écrivoit d'Argenteuil; celui-ci s'adressa à un Marchand d'Orléans qui a un frere au Bourg d'Argenteuil, lequel est Marchand aussi, à qui il envoya un bulletin qui contenoit plusieurs questions à faire, sur toutes les circonstances passées dans l'opération de la Taille du petit Colin.

Cet Ecrit portoit, qu'il falloit s'adresser au Chirurgien du Marchand même , à qui il étoit envoyé ; on prioit ce Chirurgien de visiter ledit Colin , & d'en tirer un Certificat en forme de Rapport qu'il signeroit ; cela se passa dans le courant de Février 1751. qui est le tems à peu près des dates de la plûpart des piéces justificatives de M. le Cat. Le Chirurgien d'Argenteuil à qui l'on s'adressa est un homme droit, fort habile, & mon ami aussi ; il m'envoya ce bulletin aussitôt, me priant de lui marquer ce que j'en pensois; ma Réponse fut de donner ce qu'on lui demandoit dans la pure vérité, mais que je le priois de m'envoyer une copie exacte de ce qu'il délivreroit, afin d'y avoir recours dans la suite en cas de besoin, ce qui fut fait.

Il est très-probable que ce Certificat parvint à M. le Cat, puisqu'on le demandoit par la sollicitation de son Correspondant, † qui lui a déja servi en pareille occasion, dont la partialité n'est pas équivoque par l'approbation officieuse dont il a décoré son Recueil.

Certificat de M. Linget, Chirurgien à Argenteuil.

N°. 23. J'ai soussigné Chirurgien aux Gardes Suisses, Compagnie de Bessenval, & Chirurgien - Juré à Argenteuil, certifie que le 24 Avril dernier, le fils de Jean Colin, Vigneron, demeurant en ce lieu, âgé d'environ deux ans & demi, a été taillé chez lui par le Frere Cosme, Religieux Feuillant, avec le Lithotome caché, présence de M. Mertru, Maître en Chirurgie à Paris, de M. de Larthe, & moi Chirurgiens de ce lieu. La pierre étoit de la grosseur d'un œuf de pérdrix, un peu applatie, & pesoit envi-

_____

† M. Leblanc a déja servi à M. le Cat, pour faire des informations dans un démélé qu'il a eu avec un autre Chirurgien en 1749. Lettre à la Haye, p. 5. note.

son cinq à six gros; l'enfant étoit extrêmement méchant, il ne m'a pas été pof-
sible de panfer la playe, dès le lendemain de fon opération; la mere me dit
qu'elle croyoit lui avoir vû rendre de
l'urine par la verge. Je lui dit de bien
examiner la chofe, le lendemain elle
m'affura le fait, & la playe fut pour ainfi dire abandonnée, fe contentant d'une
fimple compreffe trempée dans l'eau &
l'eau-de-vie. Le régime ne fut obfervé
que pendant deux ou trois jours, & encore avec peine, l'enfant ne reffentant
aucune douleur, & jouit depuis ce tems
de la fanté la plus parfaite, n'ayant aucun reffentiment de fon opération; l'on
s'eft apperçu que la playe étoit entiérement guérie, lorfqu'il couroit & jouoit
dans les rues, ce qui a pû être vingt
ou vingt-cinq jours après l'opération;
en foi de quoi j'ai figné le préfent. A
Argenteuil ce 28 Février 1751. *Signé*
Linget.

Nous Jean-Claude Gillet, Procureur
Fifcal du Bailliage d'Argenteuil, attef-
tons à tous qu'il appartiendra, que la
fignature Linget, appofée au bas de fon
Certificat ci-deffus, daté du 28 Février
1751. eft la fignature ordinaire du fieur
Jean Linget, Chirurgien-Juré aux Rapports de ce Bailliage, à laquelle foi eft

ajoutée , tant en jugement que hors d'i-
celui , dont nous avons délivré le préfent Acte audit Argenteuil , cejourd'hui
3 Juillet 1752. *Signé* Gillet.

Nous Avocat au Parlement , Baillif
d'Argenteuil , certifions la vérité des fignatures ci-deffus , Gillet & Linget pour
être celles du Procureur Fifcal & du Chirurgien-Juré. Au Bailliage d'Argenteuil
ce 4 Juillet 1752. *Signé* Deferouville.

Mais pourquoi ne pas produire ce Certificat ? C'eft qu'il eft attefté par un Chirurgien véridique qui n'héfite point de
paroître , fon rapport étoit jufte ; ce fait
ne s'eft point trouvé afforti à l'ufage
qu'on en vouloit faire , on l'a abandonné , comme n'ayant pû parvenir à le faire vifiter , au lieu qu'on a étalé les autres Certificats , d'André Juret , Bernard,
& Caquias. Donnés par des Témoins inconnus , *que la difcrétion empêche de nommer fans les compromettre* , (p. 162.)
& dont on fçait pourtant faire valoir leur
autorité , avec hardieffe.

Je finirai cette premiere partie des
piéces importantes que j'ai nommées du
premier ordre , & je dirai encore une
fois avec confiance , que *tous ces faits
rapprochés & réunis mettent néceffairement*
non pas le F. C. mais *M. le Cat dans une
fituation* beaucoup plus *fâcheufe* que le

jugement de l'Anonyme ; *car il eſt démontré non-ſeulement à toute l'Europe ,
mais encore au nouveau Monde,* (p. 280.)
que les piéces juſtificatives qui ſervent
de baſe à preſque tout ce qu'il a écrit
dans ſon grand Recueil, ſe trouvent très-
ſuſpectes pour ne pas dire fauſſes.

Après ces preuves déciſives que j'ai
données qui détruiſent le principe, on
me diſpenſera d'en attaquer les conſéquences ; je rapporterai encore d'autres
Titres dans la ſeconde qui prouveront ,
ſi le but de M. le Cat eſt *de chercher la
vérité ,* & de la faire connoître *au Public dans ſes Réponſes ,* p. 255.

Fin de la premiere Partie.

SECONDE PARTIE

Des Piéces prétendues justificatives, rapportées par M. le Cat, & de celles que le F. C. lui oppose, dans laquelle seront comprises plusieurs Lettres & quelques Observations, tirées de plusieurs endroits de l'Ouvrage de cet Académicien, ausquelles j'ai donné le nom de Piéces du second ordre.

J'avertis ici, que mes Notes, qui sont en grand nombre dans la suite, seront distinguées par une croix simple & double, &c. de celles de M. le Cat, qui le font par des étoiles.

APRES les preuves authentiques que je viens de donner dans ma premiere partie sur la certitude des faits qui m'étoient contestés, je pourrois légitimement me dispenser d'en donner aucunes autres sur des imputations surérogatoires qui me sont faites, mais afin d'anéantir toutes sortes de ressources & vains prétextes de retour à un Agresseur aussi obſtiné contre l'Anonyme, & devenu le mien; j'ai crû qu'il étoit encore néceſſaire de me juſtifier ſur quelques endroits de ſon Ouvrage, où il prétend que je l'ai calomnié; il eſt juſte que je les examine pour convenir qu'il a raiſon, ſi je ſuis trouvé en défaut.

Pour cet effet, je commencerai par quelques unes de ſes plaintes, & j'examinerai d'abord celles qu'il adreſſe à mes Cenſeurs.

Auſſi-tôt que le Recueil des Piéces importantes de l'Anonyme parut, M. le Cat s'adreſſa aux Cenſeurs & Approbateurs de cet Ouvrage, par une Lettre vive & remplie d'amertume; *Il vous eſt difficile (Meſſieurs) leur dit-il, d'entrer dans les détails de théorie qui ſont néceſſaires pour bien juger cette queſtion, (entre lui & l'Anonyme) que les ſuccès * ſont des motifs déterminans, plutôt examinés & plus ſéduiſans. Qu'enfin, il eſt plus li-*

* *Néanmoins*, dit M. le Cat dans cette Note, *les ſuccès ne ſçauroient juſtifier une méthode démontrée, d'ailleurs dangereuſe.*

Reponse. Si une méthode, d'entre les plus connues, a le plus de ſuccès; elle ne peut être *démontrée d'ailleurs dangereuſe*, ſans que les autres ne le ſoient plus qu'elle; & y eut-il jamais motif de préférence plus déterminant que les ſuccès?

bre à Messieurs les Censeurs des Ouvrages polémiques, de se déclarer pour celui des Auteurs qui est le plus à leur gré (p. 173.) *Vous sçaurez qu'on vous a trompez, & vous ne souffrirez pas sans doute, Messieurs, que le Public croye que vous avez approuvé un Libelle diffamatoire* (p. 175.) *je suis donc persuadé que cette Piéce* (jugegement d'après les faits) *a été fourrée à votre insçu dans ce Recueil, & que vous ne sçavez peut-être pas actuellement vous-mêmes qu'elle y est* (p. 174.) *& ailleurs, votre attention n'a pas été jusqu'à vous rendre bien maître de la question , votre droiture vous a empéché d'appercevoir les fausses suppositions,* (p. 353.)

Le mérite de MM. Falconet & Puzos, est trop-connu, pour craindre qu'il soit démenti, & pour me dispenser de les justifier en particulier des soupçons indécens, que jette M. le Cat sur leur science & sur leur probité ; je présume même qu'ils sont déja vengés par l'indignation publique , qu'un pareil procédé n'a pû manquer d'exciter ; mais si les Censeurs devenoient coupables, en approuvant ce prétendu *Libelle diffamatoire*, celui qui le publioit ne l'étoit-il pas davantage ? Donc, si je justifie pleinement ce dernier, je justifie aussi de même les premiers. Or, peut-il y avoir de justification plus entiere qu'eft celle de l'Anonyme, dans la premiere partie qu'on vient de voir ; & par conféquent, y en eut-il jamais de plus complette pour des Cenfeurs ?

Voyons à préfent, fi je juftifierai auffi-bien l'Anonyme dans cette feconde partie, que je l'ai fait dans la premiere, & par conféquent fes Cenfeurs : pour cet effet, je commence d'abord par *plufieurs endroits* que M. le Cat traite de calomnieux dans fa lettre aux Cenfeurs; endroits que la force de la vérité, auffi-bien que la néceffité de fe défendre, ont pour ainfi dire arrachés à l'Anonyme dans fon jugement, tiré d'après les faits, & qu'elles me forcent de juftifier encore de nouveau, malgré ma répugnance & mon inclination.

Premier endroit. *M. le Cat en eft encore aux épreuves meurtrieres après avoir taillé dix-huit printems.* (Rec. Anon. p. 164.) (M. le Cat, p. 174.)

Juftification de l'Anonyme.

L'Anonyme prouve dans fon Recueil, que 1749. eft la dix-huitiéme année que M. le Cat taille en Normandie, que cette année là, de huit Sujets qu'il tailla, trois moururent, & un refta fiftuleux ; M. le Cat n'ayant point conftaté la caufe de ces accidens de mort, par l'ouverture de leurs cadavres ; cette omiffion même établiffoit, que tous les trois étoient morts de l'opération, comme ce Docteur convient dans toute occafion, & bien expreffément dans fon dernier Ecrit, (p. 250.) & fuivantes, que les années 35 & 36 ne furent malheureufes, qu'à caufe qu'il faifoit de nouveaux effais, (p. 254.) & que 49 a été au moins auffi malheureux que 36 ; l'Anonyme peut-il donc être un cálomniateur, lorfqu'il dit qu'il en eft encore aux épreuves, &c. M. le Cat (ne l'a pas toujours penfé de même,) car il difoit en 1749. à un Adverfaire dans pareil cas ; *puis je moi-même négliger les preuves tirées du mauvais fuccès de votre opération?* *y a-t-il quelque réponfe à ce raifonnement* †. Donc, l'Anonyme n'a point *calomnié ni injurié* (p. 173.)

S'il a répété quatre ou cinq fois, & non *dix*, cette expreffion ; la bonté de fa caufe, & la néceffité où le mettoit fon Agreffeur ne le demandoient-elles pas également ? Donc, &c.

Second endroit. *Voyons maintenant fi moins de victimes ont péri fous fa main*, (p 174.)

† Lettre concernant l'opération de la Taille, &c. A la Haye 1749. *in 12.* 33. p. 10 & 11.

Cette expreſſion étoit la plus naturelle qui pût être employée ; elle devenoit non-ſeulement autoriſée, mais abſolument néceſſaire par la preuve même
que l'Anonyme venoit de produire, des
dix Sujets qui avoient été ſacrifiés à la
méthode de M. le Cat par des *eſſais* en
1735 & 36. ces dix Sujets étoient donc
des victimes antérieures à 1742. année
cependant, où M. le Cat aſſuroit à toute *l'Europe*, qu'il venoit de donner à la
méthode latérale le dernier degré de perfection dont elle étoit ſuſceptible. L'examen que l'Anonyme fait enſuite, depuis
1742. juſqu'à 1749. prouve, que 45 &
49. ſont pour le moins auſſi malheureux
que l'ont été 35 & 36. Donc, ceux qui
ont péri enſuite, ne ſont pas moins des
victimes que ceux d'auparavant ; donc,
l'appareil latéral perfectionné par M. le
Cat, eſt encore très-imparfait, & l'Anonyme *n'injurie* ni ne *calomnie* point.

Troiſiéme endroit. *Plus de la moitié
de ceux qu'il tailla périrent par l'opération.*

L'Anonyme n'a fait cette imputation
à M. le Cat, que d'après le fait qu'il éta-
bliſſoit lui-même en le rapportant ; fait
que M. Francœur lui avoit reproché, &
que ce Docteur ne contrediſoit point ;
bien plus, il le rapporte encore dans le
même Ouvrage, où il ſe plaint de cette

imputation, sans y donner la moindre atteinte, (p. 257. & 258.) peut-il dire, après cet aveu forcé, sans donner atteinte à la vérité, que l'Anonyme le calomnie, pendant qu'il me calomnie réellement lui-même par une pareille imputation & contre sa propre conscience.

Quatriéme endroit. *Il est démontré à toute l'Europe, que cet Académicien a tué beaucoup de ceux qu'il a osé tailler.*

Si M. le Cat avoit déja traité le Lithotome caché, d'instrument *meurtrier*, (Replique de M. le Cat, Rec. Anon. p. 122.) *pernicieux*, (Rec. Anon. p. 120.) & *dangereux*, (p. 121.) il traitoit par une conséquence nécessaire, la méthode qui en résultoit, & celui qui la pratiquoit, de meurtrier.

Cependant, cet instrument avec ceux qui s'en servoient n'avoient encore tué personne, quoiqu'ils en eussent déja taillé & guéri plusieurs. Ce Docteur calomnie donc réellement l'Anonyme sans aucune preuve, pendant que celui-ci portoit des preuves sans replique, que les années trente-cinq, 36, & autres venoient de lui donner, &c. *un mauvais succès*, comme celui de M. Caquias, mort à la Charité, *entre un grand nombre d'heureux* qui résultent présentement du Lithotome caché, *ne fait nulle bréche à* cette *méthode ; mais quand il eſt d'ailleurs prouvé par la raiſon , qu'une méthode eſt mauvaiſe , & qu'enſuite on ſçait , que de* beaucoup de *Taillés , il en eſt mort* un grand nombre *de l'opération.... il en réſulte ce me ſemble , une démonſtration complette contre cette méthode* , (Lettre à la Haye 1749. p. 12 & 13.)

Cinquiéme endroit. *S'il perſiſte dans ſa méthode , il continuera à tuer ſes Malades.*

L'Anonyme ſans eſprit de prophétie , n'étoit-il pas bien autoriſé à faire cette prédiction, à la ſuite de tout ce qu'il venoit de prouver *par les lumieres victorieuſes d'une théorie ſaine & ſolide* , (p. 232.) & par des faits bien poſitifs; ſurtout, ſi M. le Cat perſiſtoit dans la préférence d'une méthode, dont il venoit de démontrer les défauts inévitabies.

On verra dans la ſuite que cette prédiction bien fondée, n'étoit, ni auſſi *calomnieuſe*, ni auſſi téméraire que celle de ce Docteur l'eſt, ſur la prétendue chûte du Lithotome caché ; † *les mauvaiſes choſes* , dit-il, *tombent aſſez d'elles-mêmes ;*

† Les mauvais ſuccès de M. le Cat en Mai 1752. arrivés depuis la prédiction de l'Anonyme, de ſept Taillés , quatre de morts ; un fiſtuleux avec incontinence d'urine , & le ſixiéme avec incontinence de même.

& *c'eft le fort que je prédis au Lithotome caché*, (p. 389.) † On verra dans la fuite de la Lifte nombreufe des Malades guéris avec cet inftrument , quelle eft l'illufion de ce Prophéte ?

Enfin , M. le Cat finit fes complaintes fur tous ces endroits par celui-ci : *voilà*, dit-il , *le ton du F. C. dans tout cet Ecrit.*

Eft-il poffible , Meffieurs , dit ce Docteur , à mes Approbateurs, que des expreffions de cette nature vous ayent paffé fous les yeux , & que vous les ayez approuvées.

Mais , n'eft-il pas encore plus étonnant , que les expreffions de tout genre , fans aucun ménagement , ni bienféance , dont l'Ouvrage de cet Académicien eft un tiffu , ayent trouvé des Approbateurs? Cela ne feroit certainement pas arrivé , s'il ne les avoit furpris , par des piéces fauffes qu'ils n'avoient point foupçonnées , par l'opinion qu'ils avoient de M. le Cat ?

Eft-il donc *poffible* auffi , que ce Docteur femble oublier ici & dans prefque tout fon Ouvrage, qu'il eft l'Agreffeur dans tout ce démêlé avec l'Anonyme , ainfi que je l'ai fait remarquer dans mon

---

† Ce fera plutôt le fort de cette prophétie précoce.

Avertissement ; qu'il oublie aussi de même continuellement, que s'il est le dernier Auteur du *ton* dont il se plaint, qu'il en est aussi le premier. *J'ai cru, disoit-il, aux Journalistes, dès le premier instant que le Lithotome parut, qu'il étoit nécessaire de relever toutes ces erreurs d'un Particulier,* en parlant de la description & de l'usage de cet instrument par l'Anonyme *, assez étranger dans les opérations de la Taille pour nous débiter, comme des choses rares & merveilleuses, des succès fort communs,* (Rec. Anon. p. 68.)

M. le Cat est donc le véritable Auteur du *ton* dont il se plaint ; l'Anonyme qui ne parloit de sa personne ni de ses œuvres, & qui proposoit son Lithotome au Public, uniquement dans la vûe de lui être utile, fut fort étonné lorsqu'il le vit paroître avec ironie sur la scene pour la premiere fois ; & cette ironie paroissoit d'autant plus extraordinaire, soit qu'il sçût ou qu'il ignorât, à qui il avoit affaire ; qu'il n'avoit point encore vû (comme on l'a déja remarqué dans les premiers Ecrits) ni l'instrument qu'on publioit, ni aucuns de ses effets qui pût l'autoriser à le blâmer, ni à l'approuver sans une sorte de témérité ; comment donc, ce Docteur peut-il se plaindre si vivement & si amérement, contre

F

un Auteur qu'il ne peut démentir , ni
même contredire fur aucun fait ? On en
a déja vû plufieurs preuves , & j'en démontrerai encore beaucoup d'autres ;
mais furtout dans l'affaire de M. Francœur , où il jette les hauts cris , ainfi
que fur les années heureufes ou malheureufes , depuis les p. 247. jufqu'à la p.
263. de fon Recueil , où il me taxe de
calomnie.

Si l'Anonyme dans le jugement d'a-
près les faits , femble avoir employé de
la dureté dans fes expreffions pour repouffer fes traits ; ne les avoit-il pas pro-
voqués au-delà de toute mufure par fa
replique (à laquelle l'Anonyme répondoit , on peut s'en affurer en relifant
cette Piéce, Rec. Anon. p. 113.) remplie d'une Satyre continuelle ? Etoit-il
donc bien étonnant que les Cenfeurs
trouvaffent que les *bienféances* étoient
gardées dans la réponfe à une replique ,
qui en manquoit partout ? en voilà fuffifamment pour juftifier l'Anonyme fur
les endroits de fon jugement , que M. le
Cat a traité par préférence *d'un tiffu de
calomnies & d'injures groffieres* , (fa Lett.
p. 173.) & pour faire remarquer que les
Cenfeurs n'ont manqué , ni à la juftice
ni aux *égards* qu'ils lui devoient , lorfqu'ils ont approuvé la jufte défenfe de
cet Auteur.

Examinons préfentement, *s'il eſt con-ſtant que la Taille* de M. le Cat *eſt une des plus heureuſes qui ſe ſoient pratiquées*, & s'il le *démontrera inceſſamment de fa-çon à couvrir de honte ſes* prétendus *ca-lomniateurs.....* par *le récit forcé de ſes ſuc-cès*, & ſi ce *récit* n'eſt pas *une relation hazardée & fabriquée à plaiſir*, au moins la plus grande partie, & *dont on a raiſon de mortifier les Auteurs pour le bien public & pour leur propre inſtruction*, (p. 175. & 76.)

Cet Académicien, qui craint la ſincé-rité & l'exactitude de l'Anonyme, dé-cline ici ſon jugement pour ſe retirer pardevant le *Public*, qu'il conſtitue ſon *ſouverain Juge ; ce n'eſt donc plus à un Anonyme*, qu'il veut avoir *affaire ;* & *l'Anonyme*, dit-il, *n'y ſera que pour les travers qu'il ſera forcé de redreſſer*, (pag. 189. & 90.)

Je ſuis obligé, comme l'on ſçait, à défendre ce dernier, & par conſéquent d'examiner, ſi ce Docteur a bien réuſſi à *redreſſer ſes travers ;* mais comme dans cette défenſe je me ſuis eſſentiellement propoſé d'en appeller, tant du prétendu avantage *décidé*, que les *Lettres critiques*, & les *controverſes littéraires* de M. le Cat *devoient*, (p. 179.) avoir ſur celles de l'Anonyme, que de ſes Sophiſmes ſur

l'affaire de M. Francœur & autres, où
il prétend être calomnié ; d'en appeller,
dis-je, des Ecrits au tribunal suprême
& décisif des œuvres, où personne *n'i-*
gnore que la verité seule peut donner l'a-
vantage, (p. 180.)

Je soumets avec grand plaisir, & ma
cause & mon appel, au souverain Juge,
dont cet Académicien a fait le choix ;
je m'y présente avec une entiere confiance, parce que le jugement de l'Anonyme, pour qui je plaide, est tiré d'après
les faits. On connoît la force de ces ar-
gumens, le Public y est attentif ; il est
très-rare de voir un partage de voix dans
ses Arrêts sur un même fait, sur-tout
quand il est évident.

Je passerai donc à quelques sophismes
de M. le Cat sur ces faits, sans m'arrêter ici à perdre le tems dans les différentes chicanes de ce Docteur pour examiner, si le bistouri caché *est banni de la*
Chirurgie, (p. 195.) ou non ; si mon
Lithotome a encouru les mêmes *anathê-*
mes, (p. 232.) ou non ; qui en est *l'in-*
venteur, (p. 194.) ou qui ne l'est pas :
Je ne reclame rien là-dessus, j'abandon-
ce ces sortes de vanités frivoles à ceux
qui les cherchent avec avidité ; ces vains
honneurs ne furent jamais l'objet de mes
recherches, ni de mes defenses ; j'ai tâ-

ché de leur donner des motifs plus re-
levés; il me suffit que ce Lithotome si
contredit, (& surtout depuis la p. 187.
jusqu'à la p. 244.) soit utile au Public,
je n'en demande pas davantage. Et jamais la voye anonyme, quoiqu'en dise
M. le Cat, ne fut réputée, comme je
l'ai déja dit, *avoir la manie de se faire un
nom*, (p. 234.)

On a déja vû dans la premiere partie,
les preuves des Tailles que l'Anonyme
mettoit en parallele avec celles de M.
le Cat, pour former son jugement d'a-
près les faits. Il est question présentement des années mauvaises ou malheu-
reuses, si l'on veut, que le même a rapportées en preuve, de l'incertitude annexée à la méthode favorite de M. le
Cat, nonobstant toutes les perfections
qu'il prétend y avoir données.

L'Anonyme dans son jugement, s'est
contenté de relever les années des mauvais succès de son Aggresseur, qui faisoient seules pour l'objet qu'il se proposoit : ce Docteur s'est formalisé qu'il n'y
eût pas joint aussi les années où il avoit
eu des succès complets ; il oublie sans
doute, qu'il l'avoit si bien suppléé à cet
article, comme il le fait encore, même
jusqu'au delà des bornes, qu'il auroit
assurément pû lui faire grace de cette

imputation ; je dis jufqu'au-delà des bornes , parce que M. le Cat ne connoît que des fuccès complets , quand il rend compte au Public de fes Taillés ; les demi fuccès n'y trouvent jamais de place , comme fiftules , &c.

Le nommé Denis , de la Paroiffe S. Gervais , Fauxbourg Cauchois à Rouen , taillé en 1751. eft de ce nombre ; il eft refté fiftuleux quinze mois , après fon opération , & il avoit encore une incontinence d'urine le vingt Septembre 1752. †

Combien d'autres ne fe trouveroient-ils pas dans le même cas, qui font néanmoins réputés totalement guéris comme lui , *par des affiches triomphantes* , (pag. xxvj.)

Si M. le Cat avoit appuyé les preuves de fes fuccès , des noms , & de l'adreffe pofitive de tous fes Taillés , ainfi que j'en ai ufé , tant pour ceux où ils

† Si ce fait venoit à être contefté , je fuis en état de le prouver, ainfi que l'incontinence d'urine d'un de ceux qui ont été taillés en 1752. nommé de Vergne , âgé de fix ans , de la même Paroiffe & Fauxbourg que le précédent , & un autre refté fiftuleux parmi les trois de fept qui ne font pas morts ; je fuis en état de prouver ce dernier en cas de befoin , même par Certificat.

font complets, qu'à ceux où il reste quelques infirmités après l'opération ; cette conduite ne l'auroit-elle pas au moins un peu excusé, d'avoir supposé gratuitement des incommodités à tous les taillés du F. C. (p. 256.) sans exception, lors même que ces Malades ne les avoient point, ainsi qu'on l'a vû par un échantillon, dont j'ai si solemnellement prouvé la fausseté dans les prétendues fistules d'André Juret, & François Demai, &c.

Enfin, cet Aggresseur malgré sa contenance triomphante & affectée dans toute occasion, a néanmoins très-bien senti la conséquence victorieuse de l'Anonyme contre sa méthode, lorsque celui-ci lui opposoit le grand nombre de ses mauvais succès ; d'où il résultoit tout naturellement, qu'en supposant même que cette méthode fût la meilleure entre toutes celles qui étoient actuellement en usage, elle n'en devoit pas être réputée moins mauvaise, dès qu'on venoit d'en découvrir une qui étoit sûre, qui promettoit des succès suivis, constans & sans aucune interruption par les mauvais, (bien entendu, sur-tout lorsqu'il n'y auroit pour maladie qu'une pierre d'une grosseur raisonnable dans la vessie). M. le Cat, dis-je, a si bien senti

cette conféquence, qu'il a comme raffem-
blé pour fa défenfe, tout ce qu'il a pû
trouver de fuccès favorables réfultans de
fa méthode, & peut-être même de plufieurs qui n'en réfultent pas, † afin d'a-
néantir, ou du moins d'éluder, s'il étoit
poffible, les mauvais fuccès qu'il ne peut
contefter.

Pour mieux faire remarquer l'embarras de ce Docteur dans cette difcuffion
épineufe pour lui, auffi-bien qu'afin de
lui ôter tout prétexte de plainte & de
chicane à l'avenir; je rapporterai ici en
entier fon propre texte, tant à charge qu'à décharge, & j'y joindrai par
abondant le texte de fa Lettre de 1742.
pour fervir de preuves aux années 1735.
& 1736. dont le concours eft néceffaire
pour les conféquences que je me propofe d'en tirer, & pour l'intelligence des
Lecteurs qui pourroient manquer de ces
textes, ou qui ne fe les rappelleroient
pas actuellement, ainfi que j'en ai pre-
venu par mon Avertiffement.

Extrait du Journal de Verdun Août 1742.
(p. 99 & 100.)

» Je taillai, c'eft M. le Cat qui parle,

† C'eft ce que je me réferve de difcuter dans
certaines Lettres qu'il m'oppofe, & que l'on
verra ci-après.

» avec cet inſtrument (ſon ciſtitome) en
» 1735. dix Sujets ; quatre moururent
» dans la huitaine , & deux après la
» quarantaine; on ne leur trouva d'autre
» cauſe de mort, que des playes prolon-
» gées de deux & de trois travers de
» doigts dans le corps de la veſſie, & des
» abſcès dans le tiſſu cellulaire des envi-
» rons †. En 1736. j'eus grand ſoin de
» faire retrécir le *Ciſtitome*, & baiſſer le
» manche de la ſonde pour ne couper que
» le col de la veſſie : de neuf, deux mou-
» rurent avec les mêmes ſymptômes que
» les précédens, & on leur trouva auſſi
» que la playe s'étoit prolongée un grand
» pouce dans le corps de la veſſie, &
» qu'il y étoit reſté une eſpéce de foſſe
» naviculaire, où l'on trouva du ſédi-
» ment de l'urine qui y ſéjournoit vrai-
» ſemblablement ; deux autres mouru-
» rent de la petite vérole ††.

Ce qui ſuit eſt tiré du Recueil de M.
le Cat.

† M. le Cat ne peut pas dire qu'on en impoſe ici, en aſſurant qu'ils ſont morts de l'opération uniquement ; l'Anonyme ne le calom-
nioit donc pas, &c.

†† Tous les quatre moururent de la ſuite de
l'opération, ſuivant l'hiſtoire de l'Académie,
1737. (p. 52.) ſans qu'il ſoit fait mention de
petite vérole.

F v

ARTICLE III.

» *Troifiéme Propofition.* »

» *En fuppofant les fuccès cités par F. C.*
» *conftans, ils font encore inférieurs à ceux*
» *de notre méthode, & celle du F. C. ne*
» *peut en aucune façon foutenir le parallele.*

» On fent que cette propofition a deux
» parties, le parallele de la méthode du
» F. C. avec la mienne, confidéré du
» côté de l'événement des fuccès, & le
» même parallele confidéré du côté du
» fyftême de chaque méthode, ou du
» mécanifme de leur manœuvre.

» *Section Premiere.* «

» Sect. I. F. C. exige de moi un Cer-
» tificat des Adminiftrateurs de l'Hôtel-
» Dieu, pour qu'il puiffe ajouter foi aux
» faits qui regardent mes Tailles ; † je

† Premier fophifme de M. le Cat.
Voici le texte de l'Anonyme dans fon Recueil, (p. 183.) *il ne fera donc pas réputé*
croyable (M. le Cat) *à contefter les deux der-*
nieres années 1745. & 1749. *qu'en rapportant*
un Certificat contraire des Adminiftrateurs de
fon Hôpital. Ce Docteur donne le change ici
par un fens contraire, l'Anonyme exigeoit un
Certificat ; mais c'étoit uniquement pour le forcer de convenir de ces faits, fans détour : car
de fon côté, il étoit bien sûr qu'ils étoient vrais,
comme ils le font encore.

» fuis pour le moins en droit de lui en
» demander autant ; j'en agirai néan-
» moins plus galamment avec lui ; je fup-
» poferai ici comme vrai , tout ce qu'il
» nous a rapporté fur le fuccès de fon
» Lithotome , tant dans fon Ouvrage ,
» que dans les Mercures †. Je regarderai
» comme conftant, qu'il a taillé & par-
» faitement guéri huit Sujets de fuite ;
» que c'eft la faute du neuviéme, s'il eft
» mort après l'opération, au lieu de mou-
» rir devant, comme il auroit dû le fai-
» re ††, que les fept Tailles fuivantes
» ont auffi été très-heureufes, & qu'en-
» fin voilà, à la gloire du Lithotome ca-
» ché, feize fuccès confécutifs y compris
» le mort.

» J'avoue que cela eft beau , & d'au-
» tant plus merveilleux que ces opéra-
» tions font faites avec le Lithotome ca-
» ché ; mais 1°. comment le F. C. qui
» a lû ma réponfe aux calomnies de Fran-
» cœur, & par conféquent une Lifte de
» mes premieres Tailles , n'y a-t il pas
» vû que les dix premieres opérations
» que j'ai faites en 1732, 33. & 34, ont

† S'il n'avoit pas fuppofé comme vrai tout
ce qu'il a dit, qu'auroit-il pû répondre ?

†† Cette plaifanterie ne retombe-t'elle pas
fur lui-même ? Voyez l'hiftoire de Bernardi,
premiere partie.

» toutes réuffi ? A-t'il pû avoir le moin-
» doute fur la bonté d'une caufe gagnée
» contradictoirement contre un homme
» qui étoit fur les lieux †, mais s'il lui
» refte des foupçons, que n'ouvre-t'il les
» bons Livres, cet homme qui veut faire
» de la Lithotomie, & en difputer avec
» les Maîtres ††, que n'ouvre-t'il l'hif-
» toire de l'Académie des Sciences ; il y
» verra année 1734. (p. 45.) ces mots....
» *Cette année , M. le Cat Chirurgien de*
» *l'Hôtel-Dieu de Rouen , a envoyé à l'A-*
» *cadémie , l'hiftoire des opérations de la*
» *Taille latérale qu'il a faites, tant à Rouen,*
» *qu'à Dieppe ;* (on auroit dû ajouter à
» Gaillon) *elles ont toutes réuffi au nom-*
» *bre de dix , fans aucun mauvais fuccès*
» *qui en ait interrompu la fuite ;* cela vaut
» bien ce me femble un Certificat , &
» cela le vaut d'autant mieux , que M.

† Il ne paroît abfolument dans aucun endroit, que M. Francœur lui ait jamais difputés
les années 1732, 33 & 34. ni l'Anonyme non
plus , ni qu'il y ait eu de caufe contradictoire
de la part de M. Francœur. On a déja vû ci-deffus, que l'Anonyme n'a point demandé de certificat pour ces trois premieres années.

†† Je n'ai point difputé avec M. le Cat,
comme avec un Maître, j'ai fimplement défendu ma méthode ; je l'ai fait avec fuccès contre
cet homme qui veut faire de la Lithotomie, &
cela me fuffit.

» Morand , membre de cette Académie ,
» étoit préfent à deux de ces Tailles.
» Qu'eft donc devenu le jugement du
» pauvre F. C. † quant après avoir étalé
» fes fept premieres Tailles; comme heu-
» reufes, il s'écrie , en m'apoftrophant
» par repréfailles ; *quand pourrez-vous en*
» *citer autant.*

   » 2°. Maintenant ajoutons à mes dix
» premieres Tailles , toutes heureufes,
» les quinze fuccès de M. Durocher; (je
» démontrerai inceffamment que ce Chi-
» rurgien a fait ces quinze Tailles avec
» mes inftrumens & par ma métho-
» de; ††) puis les neuf de M. Vander-
» Gracht , Lithotomifte de Lille ; quatre
» de M. Baumont , Coufin de M. Bau-

---

† *Qu'étoit plutôt devenu le jugement du pau-*
vre M. le Cat, en 1735 & 1736. pour faire
tant d'épreuves ; *après avoir* eu des fuccès auffi
brillans qu'il nous l'affure dans les trois années
qui les avoient précédées ? *le jugement du F. C.*
au contraire, *n'eft* point *devenu,* il eft demeuré ce qu'il étoit, & la fuite des fuccès de 72 fur
78 en confirme continuellement la jufteffe, de
même que les mauvais fuccès de 1752. confirment encore l'illufion du fien, de fept, quatre
de morts, & un fiftuleux.

   †† Je démontrerai, au contraire , que M.
Durocher n'a point fuivi fa méthode, pas même dans celles où il s'eft fervi de fes inftrumens.

» mont, fils du Chirurgien ordinaire du
» Roi d'Espagne, (ce dont nous donne-
» rons les preuves dans la seconde Sec-
» tion,) & une de M. Leblanc, qui se
» sert de la simple dilatation pour tirer
» les petites pierres, & de ma méthode
» & de mes instrumens, pour tirer les
» grosses ; tous succès constans, non in-
» terrompus, & obtenus dans les pre-
» miers Essais de ma méthode. Nous
» aurons pour total de ces Essais heureux,
» trente-neuf Taillés guéris consécutive-
» ment. » †

   » §. II. On voit combien nos premiers
» Essais l'emportent déja sur ceux que
» cite le F. C. mais qu'on pousse l'exa-
» men de ma méthode, dans toute la
» suite des années qui se sont écoulées,
» depuis que je l'exerce, & l'on verra
» que ses succès se font toujours soute-
» nus, malgré les discours calomnieux
» que F. C. nous débite sur cet arti-
» cle. » ††

   » Dans les années 1732. 1733. 1734.

---

† Je n'ai aucune connoissance de ceux de
M. Beaumont, mais j'ai des piéces qui font
beaucoup douter, que M. Vaudergracht ait suivi la méthode de M. le Cat. On le verra
dans la suite.

   †† L'Anonyme a prouvé amplement le contraire de tout cet Article.

» tous mes Taillés au nombre de dix, ont
» guéri. En 1735. je ne me servis pas de
» ma méthode, puisque celle-ci consiste
» dans deux manœuvres, le débridement
» & la dilatation, & que dans cette an-
» née je m'en tins, comme le prescrit le
» F. C. d'après quelques Modernes, †
» à l'incision ample & proportionnée à
» la pierre * ; parce que, comme lui, peu
» expérimenté alors, je m'étois laissé sé-
» duire par ces modernes Lithotomistes,
» qui prétendent que l'incision est beau-
» coup moins dangereuse que la dilata-
» tion, & que je voulois exempter en-
» core mes Tailles, quoiqu'heureuses
» jusques-là, des frayeurs même qu'a-
» voient causé les accidens, à travers des-
» quels mes Sujets étoient parvenus à la

† Ces Modernes qui ont servi de models
au F. C. méritoient, sans doute, l'honneur
d'être nommés, quoique M. le Cat les condamne ; d'autres ne les auroient-ils pas défendus ?
La méthode même qui leur doit sa naissance,
ne devient-elle pas déja par ses succès, une
ample défense pour eux ?

* « Il le prescrit, & croit qu'on le fait avec
» son Lithotome, mais il est démontré, qu'on
» ne l'a pas toujours fait jusqu'ici, puisqu'on
» a taillé sans faire périr le malade, excepté
» le sieur Bernard. » †

† Voyez cette imputation de M. le Cat, détruite dans l'histoire du S. Bernard, page 53.

» guérifon. Je fus trompé dans mon atten-
» te , & reconnus trop tard , le cas qu'on
» doit faire des axiomes établis par les
» Anciens, & la défiance qu'on doit avoir
» pour les nouveaux dogmes ; mes Tail-
» les furent malheureufes , & d'autant
» plus malheureufes , que je m'étois da-
» vantage écarté de ma méthode. En
» 1736. j'étois bien averti de cette er-
» reur, mais je n'avois pas encore ima-
» giné les moyens fûrs d'éviter ces inci-
» fions dangereufes ; je m'étois contenté
» de rétrécir mes ciftitomes ; croyant
» comme le F. C. qu'il fuffifoit dopérer
» avec un inftrument étroit pour faire
» une petite playe , & je me trompois
» comme lui. J'eus encore dans fept
» Tailles deux incifions grandes, c'eft-
» à-dire , deux Tailles mortelles ; & cela ,
» parce que ces deux opérations fortoient
» encore des régles de ma méthode.
» Ainfi, loin que ces deux années , puif-
» fent être citées contre elle , comme
» l'affecte à chaque page le F. C. elles
» démontrent au contraire fa bonté , en
» prouvant que toute manœuvre qui s'en
» écarte , eft meurtriere. » †

† Il réfulte bien clairement de tout cet article , 1°. que M. le Cat fe laffoit d'avoir de
bons fuccès dans les trois premieres années , où
il venoit de tailler , & qu'il hazarda une nouvel-

En 1737. je repris ma méthode em-

le méthode par pure curiofité ; les épreuves
fur des cadavres ne devroient-elles pas faire
prévoir le danger ?

2°. Les Lithotomiftes modernes , qui ne mé-
ritent pas l'honneur d'être nommés par M. le
Cat ; qui prefcrivent de grandes incifions font,
fans douté, les Reau, les Chereldens, les Sharps,
&c.

Ces modeles dont le monde entier admire
encore les fuccès, ne furent en 35 & 36. qu'un
piége pour lui ; il convient cependant, que fa
méthode dont la dilatation paroît l'emporter de
beaucoup (pour ne pas dire entiérement) fur
le débridement ; caufoit néanmoins des *accidens & des frayeurs*, dès fon principe ; donc
elle n'étoit alors que celle du grand appareil,
un peu mafqué ; que les fuccès heureux des trois
années, fe devoient uniquement au hazard, &
que cette même méthode devenuë propre à
M. le Cat, dans la fuite ; n'a point eu de régle
fûre avant 1735. comme elle ne l'a point encore en 1752. d'où il s'enfuit néceffairement
(qu'il en eft encore aux épreuves).

3°. Je ne fçai où ce Docteur a trouvé que
le F. C. ait jamais établi qu'il falloit opérer
avec un inftrument fort étroit pour faire une
petite playe. N'eft-il pas, au contraire, démontré, qu'il a établi comme un avantage capital à
tous égards , de pouvoir faire une grande playe,
avec un inftrument fort étroit. Encore une
fois, comment fe peut-il faire, que M. le Cat
par une fuite de cette prétenduë analogie, *d'un
inftrument étroit pour faire une petite playe ,
comme le croit le F. C.* prétende avoir encore
eu , *deux Tailles mortelles.* en 1736.

,, meliorée, & rendue certaine par la
,, courbure de mon ciftitome. † Je tail-
,, lai fix Sujets en préfence de M. Mo-
,, rand, ils furent guéris tous fix. (Hift.
,, de l'Académie, p. 52.) En 1738. je
,, taillai huit hommes, & une femme,
,, latéralement, ils guérirent tous neuf.
,, En voilà, comme vous voyez, M. R.
,, P. dans un feul Printemps, plus que
,, n'en a jamais fait de fuite le Lithoto-
,, me caché. †† Mais puifqu'il eft évi-
,, dent que 1735. & 1736. ne font pas
,, fur le compte de ma méthode, ne voi-
,, là-t-il pas cinq Printems confécutifs,
,, 1732, 1733, 1734, 37, 38.
,, dans lefquels j'ai taillé vingt-cinq Su-
,, jets, dont il n'eft mort aucuns? Quand
,, le F. C. pourra-t-il en citer autant †††?
,, Ajoutons ces vingt-cinq fuccès aux
,, vingt-neuf des Lithotomiftes qui
,, ont embraffé ma méthode, cent cin-
,, quante-quatre Tailles heureufes faite

† On verra ci-aprés, l'illufion de cette *amé-lioration*, & de cette *certitude*.

†† Quelle illufion encore, puifque ce Doc-teur avoit déja la connoiffance des 16 opéra-tions faites avec le Lithotome caché.

††† Il en cite déja plus, & il le fait fans l'interruption des bons fuccès, comme font celles de la méthode de M. le Cat. On le ver-ra ci-aprés.

» confécutivement par cette méthode, &
» avec mes inftrumens. » †

» En 1739. j'ai taillé dix-huit perfon-
» nes, & en 1740. feize, y compris les
» femmes de ces trente-quatre, qua-
» tre feulement font morts; & de ces
» quatre, l'un à Dieppe eft mort d'hy-
» dropifie, prefque cicatrifé; un autre
» avoit une pierre des plus groffes; un
» autre avoit un abfcès aux reins; le qua-
» triéme eut la Taille la plus laborieufe,
» & la pierre la plus irréguliere. †† Vous
» obferverez, M. R. P. que l'Académie
» de Montpellier fait avec raifon, l'éloge
» de la Taille latérale de M. Goulard, qui
» eft celle de M. de la Peyronie, parce
» que de trente-quatre Taillés, il ne lui
» en eft mort que fept : les années mê-
» me où il m'en eft mort, font donc en-

† Je ferai voir dans la difcuffion des lettres de quelques Lithotomiftes ci-après, que
M. le Cat fe flatte vainement des fuccès de plufieurs d'entr'eux, en croyant qu'ils fuivent fa
méthode.

†† Je prie le Lecteur d'obferver ici, quelle
eft l'indulgence de M. le Cat pour lui même,
il juftifie la mort de 4 de fes fujets, arrivée par
un accident compliqué à chacun d'eux; pendant qu'il n'héfite pas d'affurer que le Lithotome caché eft la caufe unique de celle de Bernard, lequel avoit néantmoins les quatre caufes de mort à la fois. Voyez fon hiftoire. p. 53.

,, core plus heureuſes, que celles que
,, des Académies célébres citent & louent
,, comme telles. ,,

,, Ajoutons maintenant à ces trente-
,, quatre ſujets, les vingt-cinq guéris con-
,, ſécutivement de l'uſage de ma métho-
,, de ; j'ai taillé cinquante-neuf ſujets,
,, dont il n'en eſt mort que quatre. De
,, ſon côté, M. Vander-Gracht qui a tail-
,, lé d'abord & guéri neuf ſujets, fit dans
,, la ſeconde Taille l'opération à onze,
,, & dont il n'en mourut qu'un ; c'eſt un
,, mort ſur vingt-un en deux ans. Ajou-
,, tons ces vingt-un & les vingt de nos au-
,, tres Confreres, aux cinquante-neuf
,, que je viens de compter, c'eſt en tout
,, cent ſujets taillés conſécutivement par
,, ma méthode, dont il n'eſt mort que
,, cinq, & par conſéquent un vingtié-
,, me. ,, †

,, Quelle eſt l'audace du F. C. d'oſer
,, dire d'une ſemblable méthode, qu'elle
,, eſt connue par toute l'Europe pour la

---

† M. le Cat choiſit uniquement les faits favorables à ſa méthode, ſans dire un mot de
ceux qui ſont contraires. Il eſt donc viſible,
qu'il n'inſtruit pas le Public notre Juge ; je
ſuppléerai ci-après, autant qu'il me ſera poſſible, à cette omiſſion ; l'Anonyme cependant
lui avoit donné l'exemple, d'articuler les mauvais ſuccès comme les bons.

» plus meurtriere de toutes? Les Mé-
» moires de l'Académie n'ont-ils pas ap-
» pris le contraire au monde entier ; †
» Et ne voit-on pas que les succès de la
» Taille par cette méthode, égalent pres-
» que ceux des Opérations de Chirurgie
» les plus communes. »

» Est-ce que notre Adversaire ignore
» ces détails, quand il dit que j'en suis
» encore aux Essais; quand il affecte &
» de rapporter sans cesse ceux de 1735.
» comme des suites de ma méthode, &
» de faire les succès consécutifs, dont
» ces Essais ont été suivis; quand enfin
» il donne (p. 167.) pour des *variations*
» & des *incertitudes affligeantes* dans mes
» opérations, une suite de perfections
» données à mes instrumens pour la plus
» grande certitude de ma méthode? Non,
» le vertueux F. n'ignore aucune de ces
» circonstances ; il est bien instruit de
» tout ce que je viens d'exposer, par le
» Verdun d'Août 1742. par l'Histoire de
» l'Académie 1734, 1737, 1738, &c.

† M. le Cat, cite en sa faveur les mémoires de l'Académie, pendant qu'il a laissé ignorer à cette Compagnie & *au monde entier*, tous
les mauvais succès de sa méthode, depuis 1742.
l'année 45. & plusieurs autres, n'auroient-elles
pas dû paroître dans ces monumens respectables qu'il reclame ?

„ par les Mercures, par des Brochures
„ & mieux encore par mes Repliques
„ même, aufquelles fon Libelle eſt une
„ Réponſe. Mais il eſt évident que le but
„ de cet Anonyme, n'eſt pas de recher-
„ cher la vérité ; il fe l'a caché au con-
„ traire, & au Public † dans fes Ré-
„ ponſes, parce que ce n'eſt qu'à ce prix
„ qu'il peut réuſſir à accréditer fa métho-
„ de, & à décrier la nôtre. Les moyens &
„ la fin font également dignes de l'atten-
„ tion du Lecteur, à qui je laiſſe le foin
„ de donner un nom à ce procédé „

„ S. III. Ma méthode s'eſt pareillement
„ foutenues les années qui ont fuivi 1740.

---

† Si l'exactitude de M. le Cat eut été auſſi
grande dans le rapport de fes mauvais fuccès,
qu'il l'a fait paroître pour les bons : l'Anonyme
n'auroit certainement pas manqué de faire une
égale mention des uns & des autres ; mais au
contraire, ce Docteur l'a toujours mis dans la
néceſſité, comme il m'y met encore moi-même
actuellement, de rechercher les manvais fuccès, qu'il a grand foin de nous laiſſer ignorer,
afin de les oppoſer aux bons qu'il affecte de ré-
péter continuellement ; cette reſſource ne fçau-
roit néanmoins le délivrer des variations dont
il fe plaint, ni même le garantir d'un furcroit
d'alternatives, par leſquelles je me propoſe de
démontrer ci-après, que la *fuite des perfections
données à fes inſtrumens pour la plus grande
certitude de fa méthode* n'eſt encore qu'une illuſion.

& si l'on peut dire qu'il m'est mort quelquefois de six sujets un, & même, comme me le reproche tant de fois l'A-nonyme, de sept deux en 1742. on trouvera aussi qu'en 1746, 48 & 51. il n'en est mort aucun, ainsi que dans les années 1732, 33, 34, 37, 38. comme on vient de le rapporter. Qui est le Lithotomiste en Europe, qui pourroit citer plus de succès † ? C'est pourtant cette méthode précieuse au Public, que le F. C. s'acharne à décrier. Il assure d'après M. *Francœur*, calomniateur convaincu ; que *plus de la moitié* de ceux que je taillai en 1745. *périrent par l'opération* †† : & d'après d'autres gens aussi exacts & aussi-bien inten-tionnés, qu'en 1749. de huit Taillés trois sont morts, & qu'un quatriéme est resté fistuleux & *languissant* ; je re-connois à ces traits un Taillé dont les organes font une vraie carriere, dont

___

† Quoi donc les quinze cens sujets vivants & plus qu'avoit taillé le fameux Rau, la quan-tité de ceux, taillés par les Chereldens, les Sharpes, & même celle des Lithotomistes qui pratiquent le grand appareil avec distinction ; tous ces grands hommes ne pourroient point entrer en comparaison pour citer des succès? Cela est modeste !

†† M. Francœur n'a jamais été convaincu de calomnie sur ce fait.

» les urines font depuis plufieurs anné
» purulentes & fœtides , & qui reſt
» long-temps à notre Hôpital ; mais ſi le
» Nouvelliſtes du F. C. étoient plus exa&
» & moins précipités, ils lui auroient ap
» pris que ce *langoureux-là*, a encore e
» la force & le courage de fe faire taille
» en 1750. & de fouſtrir l'extra&ion d
» trois pierres, chacune de la groſſeu
» d'une noix , dont il n'eſt pas plus mor
» qu'en 1749 †. J'ajoute qu'il eſt ſort
» de l'Hôpital , avec l'embonpoint le
» plus complet, ainſi que l'année précé
» dente ; & qu'il a cet avantage conſi-
» dérable fur tous les Taillés du F. C. ††
» qu'il retient parfaitement fes urines ,
» toutes purulentes & graveleufes qu'el-

† Deuxiéme fophifme.

M. le Cat manifeſte ici trop viſiblement , &
à pure perte fon humeur contre mes Nouvelliſtes, puifqu'il ne les dément point ; mai
au lieu de prendre ce parti, il cherche à éluder
la certitude de leur rapport fur la fiſtule, qui
eſt le moindre des faits qu'ils articulent. Comme s'il s'enfuivoit qu'en alléguant, qu'il a re-
taillé fon fiſtulleux un an après la premiere
opération ; il prouvoit réellement que ce malade n'a point été fiſtuleux du tout depuis la premiere taille jufqu'à la feconde.

†† On a déja vû cette prétendue totalité entiérement démentie dans François Demai ,
pag. 7.

les

» les font encore , & qu'il ne fe fait par
» la cicatrice aucun écoulement capable
» de mouiller fes chemifes. † Je crois
» qu'il eſt peu de méthodes qui puiffent
» tirer un auffi bon parti , d'un fujet
» dont les organes font dans un état fi
» déplorable , ou plutôt qu'il n'en eſt
» point , par laquelle il n'eut fuccombé
» dès la premiere opération. F. C. affure
» que je fuis convenu du fait allégué par
» M. Francœur : Voici ce fait. »

» J'avois avancé dans un Ouvrage
» périodique , que de quatorze Prin-
» temps pendant lefquels j'avois taillé ,
» il y en avoit eu fix dans lefquels il
» n'étoit mort aucun fujet. Le Calomnia-
» teur connu fous le nom de *Francœur*,
» prétendit me donner un démenti en
» difant.... *Auriez vous déja oublié que*
» *de ceux que vous taillâtes en 1745. plus*
» *de la moitié fuccomba fous les accidens*
» *fi ordinaires à votre méthode.* Il y a deux
» fauffetés dans cette allégation.... La
» premiere , qu'il me foit mort plus de

† Il fe fait donc encore un écoulement ,
quoi qu'il ne foit pas *capable de mouiller fes*
chemifes , il eſt fans doute de pus feulement.
La certitude de cette double affurance , retenue parfaite des urines , ni fiftule , n'auroit elle
pas mérité d'être appuyée par l'adreffe du fujet
gueri , afin de prévenir tout foupçon fur ce fait?

G

,, la moitié de mes Taillés en 1745. L…
,, feconde, que ceux qui font morts ayen…
,, *fuccombé fous les accidens* dépendan…
,, *de ma méthode :* mais comme l'imputa…
,, tion calomnieufe d'avoir une méthod…
,, meurtriere, qui m'avoit tué plus de l…
,, moitié de mes fujets, tomboit d'elle…
,, même, fi je prouvois que de quatorz…
,, Printems, j'en avois eu fix dans le…
,, quels il ne m'étoit mort perfonne, …
,, qu'il n'étoit queftion que de ce fai…
,, entre le Calomniateur & moi, je dé…
,, daignai de juftifier 1745. qui d'ail…
,, leurs avoit été malheureux, de ce qu'i…
, y avoit d'outré dans ce reproche, parc…
,, que l'effervefcence… de la bile y e…
,, trop vifible pour s'y méprendre : je m…
contentai donc de répondre………
,, *Non, Monfieur, je ne l'ai pas oublié* (c…
,, *malheureux 1745.*) *mais qu'eft-ce qu…*
,, *fait le Printems de 1745. aux fix Pri…*
,, *tems que j'ai cités ; ai-je mis de ce no…*
,, *bre celui de 1745 ? Point du tout. Qu…*
,, *voulez - vous dire ? Eft - ce que da…*
,, *quatorze Printems il n'y a point …*
,, *place pour un malheureux 1745. po…*
,, *fept autres moins malheureux, & po…*
,, *les fix totalement heureux que je recl…*
,, *me ?* Voilà le raifonnement qui a fa…
,, croire au F. C. que j'étois convenu …
,, fait avancé par M. Francœur : ma…
,, avec un peu moins de paffion, & …

„ de réflexion†, il ne s'en feroit pas rap-

† *Troifiéme fophifm*.

Je commence par rapporter ici le texte même de la Lettre de M. Francœur,
afin qu'il ne dife plus que je le calomnie, & pour mettre plus précifément le
Lecteur au fait de la conféquence qui
en réfulte contre lui.

Après que M. *Francœur* a rapporté
quelques autres faits qui ne font point
de la Taille ; il dit à M. le Cat, „ *je me*
„ *borne à vos opérations de la Taille laté-*
„ *rale, permettez-moi de vous repréfenter,*
„ *qu'elles n'ont pas eu un fuccès auffi favo-*
„ *rable & auffi conftant, que vous l'avan-*
„ *cez dans votre Lettre. C'eft le fixiéme*
„ *Printems, dites-vous, de quatorze que*
„ *vous avez paffez en Normandie, dans le-*
„ *quel il n'eft mort aucun de ceux que vous*
„ *avez taillés.*

„ *En bonne foi, Monfieur, y penfez-*
„ *vous, & auriez-vous déja oublié que de*
„ *ceux que vous taillâtes en 1745. plus*
„ *de la moitié fuccomba fous les accidens*
„ *fi ordinaires à votre méthode. C'eft un*
„ *fait certain & confirmé par des perfon-*
„ *nes dignes de foi, qui par les places*
„ *qu'elles occupent, font à portée de fui-*
„ *vre vos opérations. Un démenti auffi*
„ *formel, eft fans doute plus que fuffifant,*

,, porté aux injures d'un Calomniateu[r]

,, qu'on a négligé de refuter scrupuleuse-

,, pour défabufer le Public de la confianc[e]

,, que vos Ecrits pourroient lui infpirer. .

,, Il y a long-temps qu'on les a reconnu[s]

,, plus féduifans que folides. †. . . . .

,, Pour votre gloire, je veux bien paffe[r]

,, fous filence les années qui ont précéd[é]

,, 1745. Admirez cette difcretion, & n'e[n]

,, abufez pas ; qu'un homme obfcur ait re[-]

,, cours à des fauffetés pour en impofer

,, il le peut impunément, le Public fe con[-]

,, tente de les méprifer ; & elles rentren[t]

,, dans le néant d'où elles font forties

,, Mais qu'un Docteur en Médecine, u[n]

,, Correfpondant de l'Académie des Scien[-]

,, ces, un Affocié de celle de Chirurgie, u[n]

,, Membre de celle de Londres, de Madri[d]

,, & de Rouen, marche fur les mêmes tra[-]

,, ces, cela peut tirer à conféquence,

,, mérite d'être approfondi. Si la fincéri[té]

,, doit être le partage d'un homme de Le[t-]

,, tres, à plus forte raifon, lorfqu'il joi[nt]

,, à cette qualité la profeffion de Chiru[r-]

,, gien. . . . . . Je finis, Monfieur, en vo[us]

,, exhortant d'être déformais plus véri[d-]

,, que, on le fera moins à votre égard.

Ceci eft tiré de la *Réponfe de M. le Cat*

† Ne diroit-on pas, que M. Francœur av[oit]
déja vû le gros Recueil de 1752.

„ ment dans toute leurs circonſtances. „

un Libelle, qu'il nomme *Diffamatoire*, ſigné *The-plain-dealer*, c'eſt-à-dire, *Fran-cœur*. 1747. petite Brochure in-12. de 40 pages.

M. le Cat toujours fertile à éluder ou à conteſter les preuves des faits qui ſont contre lui, manque rarement de quelques reſſources pour donner le change au Lecteur. Le ſophiſme dont il s'agit ici eſt de ce nombre; mais à qui ce Docteur prétend-il perſuader qu'il n'étoit point queſtion entre lui & M. *Francœur* de l'année 1745. pendant qu'il eſt inconteſtable par la Lettre même qui l'attaquoit, qu'il s'agiſſoit beaucoup plus de ce fait, de la part de M. *Francœur*; que de tous autres ? Cet Académicien croit-il donc nous donner le change en diſtinguant *deux fauſſetés dans l'allégation de M. Francœur*, pendant qu'il les laiſſe toutes deux ſans aucune preuve contraire à l'accuſation ? M. le Cat eſt certainement le ſeul qui peut imaginer que l'imputation de 1745. tomboit d'elle-même, s'il prouvoit, qu'il avoit eu ſix Printemps heureux, parmi les quatorze dont il s'agiſſoit.

Je dédaignai, dit-il, *de juſtifier 1745. qui d'ailleurs avoit été malheureux.*

» Enfin, que pourront dire au F. C.
» ſes Emiſſaires les plus mal intentionnés
» ſur cette préſente année 1751. J'ai

Un tel dédain, ou plutôt un tel ſacri-
fice, eſt aſſurément bien précieux &
bien généreux dans M. le Cat.

L'Anonyme pourroit-il donc s'en rapporter à quelques moyens plus ſûrs &
moins douteux ſur ce fait, qu'à une allégation rapportée par ce Docteur même,
& qu'il avoit tant d'intérêt à détruire :
Eſt-ce là de la part de l'Anonyme agir
avec *paſſion* & ſans *réflexion*, ſur un rai-
ſonnement qui conſtate lui-même la certitude de ce fait, au lieu de l'affoiblir ?
Ne ſeroit-ce pas plutôt renoncer au ſens
commun, aux réflexions même, s'il avoit
agi autrement ?

J'ignore parfaitement les raiſons qui
faiſoient agir M. *Francœur*; mais juſqu'i-
ci il ne peut être taxé, ſinon de médi-
ſance, tout au plus. Je ne vois pas non
plus, à propos de quoi M. le Cat, le
traite de Calomniateur, puiſqu'il *a négligé de le refuter ſcrupuleuſement dans
toutes leurs circonſtances.* D'où il réſulte
évidemment que cet Accuſateur dit vrai :
Or, demeurera-t-il au moins pour démontré, que M. le Cat eſt convaincu
d'avoir perdu plus de la moitié des ſu-
ets qu'il a taillés en 1745. peut-être mê-

» taillé le 15 Mai en vingt-huit minutes
» dix sujets, depuis l'âge de six ans juf-
» qu'à celui de quarante-deux ; † trois
» de ces Pierreux étoient très-malades,
» & deux de ces trois avoient l'air fi atro-
» phiés, fi moribonds, qu'on ne les re-
» çût qu'avec peine, & prefqu'affuré de
» leur perte. †† Ils avoient tous d'affez
» groffes pierres, à l'exception d'un feul :
» par exemple, celle d'un enfant de dix
» ans, a deux pouces deux lignes de
» long fur un pouce & demi de large,
» une de ces groffes pierres fe brifa dans

me plus. Sa difcrétion m'autorife à le
penfer, jufqu'à ce qu'il m'ait détrompé,
& le Public, par une Lifte tirée des Re-
giftres de fon Hôpital.

† Si M. le Cat, eut fuivi fes principes, 28
minutes, n'auroient pas fuffi au fimple débridement intérieur du bourelet, & à la dilatation
graduée fur deux de fes fujets. *il la prefcrit*
& croit qu'il l'a fait, mais il eft démontré, qu'il
ne la fait pas toujours, puifqu'il a taillé en 1751.
fans faire perir (p. 250) une grande partie de
fes malades, comme il l'a fait en 1750. & plus
de la moitié en 1752.

†† Si trois de dix, *qui étoient très-malades*,
& 2 de ces 3 *fi atrophiés, fi moribons*, font
néanmoins parfaitement gueris, quoique taillés chacun en deux minutes 8 fecondes : il falloit donc qu'il y en eût quatre de fept en 1752.
qui étoient au moins agonifans, lorfqu'ils ont
été taillés ; puifqu'ils én font morts : il nous
apprendra, fans doute auffi, qu'il les a taillés

» l'opération ; malgré toutes ces circonf-
» tances défavantageufes , il y en eut la
» moitié qui n'eurent pas de fiévre après
» la Taille. Un tiers rendit une partie des
» urines par le canal naturel dès le pre-
» mier jour , & il n'en paffa point du
» tout par la playe quelques jours après.
» Tous furent fans fiévre le fixiéme jour ;
» cinq étoient guéris & levés trois femai-
» nes environ après l'opération ; deux des
» cinq autres le furent vers le trentiéme
» jour ; & actuellement dix-neuf Juin
» que je donne ce Cahier à l'Imprimeur ,
» le refte donne les efpérances d'une
» guérifon prochaine. »

S. IV. » Mais je fuppofe que ces huit
» Printems dans lefquels il ne m'eft
» mort aucun fujet, fe trouvent balan-
» cés par d'autres Printems moins heu-
» reux , malheureux même ; voyons ce
» qu'on en peut conclure contre ma mé-
» thode , † vous , M. R. P. qui n'avez

en deux minutes chacun , car un tailleur à la
minute, doit faire des progrès en rapidité pro-
portionnés à l'habitude.

† On en conclut tout naturellement, qu'elle ne
ne fe repete pas toujours de même , puifque le
le fuccès varie, ainfi qu'on conclut (qu'on me
permette la comparaifon) qu'un chaffeur tire
plus droit fon gibier dans certains jours , &
qu'il tire plus à côté dans d'autres , d'où il réfulte qu'il a des jours heureux , moins heureux
& totalement malheureux. Eft-ce la faute de

» pas pour le Lithotome caché, l'en-
» thoufiafme du F. C. & à qui on peut
fa poudre, de fon plomb, de fon fufil ; ils font
les mêmes chaque jour ? Eft-ce le gibier dont
la peau feroit plus difficile à percer un jour que
l'autre ? Rien de tout cela n'y contribue. La caufe
de cet accident, vient uniquement du tireur qui
vacille plus ou moins un jour qu'un autre, ou
qu'il prend plus ou moins fes précautions, &c.
cependant quoique la caufe de cette alternative
vienne du Chaffeur même, comme on n'en peut
douter, il n'eft pas vraifemblable que le défaut
de fuccès foit volontaire ; dans ce cas, la caufe
de cet accident de vacillations dans l'inftant
qu'il tire, quoiqu'elle lui foit propre, n'arrive
donc, que malgré lui, & elle n'arrive malgré lui
que parce que fon corps & fes bras font libres ;
& que cette liberté n'eft point auffi fûre, que s'il
étoit affujetti par un point d'appui fixe, quand il
tire ; mais au contraire, fi ce chaffeur affujettiffoit
fon fufil à un point d'appui fixe à tous égards, que
fon gibier fe préfentât toujours au même lieu,
perfonne ne peut douter que tous les jours ne
fuffent également heureux pour lui. La méthode
latérale avec les inftrumens de M. le Cat eft le
chaffeur heureux, melheureux, &c. Cette même méthode avec le lithotome caché eft le
chaffeur qui a le point d'appui fixe : fon inftrument ne varie point dans l'action qu'il produit, le canal de l'urêthre, & le col de la veffie
qui en font le gibier, font au même lieu ; la
même incifion fe répete fans varier donc, le
fuccès ne variera point lorfqu'il dépendra uniquement de l'égalité de cette incifion. *Cette obfervation triviale décide nettement* cette *queftion* (348) *tant agitée, & j'ofe dire qu'elle le
fera encore plus par les fuccès, comme on va*
le voir ci-après.   G w

» parler raison sur les succès des autres
» Lithotomistes, trouvez-vous vrai-sem-
» blable, qu'une méthode dont l'excel-
» lence est constatée par les succès d'u-
» ne si longue suite d'années ; qu'une
» méthode, dont les manœuvres sont
» aussi sûres que l'opération *Géométrico-*
» *Méchanique*, de tirer avec une régle &
» un compas, deux paralléles à une dif-
» tance donnée, puisse être la source de
» ces variations ? † N'est-il pas évident
» au contraire que les accidens qui les
» produisent, doivent être ou étrangers
» à l'opération, ou annexés aux métho-
» des les plus parfaites de l'appareil laté-
» ral ? L'opération de la Taille, quelque
» parfaite qu'elle soit, étant toujours
» une des plus grandes, des plus délica-
» tes, & des plus dangereuses opérations
» de la Chirurgie ; peut-on regarder
» cette méthode comme meurtriere,
» parce qu'il y aura eu quelques années
» où ses succès n'auront pas été les mê-
» mes ? †† Années dans lesquelles les

† On vient de voir dans la notte précédente, la véritable source de ces variations,
aussi bien que l'illusion de la prétendue sûreté,
Geometrico-Mecanique, des maneuvres de la
méthode de M. le Cat. *L'excellence constatée
de ses succès* n'est pas mieux fondée.

†† Si l'Anonyme a traité cette méthode de

» faits même établiſſent , ou que la peti-
» te vérole aura attaqué tous , ou preſque
» tous céux qu'on aura taillé , ou qu'il ſe
» ſera trouvé des veſſies malades , puru-
» lentes , puantes , pleines de champi-
» gnons , des reins remplis d'ulcéres , des
» inteſtins rongés de vers , & parſemés
» de puſtules purulantes , ou des hydro-
» piſies , & pluſieurs autres maladies
» auſſi étrangeres à l'opération : des dé-
» fauts de ſuccès dans l'opération de la
» Taille , ſurprendront-ils un homme
» raiſonnable, qui ſçait que la maladie
» de la Pierre eſt de la derniere conſé-
» quence, & qu'elle eſt très-ſouvent ac-
» compagnée de la ruine des organes qui
» filtrent & qui reçoivent l'urine ; que
» cette maladie toute terrible qu'elle eſt,
» n'exempte point ſon ſujet, de toutes
» celles qui attaquent les autres hommes
» dans les diverſes ſaiſons de l'année , &
» dans les différens âges ; qu'une auſſi
» grande opération que la Taille , eſt au-

meurtriere dans quelques occaſions , ce n'eſt
que relativement à l'exécution des manœuvres
problematiques dont M. le Cat , ſoutient l'affir-
mative , contre la certitude de celles que cet
Auteur a établies , ainſi que je l'ai démontré
dans ma penultiéme notte, & qu'on peut la démontrer par la régle de préférence , du cert
ſur le douteux.

G vj

» tant & plus susceptible que toute autre
» maladie, des intempéries de l'air &
» des saisons ; que les sujets taillés, la
» plûpart enfans, sont autant & plus ca-
» pables que tous autres, de l'indocili-
» té, des défauts de ménagemens, & des
» indiscrétions qui en font tant périr
» dans les autres opérations ; que tous
» ces inconvéniens sont beaucoup plus
» grands & plus communs encore dans
» les Hôpitaux ; parce que 1°. Tous les
» sujets bons ou mauvais y sont reçus.
» 2°. L'air n'y est pas fort pur. 3°. Les
» Salles y sont grandes, & par-là ren-
» dent plus difficile la correction des
» intempéries de l'air ; ces différences
» sautent aux yeux, en comparant les
» Tailles que je fais en Ville, avec celles
» que j'opére à l'Hôtel Dieu. Toute no-
» tre Chirurgie attestera encore qu'en
» 1750. un sujet taillé en Ville depuis
» douze jours, & dont la playe étoit
» remplie des plus belles chairs, ayant
» été dans la nécessité de venir à notre
» Hôpital, fut trouvé au pansement sui-
» vant avec une playe pâle & mollasse,
» par le simple séjour de douze ou quinze
» heures qu'il avoit fait dans nos Salles.
» 4°. Un seul malade pétulant & criard,
» prive du sommeil tous les autres.
» 5°. Des enfans attachés à leurs parens,

» & pleins d'horreur pour l'état, comme
» abandonné, où ils se trouvent, périf-
» sent quelquefois par la seule révolution
» que cette situation excite dans leur
» ame. Ajoutons à cela, que l'Hôtel-
» Dieu de Rouen en particulier, avoit
» acquis sur mes Prédécesseurs la réputa-
» tion de porter tous ces défauts à un si
» haut degré, que la Taille y étoit aban-
» donnée depuis plusieurs années, quand
» j'y suis arrivé, & que l'Administration
» avoit pris des arrangemens pour me
» faire faire ces opérations en Ville. » †

† Jamais l'Anonyme ne prétendit mettre sur
le compte de la méthode de M. le Cat, ni
sur toute autre, les défauts de succès provenans
de toute autre cause, que de celle de l'incifion
pour le passage de la pierre, il sçait avec tous
les Lithotomistes, qu'il peut y avoir un
nombre infini de circonstances & d'infirmités,
qui peuvent concourir avec celle de la pierre,
dont chacune d'elles feroient infailliblement
périr le malade, même sans le concours de l'o-
pération, quelque parfaite qu'elle puisse être;
à plus forte raison, &c.
Mais M. le Cat qui s'est préconisé en 1742.
pour le dernier & définitif restaurateur de
l'appareil lateral ; n'avoit il pas en cette qualité un intérêt particulier à nous prouver par
l'ouverture des sujets qui lui sont morts depuis
cette époque, comme il l'avoit fait avant, en
1735 & 36 que ces malades ont réellement succombé à quelque cause étrangere à l'opération?
La vérification par ces ouvertures, seroit-elle

» Convenons, donc, M. R. P. que
» quiconque voudra réfléchir fur toutes
» ces circonftances fera forcé d'en con-
» clure, qu'il eft impoffible que la plus
» excellente de toutes les méthodes foit
» exempte d'avoir des années malheureu-
» fes ; parce qu'en général , comme je
» viens de le dire , quelques perfections
» qu'on donne à la Taille, on ne fera
» jamais qu'elle ne foit pas une opération
» très-délicate & très-dangereufe ; qu'ain-
» fi la meilleure de toutes les méthodes ,
» fera feulement celle par laquelle il

donc regardée comme fuperflue par ce Docteur , à caufe qu'il avoit déja *donné* à cette *efpéce de taille latérale toute la perfection dont
elle étoit fufceptible* (Verdun 1742. p. 101).

Pourroit-il juftifier cette omiffion dans un
Hôpital, où il eft entiérement maître des cadavres, ce qu'il n'eft pas à beaucoup près, auffi
facile à obtenir chez les Particuliers par mille
raifons que perfonne n'ignore , &c. Voilà cependant un très-grand avantage de Monfieur
le Cat , fur l'Anonyme jufqu'à préfent : à
cet avantage ; fe trouve encore joint celui
d'avoir taillé lui-même tous fes fujets, de les
avoir pû vifiter (prefque tous) chaque jour ,
pendant le cours du traitement ; reffources ,
dont on connoît le prix, & dont l'Anonyme
a été prefqu'entiérement privé (auffi bien que
plufieurs de fes correfpondans) ; d'où il réfulte
clairement que ce Docteur a dû avoir , au moins,
un quadruple avantage fur lui.

„ mourra moins de sujets : or, par les
„ faits constans allégués ci-dessus, il est
„ démontré que la mienne est de cette
„ espéce, & qu'il s'en faut beaucoup que
„ le Lithotome caché ait acquis le droit
„ d'entrer en comparaison avec elle à cet
„ égard. »

*Dernier Argument, tiré de la justification
de M. le Cat sur ses mauvais succès.*

Quand l'Anonyme lui a donné 1735.
& 36. pour preuve contre sa méthode,
il vient nous assurer que ces deux années
ne peuvent point être mises sur son
compte, attendu qu'elles n'étoient que
des *Essais* ; qu'alors il étoit dans l'erreur
où est l'Anonyme lui-même sur le fait
des grandes incisions au corps de la
vessie ; & il ajoute, *loin que ces deux
années qui lui réussirent si mal, puissent
être citées contr'elle* (sa méthode) *elles démontrent au contraire sa bonté, en prouvant que toute manœuvre qui s'en écarte est
meurtriere* (son texte ci-dessus).

Voilà donc, selon lui-même, un argument très-concluant en faveur de sa
méthode, & de sa doctrine postérieure à
ces deux années.

Qu'il nous dise donc présentement,
lui qui veut *démontrer avec tant d'évidence le contradictoire de ces faits*......

que ceux-même qui l'ont approuvé (le jugement de l'Anonyme) *reviendront de leur
préjugé* , bien entendu qu'on puisse lui
faire cette demande sans *calomnie* ni *injure grossiere* ? Qu'il nous dise , dis-je, si
*c'est de bonne foi , non-seulement d'après
des faits , des expériences , mais encore d'a-
près des raisonnemens & des principes de
notre Art , qui ont tout au moins l'air de la
plus grande certitude* (p. 191.) qu'elle est
la méthode dont ses *Essais* de 1745. 49.
50. & 52. prouvent la bonté ? Ce ne peut
pas être celle de sa *méthode améliorée* (p.
252.) *& rendue certaine* en *1737.* car
c'est en la suivant qu'il les a faits, & que
les succès ont été pour le moins aussi
malheureux que dans les années 35. &
36. Essais qui n'avoient cependant servi
qu'à prouver la bonté de sa latérale, en
prévenant les erreurs de l'Anonyme même, sur les grandes incisions à la vessie. Il
n'ignore pas qu'en 1745. & 52. il en a
eu plus de la moitié qui ont succombé;
en 1749. & 50. de seize six ont succombé; aussi ces quatre années équivaient-
elles chacune au moins aux années 35. &
37. Il ne s'est tiré d'affaire avec l'Anonyme pour ces deux dernieres , qu'en les
mettant hors de sa méthode Il ne peut
donc pas échaper ici , *il n'a rien à répondre : mais* .... (p. 386.)

Si les quatre années poſtérieures au dernier degré de perfection donné par lui-même à ſa latérale en 1742. ont été ſi *malheureuſes*, ainſi que ces faits inconteſtables (le prouvent) donc ſa méthode eſt très-imparfaite, ou il en eſt encore aux épreuves, à la vingt-uniéme année, &c. *& cette manœuvre même n'a, & ne peut avoir avec les inſtrumens de* M. le Cat, *ni regle, ni certitude ; d'où il réſulte néceſſairement, que ſes inſtrumens & ſa méthode ſont à tous égards, également dangereux : donc les ſuccès qu'il cite dans quelques années, ſont des exceptions plutôt que des ſuites de ſa méthode, & ils ne ſçauroient relever ni les inſtrumens, ni cette méthode, de l'anathêmt que portent contr'eux, les lumieres victorieuſes d'une Théorie ſaine & ſolide.* (p. 232.)

Après l'entiere juſtification de l'Anonyme qu'on vient de voir au ſujer des mauvais ſuccès qu'il cite, comme réſultans de la méthode de M. le Cat ; je penſe que mes preuves ſuffiront pour mettre le Public en état de juger cette partie ſi eſſentielle de notre Procès. Mais ce n'eſt pas-là tout, je me propoſe encore quelque choſe de plus fort, nonobſtant ce que je viens d'oppoſer à ce Docteur ; c'eſt de démontrer, que contre ſon intention, il ſe déclare formellement pour ma mé-

thode, lors même qu'il fait tous ses efforts
pour la détruire. Quoiqu'un pareil phé-
noméne paroisse incroyable, il n'en est
pas moins certain ; & j'espere démontrer
cette vérité avec tant d'évidence, que je
me flatte d'avance du suffrage même de
ses Partisans.

Comme je prétends tirer les preuves de ma démonstration de son propre
Texte, aussi-bien que les conséquences
& la conclusion ; je commence d'abord
à mettre sous les yeux les trois propositions qui lui servent de base , pour prouver que le Lithotome caché , ni la méthode qui en résulte, ne peuvent soutenir le
paralléle avec ses instrumens , non plus
qu'avec sa méthode.

Je réduit ma Thèse , dit M. le Cat, *à trois
propositions.* (p. 192.)

„ I. *Le nouveau Lithotome caché , quoi-*
„ *que* plus parfait que les bistouris her-
„ niaires qui lui ont servi de modéle ,
„ est toujours , comme eux, un instru-
„ ment dangereux. „

„ II. Les Tailles heureuses qu'on cite
„ en sa faveur, ne démontrent ni l'ex-
„ cellence de l'instrument, ni la préémi-
„ nence de la méthode du F. C. sur la
„ nôtre. „

III. „ En supposant ces succès cons-
„ tans , ils sont encore inférieurs à ceux

» que nous sommes en droit de citer,
» & la méthode de l'Anonyme ne peut
» soutenir le paralléle avec la nôtre. »

» Je vais prouver séparément chacune
» de ces propositions, & je me flatte en-
» core un coup, M. R. P. que je le ferai
» solidement, & d'une façon à convain-
» cre ceux qui me liront sans préven-
» tion. »

Ces propositions posées, je passe à un
dénombrement de tous les sujets taillés
par M. le Cat depuis vingt-une années
qu'il pratique cette opération ; mais,
comme ce Docteur n'a point rendu compte de la suite de ses opérations à l'Académie des Sciences depuis 1742. ou du
moins, que l'Histoire de cette Compagnie jusqu'en 1747. n'en contient aucunes ; je me trouve forcé, pour mon dessein, de supposer un certain nombre de
sujets pour les années 1743. 44. & 47.
dont je n'ai pû découvrir aucun détail
jusqu'ici.

J'observerai de placer ces années à moi
inconnues, tant pour le nombre des
Taillés, que pour les succès, entre les
plus & les moins nombreuses de celles
qui me sont connues, afin de tenir un
juste milieu. J'en ferai de même pour
l'année 1745. qui m'est inconnue aussi
pour la quantité des sujets ; sauf le droit

de M. le Cat, qui peut seul nous donner une Liste circonstanciée des mauvais succès, ainsi qu'il l'a fait des bons jusqu'en 1751.

Je réputerai morts de la Taille, tant de son côté que du mien, dans ce paralléle, tous les sujets qui sont morts à la suite de l'opération ; afin que tout le monde puisse porter un jugement hors de doute sur ces deux méthodes, & des conséquences que je me propose d'en tirer.

Je n'insérerai dans la Liste de M. le Cat, que les sujets qu'il a taillés lui-même, avec les quatre de M. Beaumont dans *le nouveau Monde*, & un de M. Leblanc taillé à Orléans par sa méthode. Je n'y joindrai point ceux de MM. Durocher & Vandergracht, parce que je compte prouver le contraire de ce qu'il en rapporte ci-après. Au surplus, cette omission n'est-elle pas entiérement à son avantage ? N'est-il pas plus naturel que sa méthode réussisse beaucoup mieux entre ses mains, que dans celles des autres ? Si néanmoins par extraordinaire, ce que je n'oserois penser, il lui arrive de trouver cette omission mauvaise ; j'offre d'avance d'accepter la même condition, toutes proportions gardées.

LISTE DE TOUS LES MALADES
que M. le Cat a taillés , depuis 1732.
jusqu'en 1752. inclusivement.

1732				
33				
34	Pour ces trois an-nées ,	10	tous guéris	
35				
36	Pour ces deux an-nées ,	11	guéris	10 morts
37	. . . . . .	6	guéris	
38	. . . . . .	9	guéris	
39				
40	Pour ces deux an-nées ,	30	guéris	4 morts
41	. . . . . .	5	guéris	1 mort
42	. . . . . .	5	guéris	2 morts
43	Supposés ,	7	guéris	3 morts
44	Supposés ,	7	guéris	3 morts
45	Supposés pour le nombre ,	4	guéris	6 morts
46	. . . . . .	8	guéris	
47	Supposés ,	7	guéris	3 morts
48	Supposés pour le nombre ,	10	guéris	
49	. . . . . .	5	guéris	3 morts
50	. . . . . .	5	guéris	3 morts
51	. . . . . .	9	guéris	1 mort
52	. . . . . .	3	guéris	4 morts
	M. Beaumont ,	4	guéris	
	M. Leblanc ,	1	guéri	
	TOTAL	146	guéris	43 morts

Suivant ce calcul, les morts vont à u[n] quart moins quelque chose sur la tota[li]lité.

Par l'ufage de la méthode du Lithoto[me] caché, le nombre va depuis le 8 O[c]tobre 1748. jufqu'au mois de Mars 175[2] à foixante-dix-huit, parmi léfquels il [y] en a fix de morts ; ce qui va au treiziéme [&] par conféquent à deux tiers de moin[s] que parmi ceux de M. le Cat ; d'où il ré[f]fulte que fi tous les fujets qui ont été tail[l]lés par lui-même, l'euffent été avec l[e] Lithotome caché, quoique par différen[s] Chirurgiens, il y en pourroit avoir ving[t] huit de plus qui auroient pû guérir.

Dans le parallele de ce dénombre[ment], M. le Cat dira peut-être que j'a[i] tort de confondre les morts qui ont vif[i]blement péri par des maladies étrangere[s] à celle de l'opération ; dans ce cas, il au[ra] pour agréable de nous donner les preu[ves] fuffifantes des uns & des autres, afi[n] de ne les plus confondre : l'Anonyme [de] fon côté a déja rempli cette conditio[n] dans la lifte qu'il a donné ; je tiendrai [la] même conduite de bonne foi à l'aveni[r] & je fuis encore en état de prouve[r] comme je l'ai déja fait en partie, qu[il] n'en eft mort aucun par ma méthode[,] fans la complication de maladie grave [&] étrangere à l'incifion pour le paffage [de]

la pierre, & à la situation horisontale ,
quoique pratiquée , comme je l'ai déja
fait observer , par différentes mains , &
pour la plus grande partie , dans des circonstances où les Opérateurs n'ont pû
voir par eux - mêmes les malades taillés ,
que les premieres vingt-quatre heures ,
& souvent beaucoup moins. Je puis donc
assurer avec plus de vraisemblance que
ne le fait M. le Cat, que ces preuves aussi bien que les conséquences, *ont tout au
moins l'air de la plus grande certitude ; &
que je m'en rapporterai volontiers,* (p. 191.)
non pas au R. P. de notre Ordre qu'il
suppose ; mais à lui - même , lorsqu'il
conclut très - judicieusement , *qu'ainsi la
meilleure de toutes les méthodes sera seulement celle par laquelle il mourra moins de
sujets ; or par les faits constans allegués
ci - dessus , il est démontré que la mienne,*
non celle de M. le Cat , *est de cette espece,
& qu'il s'en faut beaucoup que ses instrumens, ses manœuvres , & toute sa méthode puissent se maintenir dans le droit
d'entrer* à l'avenir *en comparaison avec la
mienne* à cet égard. (Relisez le dernier
alinea de son texte ci-dessus.)

Après tout ce que je viens d'exposer ,
je regarderois comme superflu , de relever toutes les douceurs qu'il me prodigue
si généreusement , dans toute sa longue

& ennuyeuse discussion de la situation horisontale, où il croit combattre des erreurs & des monstres, plutôt que des ombres & des chimeres.

Que les succès victorieux & incontestables de ma méthode soient dûs au Lithotome caché ou à la situasion horisontale ; il est du moins très-certain que cette derniere a été observée à plus de soixante & dix de ceux de ma liste, que l'événement la justifie pleinement, de même que le Lithotome caché ; contre de si nombreux, si grands & si inutiles efforts de mon Aggresseur ; que les succès, dis-je, soient dûs à l'un ou l'autre ; il suffit qu'ils composent ensemble ma méthode, que les effets de cette méthode soient supérieurs de deux tiers aux effets de celle de M. le Cat, qu'il faille la suivre comme *la meilleure*, selon lui-même ; comme *celle par laquelle il en mourra le moins*, il en résultera incontestablement, que mon Agresseur sera forcé de la préférer à la sienne, ou d'être réputé responsable à l'avenir des deux tiers des sujets qui périront par sa propre méthode ; outre qu'il n'y a point d'exagération, il n'y a point de *subterfuge* non plus pour M. le Cat dans ma conclusion ; elle est d'ailleurs fondée sur soixante & dix-huit Taillés de suite, si ce nombre ne suffit pas pour

servir

fervir d'un exemple à fuivre , un millier & plus ne fuffiroit pas davantage ; le hazard feul décideroit de toutes nos lumiéres plutôt que la raifon.

Que de réflexions ne fe préfentent-elles pas ici ? *Quel eft donc l'acharnement aveugle* de M. *le Cat* , (p. 277.) contre une *méthode fi précieufe au public* , (p. 256.) & qui l'emporte à un fi haut degré fur celle qu'il s'efforce de maintenir au préjudice de ce *Public* ?

La Thefe de M. le Cat fe trouve donc réduite préfentement aux trois propofitions fuivantes.

1°. *Le nouveau Lithotome caché n'eft* donc pas toujours un *inftrument dangereux* , & même qu'il ne la jamais été.

2°. *Les tailles heureufes qu'on cite en fa faveur démontrent* invinciblement , & *l'excellence de l'inftrument* , & *la prééminence de la méthode du F. C.* fur celle de M. le Cat.

3°. *Les fuccès conftans* ne font plus fuppofés , mais ils font démontrés fupérieurs *à ceux* que M. le Cat *eft en droit de citer* , & *fa méthode ne peut foutenir le pallele* avec celle de l'Anonyme ; c'eft ce que je me flatte d'avoir ptouvé *folidement* d'une façon à convaincre ceux *qui* m'auront lû & qui me *liront* encore fans *prévention.*

H

Voici une Observation beaucoup plus décisive encore que tout ce qu'on vient de voir, à l'avantage & prééminence de ma méthode sur celle de M. le Cat, & même sans EPISODE.

Ce Docteur a prétendu tourner l'Anonyme en ridicule, tant dans la Table lettre A, que dans la page 59. de son dernier écrit ; sur ce que j'y avois avancé dans la description de mon Lithotome que je mettois en fait, que si l'on guérissoit cinq malades de six, en les taillant par le grand appareil bien exécuté ; qu'on en guériroit du nombre de cinquante quarante - neuf par ma méthode, & que cette méthode seroit *facile à exécuter par tous les Chirurgiens, quoique de différens dégré de génie & d'adresse.* (p. 62.)

Si ce Docteur a trouvé de *l'excès* & de *l'exagération* (p. 62.) dans cette simple présomption, quelle sera donc sa surprise lorsqu'il verra que c'étoit lui - même qui réalisoit entiérement ma supposition, lors même, en 1752. qu'il écrivoit cette belle ironie ? † quand même il se seroit

---

† L'ouvrage de M. le Cat est de 1752. il

trouvé vrai que les quatre qui font morts
dans le nombre de cinquante - deux par
ma méthode , feroient véritablement
morts des accidenes de l'opération ; il y
en a quatre de morts fur fept de fon côté,
& quatre fur cinquante - deux du mien :
voila la premiére fuppofition remplie
†, & d'autant plus finguliérement rem-
plié par M. le Cat , que cette année là
même eft la vingt & uniéme & la dernie-
où il a Taillé.

Mais fi cet Académicien a lieu d'être
furpris dans ce que je viens de démontrer , je préfume d'avance qu'il ne le fera
pas moins lorfqu'il verra , que non-feulement, je le prive de l'avantage d'une
égalité fi difproportionnée & littérale ,
puifqu'il eft conftant qu'il n'en eft pas
mort un dans cinquante - deux des accidens de l'opération dans ma méthode ;
mais même qu'elle pourroit s'étendre à
plufieurs fois cinquante-deux avant qu'il
en meure un ; par proportion d'un fur
fix , ou fi l'on veut fur fept dans la fienne ;

a même des piéces qui n'ont pû y être inférées
avant le 24 de Mai.

† Elle pourroit être reputée plus que complettement remplie, parce qu'il y en a deux,
des trois qui ne font pas morts, à qui il a fuc-
cédé une incontinence d'urine , & une fiftule à
l'un des deux.

H ij

& c'eſt ce que je vais démontrer , afin qu'il ne diſe plus que *j'exagere à l'excès.*

J'ai déja prouvé ci-deſſus qu'il n'en eſt mort qu'un ſur treize dans ma méthode juſqu'à préſent ; ce qui fait le nombre de quatre dans celui de cinquante-deux.

J'ai prouvé auſſi (parce qu'il m'y a forcé) que les ſieurs Bernard & Caquias, (p. 62. & 95.) n'étoient point morts des accidens qui peuvent être attribués à ma méthode ; jeprouve de même dans ma liſte que les autres également ne ſont point morts des accidens de ma méthode.

Mes preuves ſur ces faits de mort , pour conſtater qu'elles ſont les cauſes réputées mortelles & étrangeres à l'opération , ſeront d'autant moins douteuſes pour M. le Cat, que je n'héſite point de les ſoumettre , pour la plupart, à ſon propre jugement ; (qu'on m'en permette la répétition ici) *peut - on regarder* , dit - il , *cette méthode* , la ſienne , *comme meurtriere , parce qu'il y a eu quelques années où ſes ſuccès n'auront pas été les mêmes ? années dans leſquelles les faits même établiſſent , ou que la petite vérole aura attaqué preſque tous ceux qu'on aura taillé , ou qu'il ſe trouve des veſſies malades , purulentes , puantes , pleines de champignons ,des reins remplis d'ulceres , des hydropiſies , & pluſieurs autresmaladies auſſi étrangeres à l'o-*

pération &c. (Ainsi qu'on vient de le voir ci-devant ,) où j'ai rapporté tout son Texte, là, où il déduit encore beaucoup d'autres causes étrangeres.

Qu'on jette les yeux présentement sur ma liste, pour y voir les six morts qu'elle contient dans le nombre de soixante-dix-huit qui ont été taillés par ma méthode qui sont parvenus à ma connoissance ; on y verra qu'outre les deux ci - dessus, les quatre autres ont succombés également sous des maladies étrangeres à l'o-pération ; comme *champignons* dans la vessie, paralysie dans la moitié du corps, (voyez liste le 59e.,) vessie *malade* épais-se de huit lignes, reins détruits, &c. (le 67e.) un autre d'une fluxion de poitrine arrivée après la guérison de sa plaie , (le 19e.) l'autre la petite vérole, retombé ma-lade après la plaie cicatrisée , &c. (le 56e.) Or, puisque je prouve que la mort de quatre sujets arrivée à la suite de ma méthode sur le nombre de cinquante-deux , quoi*qu'exécutée* par plus de dix différens *Chirurgiens* , n'a point eu pour cause l'opération, parce qu'il avoient tous les maladies qui lui sont étrangeres ; donc ma méthode se trouve par événe-ment de beaucoup plus avantageuse que je ne la supposois , par la suputation de l'Anonyme , & que s'il est clair que les quatre du nombre de cinquante - deux font morts par d'autres maladies que celle de l'opération ; il eft très - clair auffi qu'il en eft guéri quarante - huit de fuite par l'opération ; donc il n'en eft pas mort un fur cinquante par des accidens de ma méthode, ce qui juftifie en plein, & même au-delà, la préfomption de l'Anonyme.

M. le Cat pourroit-il en dire autant des quatre qui lui font morts dans le nombre de fept qu'il a taillés le 24 Mai 1752 ? Pourroit-il fe flatter qu'il ne s'en foit pas rencontré plufieurs dans ces quatre qui foient morts des accidens de l'opération ; je dis plufieurs, car il eft poffible parmi quatre qu'il y en ait eu quelqu'un auquel des caufes étrangeres fe foient rencontrées ; mais ce feroit au moins un efpéce de paradoxe de les fuppofer dans tous les quatre. M. le Cat nous prouvera fans doute à quoi le Public doit s'en tenir fur ce fait, en publiant les procès - verbaux , ou rapports d'ouverture faits en préfence de Meffieurs les Commiffaires de l'Académie de Rouen , afin de revêtir ces témoignages folemnels de toute l'autenticité poffible , ainfi qu'il a fait dans pareil cas pour un en 1751. afin de prouver à tout l'Univers qu'il n'étoit pas mort des accidens anéxés à fon opération ; mais en cas de cette omiffion , il paffera pour

conftant qu'il y en a quatre qui font
morts très-promptement de l'opération ;
& il paffera auffi pour conftant en même tems, qu'on en pourra tailler, non-
feulement le nombre de cinquante, mais
même plufieurs fois cinquante avec le
Lithotome caché, avant qu'il en périffe
autant par les accidens de l'opération,
qu'il en a péri dans le nombre de fept à
M. le Cat dans la derniere année par les
accidens anexés & inévitables, (finon par
hazard) dans fa méthode.

Si cette démonftration avec les deux
précédentes ne fuffifent pas pour détrom-
per M. le Cat & fes Partifans, de l'illufion de tous fes ouvrages Lithotomiques,
je n'ai plus d'argument à leur oppofer.

PREUVES DE M. LE CAT, *tirées de plufieurs Lettres de fes Correfpondans, par lefquelles il prétend que l'Anonyme eft convaincu d'impofture.*

Enfin, voici de nouveaux faits, nouveaux combats, des troupes auxiliaires,
des lettres, les Durochers, les Vender-
grachts, les Pouteaux ; tout vient fondre fur l'Anonyme ! Quel déluge de nouveaux témoignages ne me trouve-je pas
obligé de repouffer encore ? J'étois bien

éloigné, je l'avoue, de penfer ce à quoi je m'engageois, lorfque je croyois uniquement & de bonne foi, rendre fimplement un fervice à l'humanité ? Le monde entier a vû jufqu'ici avec quel foin je dérobois mon nom dans une production dont la charité feule étoit le motif ! mais n'importe, puifque je me trouve dans la néceffité de militer malgré mon inclination ; je ferai, comme l'on dit communément, de néceffité vertu ; & je continuerai de repouffer mon Aggreffeur fur les témoignages les plus décififs & les plus triomphans qu'il croit avoir contre l'Anonyme, d'après lefquels il fe croit auffi en droit de me prodiguer les marques de douceur, de bienféance & d'eftime que la préfomption de fa prétendue victoire complette lui infpire ?

Je préviens ici mon Lecteur fur le dégoût que quelques répétitions qui m'ont paru indifpenfables peuvent donner ; mais quelque voie de difcuffion que je me fois propofée, tant fur les faits précédens que dans les fuivans ; celle du rapport tout entier du Texte de mon Adverfaire avec des notes m'a paru la plus avantageufe pour l'intelligence des faits, mettant en même tems le pour & le contre fous les yeux.

Texte de M. le Cat.

Section II.

» S. I. La bonté de ma méthode tire
» ses preuves , non-seulement des succès
» qu'elle a eu entre mes mains , mais en-
» core entre celles de quelques Lithoto-
» mistes de l'Europe qui l'ont adoptée ;
» tels font, comme je l'ai déja annoncé ,
» M. Durocher, premier Chirurgien de
» la Reine Doüairiere d'Espagne ; M.
» Vendergracht à Lille ; le Coufin de M.
» de Beaumont ; M. le Blanc † &c. Le F.
» C. n'étant pas en colere contre ces der-
» niers Lithotomistes , a eu la modéra-
» tion de ne point nier leurs succès ; mais
» comme ces succès font pour ma mé-
» thode qu'il a pieusement résolu de dé-
» crier , il a fallu dire que la méthode de
» ces Messieurs n'est pas la mienne , &
» la fausseté du fait †† n'a pas arrêté le
» scrupuleux Anachorete.

† Peut-il y avoir une meilleure preuve de la
supériorité de ma méthode sur celle de M. le
Cat, que celle d'être adoptée par le double au
moins de fameux Lithotomistes, en moins de
quatre années ; pendant qu'avec beaucoup de
peine, la sienne est-elle adoptée par quatre en
vingt années , & dont je vais encore lui difputer la moitié.

†† On verra bien-tôt cette prétendue fausseté,
changée en vérité.

H v

» M. Durocher a taillé par ma métho-
» de quinze sujets dans différens climats,
» dans différentes saisons , & tous ont
» guéri. On reconnoît là les succès de cet-
» te méthode par laquelle on a taillé
» vingt-cinq sujets de suite , sans qu'il
» en soit mort un seul , mais selon F. C.
» *cette réussite uniforme est* au contraire *une*
» *preuve* que ce *Chirurgien ne suit pas M.*
» *le Cat*, qui suit - il donc ? il a été à Lon-
» dres voir tailler Messieurs Cheselden
» & Sharp, & c'est l'appareil de M. Che-
» selden décrit par M. Sharp qu'il exer-
» ce. Il est vrai que M. Durocher a vû
» tailler à Londres & à Rouen dans la
» même saison , mais il est aussi vrai ,
» qu'ayant vû & pesé l'une & l'autre mé-
» thode , il s'est déterminé pour la mien-
» ne , a emporté mes instrumens, & l'a
» toujours exercée avec une si grande pré-
» dilection que de dix-sept pierreux qu'on
» lui a confié, il en a taillé quinze par
» ma méthode & avec mes instrumens,
» & deux seulement par celle de M. Che-
» selden †. Qu'il ait eu tort ou raison

† On ne peut rien de plus précis que cette distinction reconnue par M. le Cat, même
entre sa méthode & celle de M. Cheselden ;
pourroit-on croire qu'il va prouver dans un
moment qu'elles font la même chose ? L'Anonyme a déja observé de pareilles contradictions
dans sa situation du pierreux.

» de me donner la préférence , c'eſt ce
» que je n'examine point ici ; il n'eſt
» queſtion que du fait , & en voici des
» preuves ſans repliques.

EXTRAIT *de pluſieurs Lettres de M. Durocher à M. le Cat.*

LETTRE DE MADRID
Du 10 Juin 1741. (p. 8.)

» J'attend votre Livre (le Traité des
» Sens) avec bien de l'impatience. Si vous
» écrivés quelque choſe ſur vos opéra-
» tions de la Taille , vous ſçavez que je
» ſuis le premier qui me ſuis ſervi de vos
» inſtrumens , que j'ai réuſſi en paſſant
» à Angers ; ſi vous en voulez un certifi-
» cat , je vous l'enverrai , cela ne pourra
» que vous faire honneur de m'avoir ap-
» pris la maniere de faire cette opéra-
» tion ; vous pourrez me citer ; je vous
» envoye le nom de celui que j'ai tail-
» lé . . . . . . à Angers à l'Hôtel - Dieu ,
» en préſence de tous les Médecins &
» Chirurgiens de cette Ville en l'année
» 1740. le 15 Avril ; il eſt parfaitement
» guéri †.

---

† La ſuppreſſion de ce nom ne ſeroit-elle pas
myſtérieuſe ? Car je ſuis ſûr qu'il n'étoit point

H vj

LETTRE DE CHAMBERY,
Du 8 Février 1744. (p. 2.)

» Vous sçaurez donc, que depuis la
» derniere (Taille) j'ai refait l'opération
» de la Taille latérale avec autant de suc-
» cès que la premiere ; je suis un petit
» chat qui a volé votre méthode, & je me
» fais gloire par - tout de publier que ce
» sont avec des Instrumens que vous avez
» inventé ; tous les Chirurgiens de Lyon
» en sont informés.

LETTRE D'AIX EN PROVENCE,
Du 17 Mai 1742. (p. 2.)

» En la Ville d'Aix il y a deux Chi-
» rurgiens pensionnés de la Province pour
» la Lithotomie, lesquels sont éleves de
» feu M. Colot : il n'y a pas d'apparence
» que ces Messieurs changent leur métho-
» de ; cependant deux Chirurgiens de
» cette Ville & un Médecin m'ont prié
» de vouloir bien leur enseigner votre
» méthode ; le Médecin est un Profes-
» seur d'Anatomie de l'Université, & le
» Chirurgien est Démonstrateur ; il se

guéri , lorsqu'il sortit de l'hôpital cinq ou six
semaines aprés l'opération , mais je n'ai pû
découvrir son nom ni son pays, qui m'en au
roient peut-être appris davantage.

» nomme Ponthieu , lequel a gagné un
» Prix à l'Académie ; c'est un fort bon
» Chirurgien , & qui a une grande ému-
» lation ; ces Messieurs ont fait préparer
» un Cadavre que j'ai taillé devant eux ;
» ils ont été fort contens ; je leur ai lais-
» sé vos Instrumens pour en faire de sem-
» blables ; M. Ponthieu m'a assuré qu'il
» Tailleroit par la suite par votre mé-
» thode , &c.

» Le reste de la Lettre est remplie de
» l'Histoire des opérations de la Taille
» qu'il a faites à Chambéry , présence
» de M. Groch , premier Médecin du feu
» Roi de Sardaigne ; de M. Mabile , Chi-
» rurgien Major de l'Armée Espagnole ,
» d'un grand nombre d'autres. Mais com-
» me ces faits ne nous sont point contes-
» tés , nous passeront cette longue rela-
» lation en observant seulement que M.
» Durocher à grand soin de repeter dans
» cette liste que ces *tailles ont été faites*
» *avec les Instrumens inventés par M. le*
» *Cat.*

L ETTRE DE N ICE ,
Du premier Avril 1745.

» Donnez - moi de vos nouvelles & de
» vos opérations ; je ne suis point du
» parti de l'opération de la Taille au haut
» appareil ; je m'en tiens à celle que je pra-

» tique avec vos Inſtrumens , & j'ai tou-
» jours bien réuſſi.

LETTRE D'ESPAGNE A S. ILDEPHONSE,
Du 7 Mars 1751.

» A l'égard de ce que vous me deman-
» dez au ſujet de la méthode que je pra-
» tique, je vous dirai que de dix - ſept
» opérations que j'ai faites avec ſuccès ;
» je n'en ai fait que deux ſuivant Meſ-
» ſieurs Cheſelden & Sharps ; toutes les
» autres je les ai faites avec les mêmes
» Inſtrumens que vous m'avez donnez
» lorſque je fus de Paris exprès pour vous
» voir tailler , où j'ai eu la ſatisfaction
» de vous voir pratiquer cette opération
» en deux années différentes avec tout le
» ſuccès poſſible.

» Il m'a paru plus utile & plus avan-
» tageux de faire cette opération avec vos
» Inſtrumens , & ſuivre votre méthode.
» Je ſuis fâché de n'avoir pas en ce pays-
» ci des occaſions de faire cette opéra-
» tion ; je ſerois plus en état de prou-
» ver qu'elle doit être préférée à toutes
» les autres.

» Page 6. Le Moine dont vous me par-
» lez , m'a écrit pluſieurs fois ſur diffé-
» rens ſujets ; & ſur celui-là je lui ai ré-
» pondu à peu près ce que je vous marque
» il y a près d'une année de cela.

» M. Durocher m'ajoute que ce Moi-
» ne lui a envoyé son Instrument, mais
» il s'en faut bien qu'il en fasse cas, &
» il est fort éloigné d'adopter sa métho-
» de † comme cet Anonyme a eu la har-
» diesse de le faire annoncer dans le Mer-
» cure de Février 1751. pag. 127.

» On voit donc clairement que c'est
» contre sa propre science que le F. C.
» a nié que M. Durocher exerçoit ma mé-
» thode, & qu'il en impose au Public,
» quand il met ce Chirurgien au nom-
» bre de ses Sectateurs : s'il prétend don-
» ner ce titre à tous ceux à qui il vou-
» dra envoyer son Lithotome, il ne tien-
» dra qu'à lui de mettre sur sa liste tous
» les Chirurgiens de l'Europe.

» On est en état actuellement de con-
» noître le caractere de mon Adversaire,
» & de donner un nom propre aux stra-
» tagêmes par lesquels il s'éfforce de dé-
» crier ma méthode & de flétrir ma ré-
» putation. Mais je lui dois encore une
» note qui mettra le Lecteur en état de
» décider qui l'emporte chez le F. C. de
» de sa droiture ou de son sçavoir.

» M. Durocher, dit-il, *s'est servi quel-*
» *quefois des Instrumens de M. le Cat ;*

---

† Si cette improbation étoit vraie, M. le
Cat, n'auroit pas manqué de citer le même
Texte.

„ *mais il a suivi conftamment la méthode*
„ *de Londres.* Et quelle eft cette métho-
„ de de Londres connue du F. C. ? c'eft
„ celle

REPONSE.

EXTRAIT *de deux Lettres de M. Durocher au F. C.*

Nº. 24. PREMIERE LETTRE.

A S. ILDEPHONSE EN ESPAGNE,
Du 30 Janvier 1749.

„ Mon cher Frere, j'ai reçû votre Let-
„ tre & votre Lithotome ; & j'ai exami-
„ né toutes vos intentions en fon inven-
„ tion ; il m'a paru être fort avantageux.
„ Si le printems prochain il fe préfente
„ quelque pierreux je le mettrai en ufa-
„ ge , j'en ai fondé un ces jours paffés ;
„ je ne fçai s'il voudra fe faire tailler ,
„ ou mourir martyre avec fa pierre dans
„ la veffie. „ Le refte de cette Lettre eft
étranger à cet objet.

Nº. 25. SECONDE LETTRE.

DE S. ILDEPHONSE,
Du 13 Mars 1750.

„ Mon cher Frere , j'ai reçû votre Let-
„ tre en fon tems ; j'ai cherché tous les
„ moyens de me fervir du Lithotome
„ que

» celle que pratique M. Sharp, par la-
» quelle on coupe les poſtates ſur la ſon-
» de par dehors , en retirant le Litho-
» tome

» que vous m'avez envoyé : les occaſions
» ici ne ſont pas fréquentes ; j'ai deux
» pierreux cependant ; mais ils ne veu-
» lent pas ſe laiſſer faire l'opération ; ils
» aiment mieux ſe laiſſer mourir mar-
» tyrs : mon projet eſt de me ſervir de
» votre Inſtrument ; je le trouve fort
» bon. Les perſonnes que j'ai taillé ont
» tous guéri : je me ſuis ſervi de la mé-
» thode que vous m'avez vû faire à la Sal-
» pétriere , (c'étoit à Bicêtre & non pas
» la Salpétriere, ainſi que le certificat ci-
» deſſous en eſt garant ; ces deux Hôpitaux
» ſe confondent ſouvent par ceux qui ne
» les fréquentent pas. Cette erreur de lieu
» ne fait rien à notre objet.) excepté que
» je me ſuis toujours ſervi des Inſtru-
» mens de M. le Cat , une fois ſeule-
» ment je me ſuis ſervi du Couteau de
» M. Cheſelden qui n'a qu'un tranchant.
» Voilà , mon cher Frere , ce que je puis
» vous dire de plus exact ; ce qui me fâ-
» che , c'eſt que les Eſpagnols ne ſoient
» ſi ſujets à cette maladie , pour leur
» prouver combien j'aurois de plaiſir
» de faire des obſervations pour vous
» en faire part. » Le ſurplus de cette Lettre

„ tome à foi de bas en haut ; méthode
„ que F. C. trouve qui diffère de la mien-
„ ne comme le jour & la nuit.

„ Or-

tre eft employé à d'autres hiftoires.

M. Durocher m'avoit écrit beaucoup
d'autres Lettres en différentes occafions
antérieures à ces deux ; mais je les ai
égarées de même qu'un grand nombre
d'autres, qui peut-être fe retrouveront
pour une autre occafion, en cas de néceffité ; j'étois alors bien éloigné de penfer qu'il viendroit un tems où elles m'auroient garanti de quelques mauvaifes chicanes, &c.

Il eft prouvé clairement par ces deux
Lettres que je viens de produire, que
j'ai eu foin de faire controller, & que je
garantis être de M. Durocher même ;
que je n'en *impofe* pas *au Public* ; au furplus, *il me fuffit* qu'il foit prouvé auffi
que M. Durocher a fait un accueil favorable à mon Lithotome, & qu'il ne s'eft
pas déterminé légerement en fa faveur,
qu'il a bien réfléchi *& examiné toutes mes*
intentions en fon invention, & qu'il eft
bien déterminé à s'en fervir auffi-tôt qu'il
en trouvera une occafion.

Par fa feconde Lettre, quatorze mois
après la premiere, non-feulement il ne
s'en faut pas *bien qu'il n'en faffe aucun cas* ;
mais

» On vient de voir que ce fait, pour
» ce qui regarde M. Durocher, eſt une
» fauſſeté notoire ; mais ſi le F. C. étoit
» ou mieux inſtruit ou moins fougeux,
» 1°.

mais au contraire on voit qu'il perſévere
dans l'intention d'en faire uſage dans la
premiere occaſion qui ſe préſentera, &
qui vraiſemblablement lui avoit manqué
juſque - là ; il fait même entendre clairement que cette méthode mérite totalement la préférence, & que plus il conſi-
deroit cet Inſtrument , plus il s'afermiſ-
ſoit dans *le projet* de s'en ſervir

Voilà donc comme M. Durocher *eſt
fort éloigné d'adopter ma méthode*, ainſi
que M. le Cat le fait parler, pendant qu'il
n'en eſt pas dit un mot dans l'extrait des
Lettres qu'il produit ; il ſembleroit volontiers par-là que ce Docteur eſt comme
fâché de la réſerve de ce Chirurgien pour
cet article ſeulement ; car il s'en faut
beaucoup que je penſe de même ſur les
autres ; ſur-tout, ſi ces Lettres ſont de
lui, puiſque ſi elles en ſont, il s'en ſuivroit que M. le Cat & moi aurions tous
deux raiſon (au moins pour quelques
circonſtances,) ſuivant ce que M. Durocher lui a marqué dans la derniere en
1751, un an après qu'il m'avoit écrit
touchant les deux tailles qu'il lui dit qu'il
avoit

„ 1°. Il verroit clairement qu’il eſt mê-
„ me impoſſible avec mes Inſtrumens d[e]
„ pratiquer l’opération de M. Sharp, qu[e]
„ mon Ciſtitome n’a preſque point d[e]
lam[e]

avoit fait avec le Couteau de M. Cheſelden, pendant qu’il ne fait mention que
d’une ſeule dans ma derniere Lettre un
an auparavant ; de plus , ſi ce fait des
deux tailles avec le Couteau de M. Cheſelden eſt réellement vrai dans la Lettre
de M. le Cat , il s’en ſuivroit auſſi néceſſairement de cette circonſtance que les
Inſtrumens de ce Docteur ne ſeroient
plus de ſon goût préſentement, puiſqu’il
les auroit quittés pour ſa derniere taille ;
laquelle taille auroit été faite dans l’année même qui a précédé la date de ſa
derniere Lettre à ce Docteur qui eſt la
ſeule qui ſe ſoit écoulée depuis ma Lettre où il n’en marque qu’une ; mais dans
ce cas, que deviendroient alors toutes ces
belles proteſtations de préférence des
Inſtrumens de M. le Cat , dont ces
prétendues Lettres antérieures à 1750.
ſont remplies ? Il faut avouer que ce
Docteur eſt bien malheureux en preuves :
enfin je lui abandonne la combinaiſon
de ces pour & contre, s’il eſt ſûr que les
Lettres qu’il produit ſoient véritables :
quant à moi, il me ſuffit ici que je prouve
que

lame & qui eſt fait pour débrider un
étranglement , coupe la poſtate & le
cou de la veſſie de dedans en dehors
en gliſſant entre la canelure de la ſon-
» de
que -M. Durocher adoptoit alors mon Lithotome & ma méthode , & qu'il me ſoit
inconnu encore actuellement qu'il les
improuve , pour que j'aie pû *avoir la har-*
dieſſe de le faire annoncer dans le Mercure
le Février 1751. comme Sectateur de ma
méthode , & comme un Chirurgien qui
me marquoit neuf ou dix mois auparavant , après quatorze mois de réflexion :
mon projet eſt de me ſervir de votre Inſtru-
ment , je le trouve fort bon ; il eſt donc
faux que j'en impoſe au Public , quand j'ai
mis ce Chirurgien au nombre de mes Secta-
teurs †.   Certificat

† † Après avoir donné des preuves inconteſtables & ſuffiſantes de ma *droiture* a M. le Cat ,
voyons ſi je réuſſirai de même ſur celles de
mon ſçavoir. Pour donner l'intelligence de ma
lettre de M. Durocher de 1750 , il eſt néceſſaire que je rapporte en deux mots l'hiſtoire à
laquelle elle a du rapport entre lui & moi.
M. Durocher revenu à Paris après ſon voyage
à Londres pour y voir tailler MM. Cheſelden
& Sharps , n'eut rien de plus preſſé , que de
m'en venir faire un rapport exact ; mais comme l'exemple manuel de ce qu'il me racon-
toit , me parut fort intéreſſant ; je le priai de
faire l'opération ſur un cadavre , avec le petit

„ de & ces parties , ne pourroit jama
„ couper ces mêmes organes par deho
„ & de bas en haut ; & qu'ainſi M. D
„ rocher n'auroit jamais pû , quand
                              „ l'auro

Certificat authentique de Meſſieurs
Courcelles & Laroche.

Nº. 26. Je souſligné Docteur en M
decine , Médecin du Roi , Directeur
Profeſſeurs de l'Ecole d'Anatomie & d
Chirurgie au Port de Breſt ; certifie c
qui ſuit : il y a environ 15 ans que M. D
                              rocher

couteau à dos & tranchant renverſé : tel qu
celui dont les Chirurgiens de Londres s'étoien
ſervis devant lui , & dont il s'étoit muni ; d
même que la ligature de la honteuſe interne
que ces Meſſieurs lui avoient montré , laquel
le paſſe encore pour un paradoxe dans l'eſpri
de certains Lithotomiſtes de France , comm
on le verra ci-après dans une lettre de Lyon.
Le jour & le lieu pour cette opération , fu
choiſi à l'Hôpital de Biceſtre , où M. Laroch
étoit pour lors premier Chirurgien. M. Duro
cher l'exécuta avec toute l'exactitude & l'adreſſ
qu'on y pouvoit ſouhaiter ; telle qu'il l'avoit v
faire à Londres. Nous étions pluſieurs Specta
teurs , dont les principaux étoient Meſſieurs d
Courcelles Docteur en Médecine , & Laroche
premier Chirurgien dudit Hôpital. Je rappor
te ici le certificat pour conſtater que c'eſt l'opé
pération de la taille , ſuivant la méthode de MM
Cheſelden & Sharps , que M. Durocher fit
Biceſtre en notre préſence.

l'auroit voùlu , en taillant avec mes Inſtrumens ſuivre la méthode en uſa-ge actuellement à Londres.   » 2°.

rocher Chirurgien étant nouvellement ar-rivé de Londres , où il étoit allé pour y voir exécuter l'opération de la Taille laté-rale à MM. Cheſelden & Sharp , célebres Chirurgiens Anglois, m'invita d'aſſiſter à une répétition de cette opération qu'il fit ſur un cadavre à l'Hôpital de Bicêtre , en préſence de Meſſieurs de la Roche , Chirurgien alors gagnant maîtriſe, de Frere Jean de Saint Coſme , Religieux Feuillant , de deux autres jeunes Chi-rurgiens & de moi. Après avoir diſpoſé ſon ſujet, le ſieur Durocher nous fit voir un petit Couteau à dos renverſé , tran-chant du côté arondi , de la longueur de trois ou quatre pouces au plus , ſembla-ble à peu près au biſtouri qui eſt repré-ſenté dans le Traité des Opérations de M. Sharp , pag. 122. & 237. & il nous dit que c'étoit celui dont Meſſieurs Che-ſelden & Sharp ſe ſervoient pour l'opé-ration Latérale ; le ſieur Durocher coupa fort avant avec ce Couteau ; il coupa en-ſuite les proſtates ſur la ſonde en retour-nant le tranchant de ſon Inſtrument de derriere en avant & en le ramenant à ſoi , enſuite il fit la ligature de l'artere

„ 2°. Le bon F. croit que la Taille d
„ M. Sharp differe de la mienne comm
„ le jour differe de la nuit : autre trai
„ de fon fçavoir .... M. Sharp coupe
„ les

honteufe interne , qu'il exécuta avec facilité , à la faveur de la prodigieufe incifion qu'il avoit faite , après quoi il char-
gea la pierre que l'on avoit introduite
dans la veffie , & la tira très-aifément : il
nous affura que c'étoit là la véritable méthode de Meffieurs Chefelden & Sharp ,
pour l'opération de la Taille Latérale.

Fait à Breft le 15 Juillet 1752. *Signé*
de Courcelles.

Gilles Hocquart, Chevalier, Confeiller du Roi en fes Confeils, Intendant de
la Marine en Bretagne ; certifions à tous
qu'il appartiendra, que l'atteftation ci-
devant écrite eft de M. de Courfelles,
Médecin de la Marine , entretenu par le
Roi au Port de Breft ; la fignature étant
véritablement la fienne. À Breft le 17
Juillet 1752. *Signé*, HOCQUART, avec paraphe.

Je fouffigné , Maître en Chirurgie,
certifie avoir été préfent à l'opération
que fit à Bicêtre M. Durocher , énoncé
dans le Certificat de M. de Courcelles,
ci - contre & de l'autre part ; & pour laquelle opération j'avois fourni le cadavre

„ les proftates par dehors, ou de dehors
„ en dedans de la fonde, je les coupe
„ de dedans en dehors ; voilà toute la
„ différence : différence qui n'empêche
„ pas

davre. A Paris ce 15 Août 1752. *Signé*,
la Roche.

Après la preuve inconteftable de ce
fait, il ne m'en faut point d'autre que
la Lettre même de M. Durocher du 13
Mars 1750. Elle eft affez énergique fans
commentaire ; ce Chirurgien y rapporte
fi expreffément qu'il a toujours fuivi *la
même méthode*, dit-il, *que vous m'avez
vû faire à Bicêtre*, quoiqu'il fe foit fervi
des Inftrumens de M. le Cat, excepté à
une, que ce feroit lui faire injure de l'expliquer ou de l'entendre autrement qu'il
l'entend lui-même ; que M. le Cat fe con-
cilie donc s'il peut avec M. Durocher,
pour fçavoir de lui-même comment il a
pû faire la Taille par la méthode de Meffieurs Chefelden & Sharp avec fes Inftrumens ; ou fi par impoffible, au lieu
de celle-là, il nous auroit trompés à Bicêtre en nous fafcinant les yeux pour nous
faire voir une opération de Londres, pendant qu'il auroit réellement fait devant
nous celle de M. le Cat avec le petit Couteau des Chirurgiens de Londres ; mais
comme celle-ci paroît encore plus im-

,, pas que ces deux méthode ne soien[t]
,, les mêmes par les manœuvres essen-
,, tielles qui sont de faire une grande in-
,, cision aux tégumens , & aux même[s]

,, endroits

possible que l'autre , & par-là même beaucoup moins croyable ; il trouvera bon ,
qu'en attendant la résolution de ce pro-
blême , qu'il me suffise d'avoir prouv[é]
de mon côté que *M. Durocher a suivi cons-*
tamment la méthode de Londres , & qu[e]
cette méthode est décrite par M. Sharp,
imprimée à Paris en 1741. pag. 217. &[c]
très-différente de celle de M. le Cat. A[u]
surplus , si M. Durocher eut pensé autrement , n'en auroit-il pas touché quelque chose dans les Lettres qu'il m'a écri[t]
En un mot, son silence sur ce sujet prouve encore plus en ma faveur que tous c[e]
que je pourrois dire ; il prouve aussi , e[n]
particulier , *que ce fait , pour ce qui rega[rde]*
de M. Durocher , n'est point une fausset[é]
notoire de ma part , &c.

Pour prouver encore davantage à mo[n]
Aggresseur que je suis bien éloigné de m[e]
regarder pour convaincu de faux ; j'ajo[u]-
terai ici que je suis très - sûr que M. D[u]-
rocher n'avoit taillé qu'onze sujets quan[d]
il quitta l'armée de Dom Philippe en S[a]-
voye pour retourner en Espagne ; que d[e]-
puis ce retour il ne m'a point marq[ué]

qu'[il]

, ,, endroits des tégumens , de couper en-
, ,, enfuite les mêmes parties du col de la
, ,, veſſie , & enfin de dilater le corps de
, ,, la veſſie , nous gardant bien l'un &
, ,, l'autre d'y porter l'inciſion , comme le
, ,, preſcrit témérairement notre F. mais
, ,, admirez l'adreſſe de ce dernier à don-
, ,, ner le change au Public ; pour s'auto-
, ,, riſer de M. Sharp , il ſuppoſe que cet-
, ,, te grande inciſion qu'il fait au tégu-
, ,, ment eſt placée au corps de la veſſie ;
, ,, car il ajoute tout de ſuite , *on voit par*

,,, *cette*

qu'il ait taillé , quoiqu'il m'ait écrit pluſieurs fois en différentes occaſions avant
1750. (qu'il m'ait entretenu ſouvent de
diverſes circonſtances concernant la Taille) & par conſéquent , qu'il n'avoit taillé juſques - là que les onze ſuſdits. D'où
il s'enſuit que ſa Lettre à M. le Cat qui
contient dix-ſept Tailles en 1751. dont
il y en a deux qui ont été faites ſuivant
la méthode de M. Cheſelden , peut encore, par cette circonſtance même , être
réputée bien douteuſe , puiſque la mienne , qui eſt véritable , n'en contient
qu'une ; ſûr de mon fait comme je le ſuis,
j'aurois beaucoup de peine à me déterminer à croire le contraire ſans une liſte
circonſtanciée des Tailles de M. Duro-
ſher donnée par lui-même.

I ij

„ *cette manœuvre que cette ouverture fue-*
„ *paſſe prodigieuſement le ſimple débride-*
„ *ment intérieur de M. le Cat.*

„ Non-ſeulement les gens inſtruits
„ ne verront pas *cette prodigieuſe ouvertu-*
„ *re* à la veſſie, dans la méthode de M.
„ Sharp, mais même ils n'y trouveront
„ pas tout le débridement de ma métho-
„ de ; car non-ſeulement mon ciſtitome
„ coupe les proſtates, mais encore il trace
„ une petite voye à la dilatation du corps
„ de la veſſie ; ce que ne fait pas la *prodi-*
„ *gieuſe* inciſion de M. Sharp, puiſque
„ ce célébre Auteur dit, *qu'après avoir*
„ *fait une inciſion très-ample à la peau &*
„ *à la graiſſe, & avoir coupé toute la lon-*
„ *gueur des proſtates, il termine l'opération*
„ *à peu près de la même manière que dans*
„ *le grand appareil*, c'eſt-à-dire, par la
„ dilatation. „

„ 3°. Une troiſiéme circonſtance qu'il
„ faut apprendre à F. C. tout ſeul ; car
„ tous les Gens de l'Art la ſçavent, c'eſt
„ que cette méthode, que j'exerçe, &
„ qui déplaît tant aujourd'hui au benoît
„ F. c'eſt celle que M. Morand m'a en-
„ ſeigné, c'eſt celle que M. Cheſelden
„ lui a montré, & qui étoit en ce temps-
„ là la *Taille de Londres* ; & ſi elle eſt de-
„ venue mienne en quelque ſorte, ce
„ n'eſt pas qu'il y ait rien de changé

fond de la méthode , non plus que
» dans celle qui est actuellement en usa-
» ge à Londres , parce que je la fais avec
» des instrumens qui l'exécutent , selon
» moi , d'une façon plus sûre & plus fa-
» cile , que ceux que M. Cheselden nous
» a mis entre les mains , & qu'il a quitté
» lui-même depuis. † »

† *Autre trait du sçavoir de M. le Cat,* il ne
se contente pas seulement d'avoir voulu prouver véritable ce qui ne l'est point ; il veut encore prouver ici que deux manœuvres contraires ou entiérement opposées entr'elles , font
une même chose. *M. Sharps ,* dit cet habile
Docteur , *coupe les prostates pardehors , ou de
dehors en dedans de la sonde : je les coupe de dedans en dehors voilà toute la différence ; diffe-
rence qui n'empêche pas que ces deux méthodes
ne soient les mêmes.*

Si ces deux méthodes font réellement les
mêmes , & que celles de Londres , soit la premiere des deux comme il la reconnoît formellement: A quoi servent donc les écrits , &
tous les démêlés continuels de ce Docteur , sous
prétexte que l'Anonyme en veut à sa méthode ? n'auroit-il pas mieux fait de renvoyer ce
soin aux Chirurgiens de Londres , puisqu'il
la tient d'eux , & qu'elle est la même ? à
quoi bon tous ses vains efforts , s'il est aussi
indifférent de couper les prostates de dehors en
dedans , ainsi que le font les Chirurgiens de
Londres , ou de dedans en dehors comme il
doit le faire lui-même , & comme je le fais
réellement , puisque d'ailleurs , nous faisons tous
également une incision plus ou moins grande au-

dehors fi cela eft ainfi , & que la maniere de couper les proftates foit auffi indiférente ; quant aux
conféquences qu'il l'infinue fenfiblement dans
une opération auffi confidérable que la taille ,
dans laquelle la vie & la mort dépendent également jufqu'aux moindres des circonftances
dans cette manœuvre , pourquoi encore une.
fois , tant d'écrits de fa part s'il la croit la
même.

Mais fi au contraire tout l'avantage dépend
de cette coupe , comme on n'en peut douter ,
& de la faire toujours auffi fûrement , & totalement que je la fais , *non feulement les gens
inftruits ne verront* pas que M. le Cat les coupe entierement par fa méthode , comme M.
Sharps ; puifqu'il prefcrit la dilatation après
l'incifion , afin de fe faire un paffage pour entrer & tirer la pierre de la veffie ; ainfi qu'on
la pratique au grand appareil.

Mais ils verront , que M. Sharps qui a coupé entiérement les *proftates* dans *toute la longueur* , comme il le prefcrit dans fon traité d'o-
pérations , p. 217 , ne termine point fon opération par *la* prétendue *dilatation* , qu'il ne
prefcrit point.

Ils verront , *les Gens inftruits* , 1º. Que l'incifion de M. Sharps , eft communement de trois
à quatre pouces de long au dehors , qu'il la
continue en profondeur jufque derriere & paffé
le corps des proftates , & que cette ouverture pour y pouvoir manœuvrer , par un de fes
angles dans le fond , doit avoir pour le moins,
au bout qui la termine en dedans ; la moitié
du diamettre qu'elle a au dehors , qu'il coupe
enfuite tout le corps des proftates dans fa longueur fur la fonde de derriere en devant ;

qu'il eft aifé de concevoir , qu'après un auffi
prodigieux paffage prolongé jufqu'à l'endroit
même qui fupporte l'évafion ou l'élargiffement
du col de la veffie ; que ce col qui manque
alors de fupport du côté qui répond à l'incifion, doit fe dilater de lui-même dans l'inftant qu'il n'eft plus entretenu , froncé par l'an-
neau que le corps des proftates lui forme ;
d'où il s'enfuit une entrée libre de la tenette
dans la veffie , qui charge & tire la pierre ,
fans que l'Opérateur foit obligé de faire aucune
autre dilatation préliminaire , que celle de l'incifion ; & c'eft ce qui arriva dans l'opération
que M. Sharp fit à Bicêtre fur un cadavre en
1750. (*Nouvelles remarques fur la Lithotomie.*
pag. 65.)

2°. Seroit-il croyable que Mrs Chefelden &
Sharps , euffent abandonné la manœuvre &
l'inftrument dont le premier eft le pere , &
que M, le Cat prétend avoir perfectionné, ce
qui compofe actuellement fa méthode , fi ces
grands maîtres n'avoient eu pour but la fup-
preffion entiere de toute autre dilatation , que
celle qui eft inévitable par la fortie même de
la pierre , relativement à fon volume ?

3°. M. Sharp , en marquant qu'il termine
fon opération comme au grand appareil , après
la manœuvre de fon incifion ; n'a pu entendre
autre chofe que l'extraction même de la pierre ;
car le grand appareil , comme tous les gens
de l'art le fçavent, eft compofé effentiellement
d'incifion & de dilatation , & cette derniere
compenfe l'ample incifion de l'appareil de M.
Sharp ; ainfi l'une & l'autre opération , n'ont
que l'extraction de commun , fe terminant de
la même maniere , & cette même maniere ne

peut s'entendre que de l'extraction & nullement de la prétendue *dilatation*.

4°. Le débridement intérieur que M. le Cat prétend faire avec les instrumens, ne peut, être tout au plus qu'une simple rigole superficielle dans l'intérieur du col & de la prostate, puisqu'il est obligé de faire une dilatation forcée, parce qu'il est impossible qu'une minutte & moins même à faire *l'opération entiere*, (p. 121.) composée de trois temps, incision, dilatation & extraction, ce qu' partagé à trois, ne fait que vingt secondes pour chacun, il est impossible, dis-je, qu'une auffi grande précipitation, puisse être un temps suffisant pour l'alongement des fibres du col de la veffie, & autres parties intéreffées ; quelques flexibles ou même relâchées, qu'on puiffe les suppofer pour une dilatation raduée.

Si ce fait paroît exageré , on a déja vu , que M. le Cat est ma caution , tant ci-deffus que dans les dix fujets qu'il a tous taillés en 1751. en 28 minutes, (V. fon recueil p. 259.)

5°. Dans la méthode de M. le Cat , le col de la veffie , & les proftates fe débrident, tantôt plus, tantôt moins ; mais l'un & l'autre fe trouvent toujours foutenus des parties qui les environnent, ce qui contribue beaucoup à leur réfiftance , dans la dilatation , pendant que celle de M. Sharps en est exempte.

6°. La Méthode de M. Sharps & celle de M. le Cat, font non-feulement deux méthodes différentes entr'elles, mais même qu'elles font diamétralement oppofées par leur manœuvre, excepté feulement dans celle de l'extraction , qui leur est commune avec toutes les autres.

Je préviens ici les plaintes de M. le Cat

ur le jugement que je porte de l'exécution
 fa méthode fans l'avoir appuyé fur des
preuves, comme il prétend l'avoir fait de la
mienne ; je lui déclare que les fuccès alterna-
f qui en réfultent entre fes propres mains ,
pmme je l'ai amplement démontré ailleurs ,
je font garant d'impartialité hors de tout foup-
pn.

7°. Outre que la méthode de M. Sharps eft
itcidée différente de celle de M. le Cat, par
s manœuvres qui la compofent ; elle l'eft
ncore par les fuccès. Je fçai de M. Sharps
méme, lorfqu'il vint à Paris en 1750. que de
t fujets qu'il avoit taillé de fuite , il n'en
mourut que deux , & leur mort fut attribuée
des caufes étrangéres à l'opération, mais il
m'affura, que des jeunes fujets fur-tout, il n'en
ifriffoit aucun. Les fuccès conftans de M Du-
lscher prouvent auffi pour la même opération.
J'eftimerois auffi volontiers cette méthode , au-
nt que la mienne , fi elle avoit une régle
auffi fûre, pour couper toujours les proftates,
& fe borner à elles, fans intéreffer aucune
autre partie, ainfi qu'elle interreffa le *canal de*
la véficule gauche qui étoit détaché du canal
déferent , qui parut plutôt coupé que déchiré
 dans l'opération déja citée , que cet habile
Chirurgien Anglois fit à Bicêtre. (Nouvelles
Remarques fur la Lithotomie p. 65.)

Il réfulte bien clairement de toutes ces circonftances réunies enfemble.

1°. Que la méthode de M. le Cat , n'eft
point la même que celle de M. Sharp, *par les*
manœuvres effentielles de faire une grande in-
cifion, & qu'elle n'y peut aucunement entrer
en comparaifon à cet égard.

2°. Que l'Anonyme a pu *s'autorifer* de la

méthode *de M. Sharps sans donner le change au*
Public.

3°. Que l'incision dans cette méthode *sur-*
passe prodigieusement le simple débridement in-
térieur de M. le Cat.

4°. Enfin qu'elle se termine aussi *à peu près*
de la même maniere que dans le grand appareil,
c'est à-dire , par l'extraction de la pierre ; &
non point par la prétendue dilatation , &c.
(Texte de M. le Cat , ci-dessus.)

M. le Cat se trompe aussi , quand il croit
que j'ignore qu'il est élève de M. Morand. Il
seroit à souhaiter qu'il eut consulté la prudence & la modestie de ce grand Maitre , lorsqu'il publia en *1742.* qu'il venoit de donner
à l'appareil latéral le dernier degré de perfection , dont il étoit susceptible : que de bévues
à reprendre !

» Avouez , M. R. P. qu'il y a bien du
» désagrément à disputer avec un homme
» aussi peu au fait de la question , que
» l'est votre F. ††. »

†† *Il faut avouer qu'il y a bien du désagré-*
ment à disputer avec un homme aussi peu exact
que l'est M. le Cat , tout autre que lui , ne
m'auroit-il pas épargné la peine d'en donner
un déluge de preuves ? A qui ce Docteur per-
suadera-t-il que je ne suis pas au fait d'une
question ? Pendant que les efforts même qu'il
m'oppose, sont une preuve qu'il en a toujours
beaucoup moins douté, que de la bonté de sa
cause ? Aurois je eu besoin ici, ni même dans
toute autre occasion ; d'autres preuves que cel-

...les de la publication des fuccès ; pour démontrer par la fupériorité de ma méthode fur la
fienne, que je n'étois pas *auffi peu au fait de
la queftion*, qu'il voudroit le faire croire ? Mais
non j'ai pris le parti de le refuter autentique-
ment fur tout généralement , afin de préferver
les uns & de défabufer les autres de l'illufion
de fes écrits.

M. VANDERGRACHT.

On vient de voir à quoi fe réduit l'illufion de M. le Cat fur l'avantage triom-
phant qu'il prétendoit tirer du premier ,
& de l'un des plus illuftres des prétendus
Partifans de fa méthode , tant en faveur
de cette même méthode , que contre l'A-
nonyme.

Examinons maintenant , fi ce Docteur
eft mieux fondé, dans la confiance qu'il
a , aux titres vrais ou faux , du fecond.

Mais pour mettre le Lecteur en état de
porter un jugement contradictoire , j'ai
pris le parti d'expofer fous fes yeux le Texte même de M. le Cat en entier , afin de
mettre au fait de la queftion ceux qui l'i-
gnoreroient ; & pour la rappeller dans
les autres , qui pourroient l'avoir perdue
de vûe , ainfi que j'en ai ufé dans la Section précédente.

» S. II. Le F. C. après avoir tiré des
» conséquences auffi juftes, & auffi plei-
» nes de droiture, que celles qu'on a
» vû ci-devant, par rapport aux fuccès
» de M. Durocher, continue fur le mê-
» ton, en difant...... *Je me crois en*
» *droit d'en dire autant de la méthode pra-*
» *tiquée par M. Vandergracht, s'il eft vrai,*
» *qu'elle a toujours eu des fuccès heureux,*
» c'eft-à-dire, il a réuffi : donc il ne fuit
» pas la méthode de M. lè Cat. »

» Voici une Lettre imprimée que le
» F. C. avoit fous fes yeux dans le tems
» qu'il écrivoit ces beaux raifonnemens-
» là. »

Lettre *de M Vandergracht, Chirurgien*
& Lithotomifle à Lille, à M. le Cat, &c.
à Rouen.

MONSIEUR,

» Mille pardons, fi j'ofe prendre la
» liberté de vous écrire, pour vous prier
» d'avoir la bonté de m'honorer d'un
» Traité de la Taille que vous avez pro-
» mis au Public dans le Journal du mois
» d'Août 1742. J'y ai lû avec beaucoup
» de fatisfaction votre façon d'opérer,
» je l'ai lûe auffi dans le Dionis de M. de
» l a Faye, p. 251. »
» J'ai eu le bonheur de faire *par cette*

» méthode, & avec vos instrumens, sept
» opérations avec tout le succès possible;
» sçavoir, à cinq enfans âgés; le premier,
» de dix ans; le second, de onze; le troi-
» siéme, de douze; le quatriéme & le
» cinquiéme, de quinze; & deux hom-
» mes, dont l'un étoit âgé de vingt-qua-
» tre ans, & l'autre de cinquante, &
» tous les sept ont été guéris. Je vous ai,
» Monsieur, en mon particulier mille
» obligations de la bonté que vous avez
» eu de donner au Public, des instruc-
» tions aussi nécessaires sur la maniere de
» se conduire dans une opération si dan-
» gereuse. J'ai l'honneur d'être, &c.

» F. Vandergracht, Mª Chirurgien
« & Opérateur Lithotomiste Ju-
» ré, en la ville de Lille, vis-à-
» vis la petite Boucherie.

A Lille le 4 Octobre 1747.

» Le même Chirurgien m'a informé
» par des Lettres postérieures à celle-ci,
» que le sept & le dix du même mois
» d'Octobre 1747. il tailla deux autres
» sujets qui ont été encore guéris, ce
» qui fait neuf pour cette année-là 1747.
» qu'en 1748. il n'eut point d'occasions
» de tailler; mais qu'en 1749. il en tailla
» onze, dont un seul mourut; celui-ci
» avoit une pierre murale du poids de six

,, onces trois gros ; M. Vandergracht me
,, l'a envoyée, à cause de la grande irré-
,, gularité de sa figure, & il me dit dans
,, ces Lettres.... ,,

,, J'ai fait la premiere opération avec
,, vos inftrumens le cinq Avril 1747.
,, mais depuis ce tems-là jufqu'à ce jour,
,, toutes les opérations que j'ai faites, &
,, dont je vous envoye a Lifte, ont été
,, faites avec vos inftrumens, & par
,, votre méthode *que je ne quitterai ja-*
,, *mais......* ,,

,, Quel eft donc l'acharnement aveu-
,, gle du F. C. qui a cette premiere Lettre
,, imprimée entre fes mains; de dire, que
,, que M. Vandergracht ne pratique pas
,, ma méthode, parce qu'il eft heu-
,, reux dans fes Tailles; ou que s'il l'a
,, pratiquée, *il a trouvé des reffources dans*
,, *fes talens pour la perfectionner*, qu'il
,, n'eft *pas informé de fa manœuvre*, &
,, qu'il n'en a connoiffance que par moi.
,, Cette Lettre n'eft-elle pas de M. Van-
,, dergracht lui-même ? N'eft-ce pas lui
,, qui nous apprend que c'eft ma métho-
,, qu'il exerce, que c'eft avec mes inf-
,, trumens qu'il opére, & fur mes inf-
,, tructions qu'il le fait ? Sur quel fonde-
,, ment F C. imagine-t-il que M. Van-
,, dergracht a perfectionné ma méthode,
,, quand cette folle conjecture fe trouve

„ démentie par des faits pofitifs. S'il
„ doutoit de ces faits , il étoit aifé de
„ s'en informer à M. Vandergracht lui-
„ même ; il n'en doute donc point , &
„ contre le propre fentiment de fa conf-
„ cience , il s'efforce de perfuader au
„ Public, le contraire de ce qu'il croit
„ lui-même : qui pourroit reconnoître à
„ ces traits le *très-vertueux Auteur* du
„ Lithotome caché. „

R E P O N S E.

1°. Je commence d'abord par protefter
de bonne foi & très-fincérement, que je
ne me fouviens point d'avoir lû ni vû la
Lettre de M. Vandergracht à M. le Cat ,
avant la publication de la Piéce qui a
donné lieu à fes plaintes, & à fes douceurs en même-tems ; ce Docteur n'avoit
point cité d'endroit alors où elle fut inférée , comme il n'en cite point encore ici ;
ce qui m'a obligé, à la vûe de fon reproche, à une revûe plus exacte de quelqu'un
de fes Ecrits , je l'ai enfin trouvée dans
un *Poft Scriptum* qu'il a mis à la fuite
d'une Brochure in-1 2. de 40 pages , imprimée en 1747. fans Permiffion , ni
nom d'Imprimeur , contenant une Lettre
critique de M. Francœur contre lui , &
qu'il rapporte lui-même, avec fon Commentaire contre cette Lettre.

2°. Mais afin que le Public ne prenne pas le change fur cette fortie de M. le Cat, en me croyant plus coupable que je ne fuis, je vais remettre fous fes yeux, le Texte de l'Anonyme qui a donné lieu à cette plainte, afin qu'on voye que fa réferve même fur ce fait, le juftifie entiérement d'avoir voulu, *contre le propre fentiment de fa confcience, perfuader au Public, le contraire de ce qu'il croit lui-même.* (fon Texte ci-deffus.)

Je me crois en droit (c'eft l'Anonyme qui parle) *d'en dire autant de la méthode pratiquée par M. Vandergracht, parce* qu'il venoit de prouver que celle que M. Durocher pratiquoit, n'étoit point la méthode de M. le Cat, comme il le prétendoit; *s'il eft vrai qu'elle a toujours eu des fuccès heureux, ou bien, s'il pratique celle de M. le Cat, il faut néceffairement qu'il ait trouvé des reffources dans fes talens pour la perfectionner, puifqu'il a mieux réuffi,* (on verra bientôt qu'il ne fe trompoit pas.) *On juge d'après les faits, mais je ne fuis pas affez informé de la manœuvre de M. Vandergracht, je n'en ai connoiffance que par M. le Cat.* (Anonyme, Recueil, p. 175.) Ce dernier article ne fuffit-il pas pour me mettre entiérement à l'abri d'avoir voulu agir de mauvaife foi, quand même je ne le ferois pas totalement ? D'ailleurs , cette Lettre n'eſt elle pas rapportée par M. le Cat ? L'eſt - elle par quelqu'autre ? Eſt - elle vraie ? Eſt-elle fauſſe ? *Je n'en ai de con-noiſſance que par M. le Cat.* Donc , &c.

On va voir la foi qu'on doit y ajouter , ainſi qu'à un article prétendu extrait de quelques autres Lettres du même Auteur, qui la ſuit.

3°. Enfin, tout bien conſidéré ſur cette omiſſion très-involontaire , il en réſulte-ra un plus grand bien à tous égards , puiſ-que ce reproche aura donné lieu à l'é-clairc-iſſement d'un fait qui peut être faux , & tirer à conſéquence , en paſſant pour conſtant à force d'être répété , pen-dant qu'il ne le ſeroit pas ; c'eſt ce que je me propoſe de diſcuter ici , ſans égard aux douceurs ordinaires dans tout cet écrit.

Pour ôter à M. le Cat toute reſſource de nouveaux reproches , j'ai fait écrire à M. Vandergracht par pluſieurs perſon-nes (ſuivant ſon conſeil) aucunes d'elles n'ayant pû en obtenir une Réponſe , je lui ai écrit moi-même la Lettre ſuivan-te , que j'ai eu ſoin d'affranchir à la Poſte , afin d'ôter tout prétexte de refus ; mais malgré toutes mes précautions , elle a été auſſi inutile que celles des autres.

LETTRE *écrite à M. Vandergracht, Chirurgien Lithotomiste, à Lille en Flandres.*

MONSIEUR,

Permettez-moi de m'adreſſer à vous-même, quoique je n'aye pas l'honneur d'en être connu pour vous ſupplier de me marquer dans quelqu'un de vos momens perdus, ſi vous pratiquez toujours la méthode connue ſous le nom d'Appareil latéral, dans toutes vos Tailles, & ſi vous ſuivez cette méthode perfectionnée par M. le Cat, dont je ſçai que vous êtes connu ; ſi, dis-je, vous la pratiquez telle qu'il l'a décrite dans le Journal de Verdun en 1742. & ſi vous vous ſervez des Inſtrumens qu'il a inventés à cet effet, ou ſi vous y avez fait quelque changement, quel qu'il puiſſe être. J'eſpére, que vous ne me refuſerez pas la grace que je vous demande. Votre Réponſe décidera un démêlé que j'ai ſur cet article avec M. le Cat. Vous voyez, Monſieur, que vous ſerez un Ange de paix, par une prompte Réponſe. Et vous obligerez ſenſiblement celui qui eſt d'avance avec toute la re-

nnoiſſance poſſible , & une parfaite
conſidération.

Monſieur,

Votre très-humble & obéiſſant ſer-
viteur, F. Jean de S. Coſme ,
Religieux Feuillant.

A Paris ce 26 Août 1742.

En même tems que je faiſois ces différentes tentatives, pour obtenir le oui ou
le non de ce Chirurgien Flamand, je me
ſuis adreſſé à quelques Amis de ſon voi-
ſinage, pour les prier de s'informer à
des Médecins , & à des Chirurgiens qui
euſſent vû tailler , quelle étoit la méthode qu'il ſuivoit ; cette unique reſſource m'a procuré beaucoup plus que je
n'en attendois. Un Médecin habile à la
tête de pluſieurs fameux Chirurgiens de
la Ville de Saint Amand en Flandres , qui
ont vû tailler , en vrais Connoiſſeurs , ce
Lithotomiſte dans leur Ville , ont donné
le Certificat ſuivant.

Nº. 27. Nous Médecins & Maîtres
Chirurgiens de la Ville de Saint Amand-
Flandres , certifions , que le ſieur Vandergracht , Lithotomiſte habitué en la
Ville de Lille , a fait dans le courant du
mois d'Octobre 1749. ſix Tailles en notre préſence ; qu'il ne s'eſt ſervi d'autres
inſtrumens tranchans , tant pour faire

son incision, que pour dilater, lorsqu'il
étoit néceffaire, que du Lithotome ordinaire, tel qu'il eft gravé à la Figure
XII. pour la Lithotomie, à la lettre L.
dans le Cours des Opérations de Dionis,
imprimé à Paris en l'année 1738. en foi
de quoi nous avons figné le préfent Certificat. Fait à Saint Amand le 15 d'Août
1752. *Signé* Houze Med Jacques J. De-
nife, Edmond, J. Lamotte, J. M. Leveque, A. Taine.

Comme ce Certificat qu'on vient de
voir, manquoit de légalifation pour le
mettre hors de tout foupçon, j'en demandai un fecond qui fût légalifé. Je les
infére tous deux, à caufe de quelques lé-
geres circonftances de différence de l'un
à l'autre ; parce qu'en donnant le dernier, ils manquoient d'une Copie du
premier.

Suit le fecond Certificat qui fert de
légalifation au premier.

Nº. 28. Nous fouffignés Licencié en
Médecine de la Faculté de Douay, Médecin de la Ville de Saint Amand-Flan-
dres, les Maîtres en Chirurgie de la même Ville, certifions avoir vû tailler fix
enfans dans le courant Octobre mil fept
cens quarante-neuf, (par le fieur Vandergracht, Lithotomifte habitué en la
Ville de Lille,) qu'il ne s'eft fervi, lorf-

qu'il fit ses opérations, pour Instrumens tranchans, que du Lithotome ordinaire au grand appareil, tel que le décrit Dioimis en son Cours d'Opérations de Chirurgie, troisiéme Edition, page 155. en foi de quoi avons signé le présent Certificat. A Saint Amand le neuf Novembre 1752. *Signé* Houze Med Jacques J. Denise, Edmond, J. Lamotte, J. M. Leveque, à M. Taine.

Prevôt & Echevins de Saint Amand en Flandres, certifions que les sieurs Houzé & Consors qui ont signés ci-dessus, sont Médecin & Chirurgiens en cette Ville. En foi de quoi avons à ces Présentes fait apposer le cachet de cette Ville, & le fait signé par notre Greffier. Ce 12. Novembre 1752. *Signé*, C. F. Prevost.

On m'a envoyé de plus une Lettre d'un fameux Chirurgien à qui l'on s'est adressé de même, parce qu'on sçavoit qu'il avoit vû tailler ledit sieur Vandergracht dans différentes occasions; aussi en paroît-il fort instruit.

† Lettre *de* M***. *à* M**.
Chirurgien - Major , *&c.*

DUNKERQUE
le 10 Août 1752.

MONSIEUR,

Pour ce qui est du sieur Vandergracht, voici en peu de mots de quoi il s'agit. 1°. Sa méthode de tailler a tout le rapport de celle de M. le Dran. 2°. Il se sert du Lithotome de Colot, du Couteau de Cheselden, & quelquefois de la Rondache de M. le Dran ; sa coupe lui est un peu particuliere, mais qui approche, généralement parlant, de l'Appareil latéral. Quant aux parties qu'il divise, son incision n'est jamais si réguliére, qu'il ne s'y rencontre quelque différence d'un sujet à un autre ; y en ayant où la prostate est également partagée, pendant qu'à d'autres elle ne se trouve que légérement intéressée ; vous voyez que de tout cela il n'emprunte rien de celle de M. le Cat, malgré que ce dernier se le persuade ; mais de vous à moi, je vous dirai quelque particularité une au-

---

† Cette lettre est restée entre mes mains, pour des raisons qui ne concernent point ce témoignage, je la produirai en cas qu'elle me soit contestée par événement.

r.tre fois fur cela. Je fuis de tout mon
x.cœur, &c.

Eft-ce-là des titres qui prouvent *l'a-
charnement aveugle du F. C.?* Eft-ce-là
une folle conjecture, qui *fe trouve démentie
par des faits pofitifs?*

En un mot, ou M. le Cat eft d'accord
avec M. Vandergracht, pour que celui-
ci ne faffe aucune Réponfe quand on lui
écrit, ou les Lettres que M. le Cat produit font douteufes ; ou difons mieux,
peut-être que M. Vandergracht qui ne
pratique point fa méthode, évite de lui
donner la douleur & l'amertume d'un dé-
faveu public, par je ne fçai quel ménagement?

Enfin, fi M. le Cat eft bien certain
que fes Lettres font de M. Vandergracht,
qu'il le force donc de venir à fon fe-
cours? Qu'il lui faffe donc contredire le
Médecin & les fix Chirurgiens de Saint
Amand ? Que M. Vandergracht lui prouve donc, & à nous, par une Lifte cir-
conftanciée, que les fix Tailles qu'il fit
devant eux au mois d'Octobre 1749.
par une autre méthode que la fienne, &
fans aucun de fes inftrumens, ne font
point du nombre des *onze* † qu'il *tailla*
dans la même année, *dont un feul mou-*

---

† Ou plutôt des 13 , fuivant fa lettre du 25
Novembre 1749. p. 110.

rut ? Qu'il lui prouve encore par des titres valables, qu'il eſt faux, qu'il ait fait
uſage du Lithotome de M. Colot, de la
Rondache de M. le Dran, du Couteau
de M. Cheſelden, &c. avant le dix Août
1752. ainſi que M. * l'aſſure ? Qu'il lui
prouve donc, encore une fois à lui-même, que *depuis le 5 Avril 1747. juſqu'à
ce jour*, (dont la date eſt demeurée à
Rouen) *toutes les opérations qu'il a faites,
& dont il lui a envoyé la Liſte, ont été faites avec vos inſtrumens, & par votre méthode, que je ne quitterai jamais* . . . . (Texte de M. le Cat, ci-deſſus.)

Que M. Vandergracht (s'il eſt vrai
qu'il ait écrit ce que M. le Cat rapporte)
prouve donc, s'il peut, que le Médecin
à la tête des ſix Chirurgiens de Saint
Amand, étoient ou aveugles, ou viſion-
naires en 1749. lorſqu'il pratiqua réellement un autre Appareil que celui de
M. le Cat devant eux, qu'ils obſerverent
néanmoins bien attentivement, & en
vrais Connoiſſeurs; ou qu'il diſe nettement, qu'il n'a jamais exercé ſa méthode; ou que s'il lui a écrit (comme ce
Docteur prétend) qu'il ne l'a fait que
pour ſe mocquer de lui, en lui rappel-
lant ſa Lettre de 1742. où ce Docteur ſe
donnoit au Monde entier (par un en-
thouſiaſme juſques-là inconnu) pour le
dernier

dernier & définitif Restaurateur de la Taille, & qu'il venoit de donner à l'Appareil latéral, le dernier degré de perfection dont il étoit susceptible.

Outre qu'il est démontré que les Lettres sont suspectes, ou qu'elles ont eu d'autres motifs pour objet, que celui de prouver à M. le Cat, que leur Auteur exerçoit & adoptoit · sa méthode, &c. quel pourroit être l'avantage que cet Académicien prétend tirer des succès constans de M. Vandergracht en faveur de sa méthode, en les supposant vrais, & qu'il fait sonner si haut ailleurs, comme on l'a déja vû ? Puisqu'ils prouvent, suivant ma Lettre, totalement contre, plutôt que pour lui, en prouvant, qu'il importe peu qu'elle méthode l'on suive, pourvû qu'on coupe exactement tout le corps des prostates ; parce qu'alors, on réussit également par des succès uniformes, dûs à l'exactitude de cette coupe ; succès que ce Docteur n'obtient point sans variations, parce qu'il ne les coupe pas du tout, ou que rarement, & seulement dans quelque degré ; d'où il s'ensuit, qu'il est obligé de forcer l'entrée de la vessie, non par *des dilatations ména-gées*, (p. 123.) impossible en vingt secondes †, mais plutôt forcées comme

† P. 121. Ce Docteur fait souvent toute l'o-

celles du grand Appareil ; auſſi eſt-il au
deſſous, ou tout au plus, au niveau de
ſuccès qui s'obtiennent par ce dernier
ayant les mêmes accidens à combattre
que ceux qui le pratiquent, & peut-être
plus.

Ainſi donc, comme il eſt décidé, que
M. Vandergracht *n'emprunte rien de M*
le Cat, que ce dernier ceſſe donc mainte
nant, & pour toujours, d'attribuer à ſa
méthode les ſuccès des autres Lithoto
miſtes, obtenus par d'autres méthode
qui coupent réellement ce qu'il ne coup
point par la ſienne, que rarement, &
comme par hazard.

Heureuſe donc l'omiſſion qui a don
né lieu à un éclairciſſement auſſi impor
tant pour l'humanité ! Cet événemen
imprévû corrigera-t-il efficacement mo
Aggreſſeur ?

D'ernier effort de M. le Cat contre le Lith
tone caché, tiré de ſes correſpondans.

Voici une Piéce de fraîche date dai
le Recueil de M. le Cat, qui vient en
core à ſon ſecours contre mon Lithot
me, & tout ce qui en réſulte ; car, qua

pération entiere en moins d'une minute,
la dila ation n'y peut y être réputée, q
pour un tiers de la manœuvre : comme je
remarqué ailleurs.

à ce qui concerne l'avantage & l'adoption de sa méthode , comme il l'a prétendu dans les deux précédens ; il ne gagne rien dans celui-ci , parce que l'Auteur de la Patente suivante se suffit à lui même par une méthode de tailler *qui lui est particuliere* , † & par conséquent dont il n'est redevable à personne.

Ce nouveau Titre se trouve précédé d'une Préface où M. le Cat assure, qu'il ne connoît parmi *le grand nombre de Chirurgiens* que l'Anonyme a *cités* pour Partisans de sa méthode, que MM. *Durocher & Pouteau.* On a déja vù le sort des preuves qu'il a tiré des Piéces du premier ; J'espére démontrer de même la foi qu'on peut ajouter à la Piéce du second. Ce Docteur, comme l'on verra, avoit effectivement raison de ne s'adresser qu'à ce dernier , dont il connoissoit sans doute les bonnes dispositions d'avance, mais contre l'attente de l'un & de l'autre, je ferai voir qu'ils ont peut-être un peu trop flatté leurs inclinations réciproques, sans s'appercevoir qu'ils manquoient d'exactitude, & qu'ils pourroient devenir caution respective l'un de l'autre. C'est ce que le Lecteur pourra juger d'après les Piéces suivantes.

† Dans une lettre du 22 Décembre 1751. qu'on verra ci-après.

K ij

Ordre des Piéces dans cette discussion.

1°. Le Texte de M. le Cat servant de Préface à la Lettre du sieur Pouteau qu'il produit ; quelques Notes de ce Docteur & de moi sur cette même Lettre ; mes Notes sur les siennes, &c.

2°. L'Histoire qui met au fait de la question présente, suivie de la Lettre du sieur Pouteau à moi, écrite près de cinq mois avant celle qu'il a écrit à M. le Cat ; avec quelques Notes que je fais sur cette seconde Lettre.

3°. Une troisiéme & nouvelle Lettre du sieur Pouteau à moi.

4°. Mes Remarques, les Certificats probans, & quelques courtes réflexions qui terminent cette intéressante & singuliere Histoire.

1°. Seconde Addition du Recueil de M. le Cat.

(P. xxvj.) 2°. *Préface de ce Docteur à la Lettre de M. Pouteau.*

„ Le F. C. a cité dans les Journaux, un
„ grand nombre de Chirurgiens qui
„ avoient adopté son instrument, & les
„ manœuvres. „
„ Je ne connois que deux de ces Chi-
„ rurgiens cités, M. Durocher, Chirur-
„ gien de la Reine Douairiere d'Espagne,
„ & M. Pouteau, Chirurgien en Chef de
„ l'Hôtel-Dieu de Lyon ; étonné, que de

,, Artiftes de ce mérite euffent adopté des
,, chofes auffi contraires aux vraies re-
,, gles de l'Art, je leur ai témoigné ma
,, furprife. Par rapport à M. Durocher,
,, on verra page 266. jufqu'à la page
,, 270. que rien n'eft fi faux, que ce que
,, le F. C. a avancé fur cette adoption.
,, Quant à M. Pouteau, que le F. faifoit
,, dans les Journaux de Mai dernier, un
,, fi zélé Sectateur de fon Lithotome :
,, voici ce qu'il vient de m'écrire à ce
,, fujet. ,,

,, LETTRE *de M. Pouteau, Chirurgien*
,, *en Chef de l'Hôtel-Dieu de Lyon, à*
,, *M. le Cat, Chirurgien de celui de*
,, *Rouen.*

MONSIEUR,

Juger de ma façon de penfer fur le
Lithotome caché, parce qui en eft rapporté dans le Mercure de ce mois, c'eft
me condamner fans m'entendre. † Un
Ami du F. C. apporta de Paris ce Lithotome, & me pria d'en faire l'effai.
De huit calculeux que j'avois à tailler
dans le Printems de 1751. je choifis les

—————————

† c'eft-à-dire fans *l'entendre* à la façon de
M. le Cat ; puifque je ne rapportois de M.
Pouteau dans ce journal, que fon propre tex-
qu'on verra ci-après.

„ plus apparens pour cette épreuve ;
„ quelque temps après je reçus du Frere
„ une Lettre, qui me prioit de l'informer
„ de l'événement de ces deux Taillés ;
„ m'étant déja déterminé à abandonner
„ son instrument pour les hommes, je
„ ne me hâtai pas de lui faire Réponse.
„ Je reçus une seconde Lettre très pres-
„ sante, à laquelle je répondis. Pour
„ sçavoir le contenu de ma Lettre ; il me
„ suffit de vous faire part de la Réponse
„ du Frere, qui est conçue en ces ter-
„ mes. „

Je ne peux qu'approuver vôtre réso-
tion, ainsi que celle de vos Amis, à ne
plus vous servir du Lithotome caché,
puisque vous réussissez aussi-bien, ou
mieux, par votre méthode ordinaire :
cet instrument est plutôt fait pour ceux
qui ne sont point instruits déja, ou qui
ne sont pas dans l'habitude de tailler
latéralement * : d'ailleurs, vous verrez

---

* „ C'est précisément pour ceux-là, que le
„ lithotome caché est infiniment plus dangé-
„ reux ; puisqu'il est essentiellement dangé-
„ reux, & qu'avec la plus grande habileté, on
„ peut à peine lui sauver une partie de ses dan-
„ gers, ainsi qu'il est démontré dans mon
„ ouvrage, & comme on va le voir dans cette
„ lettre de Mr. Pouteau. †

† M. le Cas a-t-il oublié que, qui fait le

ſi vous penſez de même après la lecture de la Liſte du Mercure du mois de Mai, & de ce qui la ſuit. †

» Tout ce que le F. cite de moi dans ce Mercure, prouve ſeulement que j'ai voulu faire l'eſſai de cet inſtrument , pour décider par des faits , s'il avoit cet avantage ſupérieur que ſes Partiſans lui donnoient, & que j'ai reconnu par l'expérience, qu'il n'avoit rien d'aſſez merveilleux , pour obliger à le préférer à des méthodes dont les ſuccès ne ſont ni équivoques , ni interrompus. » ††

plus , peut faire le moins ? Le lithotome caché a parfaitement réuſſi entre les mains de pluſieurs qui n'avoient jamais taillé ſur le vivant. Donc &c. il *eſt démontré* auſſi, *dans* plus d'un endroit de *mon ouvrage*, que cet inſtrument n'eſt *eſſentiellement* dangéreux , que dans ſon receuil ſeulement, où tout eſt malheureux.

† J'entendois parler de l'omiſſion, ou baniſſement des penſemens que j'établiſſois, après la taille pratiquée par ma méthode ; où je prouvois que les malades gueriſſoient beaucoup plus ſûrement & avec moins d'embarras, que ſi on les penſoit. Je préſumois, qu'un avantage auſſi déciſif, détromperoit infailliblement M. Pouteau , & qu'il ſe reconcilieroit avec mon lithotome qui l'avoit déja ſi bien ſervi.

†† Y a-t-il rien de moins *équivoque* ni de plus *merveilleux* , que d'avoir parfaitement réuſſi ſur les trois ſujets que M. Pouteau a taillé

» La fille du Pêcheur de Mâcon, que
» j'ai taillé le mois de Septembre fui-
» vant, acheva de me déterminer à ne
» plus employer cet inftrument, que je
» regardai dès-lors comme dangereux,
» † quoique l'iffue de cette opération
» ait été très-heureufe, à une inconti-
» nence d'urine près qui lui eft reftée. **
» En effet, en portant le doigt dans la

avec cet inftrument ? N'auroit-il pas fallu au
moins une lifte détaillée, pour prouver qu'il
y a quelque chofe de mieux.

† On verra le contraire dans fa lettre qu'il
m'écrivoit trois mois après ce fait, & 5 mois
avant celle à M le Cat.

** » On verra dans mon Ouvrage, que
» cet accident eft arrivé à tous les fujets tail-
» lés par le Lithotome caché, que j'ai fait vifi-
» fiter, & qu'on a annoncé comme parfaite-
» ment guéris ; tandis qu'ils font au contrai-
» re reftés tous eftropiés ; d'où il réfulte que
» cet accident indépendamment des autres
» qui feront expofez dans ce recueil, eft an-
» nexé à l'ufage de cet inftrument même,
» dans les mains des plus habiles. » ††

†† A l'occafion de cette imputation générale, je me flatte que l'hiftoire de François Demai qui figure le plus dans ceux qu'il a fait vifiter (voyez p. 7) le certificat de Macon ci-après,
ainfi que tant d'autres le détromperont totalement.

M. le Cat n'a pas toujours penfé, que fa
méthode fût exempte des accidents qu'il voudroit attribuer à la mienne, voici ce qu'il en

„ veſſie après l'extraction de la pierre ,
„ le peu de capacité que je lui trouvai ,
„ me fit trembler ſur le danger que j'a-
„ vois couru de couper le corps de la
„ veſſie , † juſqu'à ce que je pus juger
„ que ſon extrémité ne s'étendoit pas au-
„ delà du ſphincter ; * ††† néanmoins

écrivoit à M. le Blanc à Orléans , en 1748.
Mercure de Juin , premier volume p. 163.

Cependant , diſoit cet Académicien , *quelque*
perfection que nous ayons donné à cette opéra-
tion de la taille aux femmes , *en y tranſpor-*
tant les ovantages de la taille latérale des
hommes , il ne faut pas ſe flatter qu'elle ſoit ,
non plus que celle-ci (par un inſtrument qu'il
revendiquoit) *abſolument exempte des incon-*
tinences d'urine , ni meme de la mort.. .. J'ai
vu arriver l'un & l'autre , C'étoit ſans doute
à lui-même. Donc ; &c.

† Il paroît que M. P. n'a *couru* ce riſque
que 8 mois après cette taille , & dans cette
lettre ſeulement, car il ne l'avoit point encore
couru lorſqu'il m'écrivoit trois mois après ,
ainſi qu'on le verra ci-après.

* On voit que c'eſt ſeulement entre les mains
des Lithotomiſtes les plus habiles & les plus
prudens, que les dangers évidens attachés à
cet inſtrument peuvent être évités. ††

†† On voit au contraire , qu'il n'y a rien de
douteux dans l'uſage de cet inſtrument, puiſqu'il a réuſſi entre les mains de tous ceux qui
l'ont fait agir ſur les vivans.

††† L'accident qui n'eſt point arrivé à M.
Ponteau, ne peut arriver à aucun autre Litho-

„ comptant encore fur la précaution
„ dont je viens de parler, cet inftrument

tomiftes, pourvu qu'il ait foin de fuivre éxac-
tement le manuel décrit dans le receuil de l'A-
nonyme. Au furplus, quand même le lithotome excéderoit d'un pouce & plus, le Sphincter
de la veffie au-dedans, lors qu'on l'ouvre ; fa
lame ne peut abfolument couper que le détroit
feul formé par le col, & ce qui en dépend,
par ce que lui feul réfifte au tranchant de la
lame, lorfqu'elle s'écarte de fa gaine. Rien de
ce qui eft au-delà ne peut être coupé, 1°. Par
ce que le dos de l'inftrument fupporte l'affaiffement antérieur, fupérieur du corps de la veffie, s'il en arrive ; de même le bout de fa gaine qui excede de plufieurs lignes la pointe de
fa lame, fupporte de fon côté, l'affaiffement du
fond poftérieur fupérieur. 2°. Or, puifqu'il eft
conftant qu'il n'y a que les regions antérieures,
fupérieures & latérales ; qui puiffent venir à
la rencontre du lithotome, lorfque la veffie
fe trouve ; ou vuide d'urine, ou racornie, il eft
certain auffi que la lame, qui s'écarte du côté
oppofé à ces affaiffemens ; ne les peut aucunement bleffer pas même, quand ces affaiffemens parviendroient jufqu'à devancer la lame en defcendant par les côtés de la gaine,
parce qu'alors cette lame ne pourroit encore
toucher ces régions avancées, qu'en les fuyant ;
tant lors de fon écart, qu'en fe retirant de
la veffie, d'où il réfulte évidemment, que la
crainte de la bleffer avec cet inftrument, eft
entierement contraire à l'idée de fon mécanifme ; j'ai d'ailleurs pour garant de ce que j'a-
vance 76 fuccès de fuite, ce qui doit être à
tous égards un argument fans replique.

„ me parut encore commode pour la
„ Taille des femmes ; j'étois même, je
„ crois, dans ce sentiment, lorsque je
„ répondis au Frere : mais un mois &
„ demi après, j'abandonnai entiérement
„ cet instrument pour la Taille d'une
„ Demoiselle de vingt-deux ans, qui
„ étoit aussi de Mâcon. La malade ne
„ pût garder ses urines avant l'opération,
„ la peur les lui fit rendre. Je ne fus pas
„ assez hardi pour affronter les inconvé-
„ niens que j'avois heureusement évités
„ la premiere fois, par un ménagement,
„ que les Partisans du Frere traiterons
„ péut-être de pusillanimité. M. Laurés,
„ Docteur en Médecine, & grand Chi-
„ rurgien-Lithotomiste fut présent à cet-
„ te opération, & approuva l'abandon
„ de cet instrument, qu'il blâme haute-
„ ment. „ **

** Il est donc bien vrai, que le nouveau †
lithotome caché est fait *pour ceux qui ne sont
pas instruits, ou qui ne sont point dans l'habitude de tailler latéralement*, c'est-à-dire, qu'il
n'y aura que les Lithotomistes de cette espéce
qui s'y livreront ; car tous ceux qui auront les
lumieres & l'expérience nécessaires, prendront
le parti

† M. le Cas oublie ici, qu'il a prétendu
prouver que cet instrument n'étoit pas nouveau, & qu'il y avoit près de 200 ans qu'il
étoit dans Franco, recueil anonyme, p. 25,
27, & 33.

„ Je vous fais bien des remercimens de
„ la bonté que vous avez eu de m'en-
„ voyer votre Ouvrage , c'eſt un contre-
„ poiſon dont heureuſement j'avois appris
„ à me paſſer , † avant qu'aucune tragique
„ cataſtrophe vint me deſſiller les yeux.
„ J'eſpére que vous ne laiſſerez pas le
„ préſent imparfait , & que vous vou-
„ drez-bien m'envoyer les Planches auſ-
„ quelles vous renvoyez dans l'Ouvrage.
„ Vous auriez beaucoup plutôt reçu cet-
„ te Lettre , ſi j'avois eu , auſſi-tôt que
„ vous , le Mercure de Mai , que je ne
„ reçûs qu'hier. „

„ J'eſpére que ces trois opérations ci-
„ tées par le Frere , & qui ſont les ſeules
„ où j'aye employé ſon Lithotome , ne
„ diminueront rien de l'eſtime que vous
„ témoignez avoir pour moi , & que
„ vous ne regarderez l'eſſai que j'en ai
„ fait , que comme une légéreté inconſi-

le parti qu'ont pris , Meſſieurs Pouteau , Laurés,
Garangeot , Durocher & tous les grands Lithotomiſtes de ma connoiſſance. ††

†† *Il eſt* encore plus vrai , que M. Pouteau y a renoncé par d'autres motifs , que le
défaut de ſuccès ; & que ſi les autres Chirurgiens par M. le Cat cités , l'ont fait de même
ce qui eſt très-douteux , c'eſt pure prévention.
† On connoitra l'efficacité de cet antidote
à la fin de cette diſcuſſion.

rée, trop commune aux François, avides de nouveautés, sur-tout lorsque par leur méchanisme, elles ont quelque chose de séduisant; je souhaiterois même, que vous rendissiez mes sentimens publics, afin que, lorsque le régne du Frere Cosme sera tombé, on ne m'accuse pas d'avoir été des premiers séduits, & des derniers désabusés. L'Ouvrage que vous venez de donner au Public, doit, ou je m'y connois peu, décourager ceux qui ne se font pas encore servis de cet instrument; ou rendre craintifs & tremblans, ceux même entre les mains de qui il aura eu les succès les plus constans; ne craignez rien pour cette Ville, de tous les Lithotomistes qui y sont, je n'en connois aucun qui l'approuve, & qui par ses connoissances Anatomiques, ne soit en état d'en apprécier les avantages & les inconvéniens.

 Permettez-moi d'ajouter une observation sur le danger des grandes incisions à la vessie: au mois d'Octobre dernier on amena dans cet Hôpital, un enfant de Bourg en Bresse, âgé de quatorze ans; cet enfant qui avoit eu la pierre toute sa vie, avoit été taillé depuis quelques mois; mais on ne put faire l'extraction de la pierre, il lui resta de plus une

» fiftule à la partie fupérieure de l'inci-
» fion, par laquelle les urines fortoient
» continuellement ; enforte que la pierre
» qui étoit très-groffe, étoit toujours
» exactement embraffée par la veffie,
» au point que la fonde ne put jamais
» s'y ranger, pour que j'y puffe faire l'in-
» cifion deffus. »

» J'entrepris néanmoins cette opéra-
» tion par le petit Appareil, en faifant
» l'incifion fur la pierre de bas en haut,
» ce qui fit une grande ouverture par la-
» quelle je tirai fans peine cette pierre,
» lorfque je l'eus dégagée avec le bou-
» ton, de la fituation qu'elle avoit, par-
» ce qu'étant un peu applatie, elle pré-
» fentoit une des faces des plus larges;
» l'opération ne fut fuivie d'aucuns acci-
» dens, pas la moindre agitation ex-
» traordinaire dans le pouls, pas la moin-
» dre phlogofe dans le bas-ventre ; néan-
» moins le malade mourut dans le ma-
» rafme au bout de trois femaines. † Je
» fuis, &c. »

Voici préfentement en peu de mots
l'Hiftoire relative de cette Lettre avec la
fuivante, & qui mettra le Lecteur entiè-

---

† N'eft-ce pas pure prévention, que d'attribuer cette mort à la grandeur de l'incifion,
puifqu'on n'a rien conftaté, par l'ouverture
du cadavre à cette occafion ?

ement au fait de la question ; j'avois appris, mais fort confusément, que M. Pouteau avoit taillé avec le Lithotome caché dans le Printems de 1751. ne pouvant au juste sçavoir qu'elle en avoit été la suite, je m'adreslai par une Lettre à lui-même dans le courant du mois de Novembre suivant ; je la motivai sur ce que j'avois oui-dire, je ne m'y constituois point l'Auteur du Lithotome caché (ainsi que j'en avois usé dans toute occasion, jusqu'à l'époque présente, afin d'ôter tout motif de répugnance à l'avantage que la Chirurgie en pouvoit tirer, &c.) Je lui marquois simplement que j'y prenois intérêt par rapport à son Auteur ; qu'il m'obligeroit d'en dire son sentiment, en même-tems que les succès, bons ou mauvais, qu'il en avoit eû, & de ne dire à personne que je lui eût écrit, &c.

Qu'au surplus, dans ce qu'il me marqueroit, je n'avois d'autre but, que le bien de la chose, & qu'on lui en feroit honneur à lui-même ; j'y ajoutai les politesses & les déférences convenables à la place distinguée qu'il occupe.

Jusques-là, on ne voit rien de méprisable dans ma demande, comme il semble l'insinuer dans sa Lettre à M. le Cat, *m'étant déja déterminé*, lui dit-il, *à aban-*

donner son instrument pour les hommes , je
ne me hâtai pas de lui faire Réponse. Trois
semaines ou un mois se passerent sans Réponse ; alors je lui récrivis, & lui marquai poliment en forme de plainte ,
qu'on ne refusoit point une Réponse à
un homme connu , que je n'exigeois de
lui que le vrai ; que s'il me prenoit pour
un Avanturier, il pouvoit s'informer qui
j'étois à nos PP. Feuillans de Lyon , &c.
Sa Réponse la suivit de près , & il moti-
va les raisons de son retard , sur des circonstances très-naturelles , comme on va
le voir , & parfaitement assorties à l'esprit de mes Lettres. Je lui avois offert la
communication de quelques astringeans
topiques pour les hémorrhagies , en cas
qu'ils ne lui fussent pas encore parvenus
depuis leur publication ; c'est ce que je
fis le six Avril suivant. Je le remerciai
en même-tems de sa Lettre très-bien détaillée ; j'y discutois la possibilité de la
ligature de M. Sharp , relativement à ce
qu'il m'en touchoit dans sa Lettre , &
j'approuvois sa résolution dans l'abandon
du Lithotome caché pour les hommes ,
sauf toutefois , les réflexions contraires
qu'il pourroit faire après qu'il auroit vû
la Liste des succès constans qui en résultoit , ainsi que de l'omission des panse-
mens , & quelle seroit insérée dans le

Journaux de Mai suivant ; c'est ce dernier article de ma Lettre qu'il a mis dans la sienne à M. le Cat, qu'on vient de lire, afin de faire juger par ce lambeau de ma Réponse à ce dernier, de ce qu'il m'avoit répondu lui-même aux deux premieres que je lui avois écrites. Il est visible jusques-là qu'il n'avoit pas lieu de changer de conduite par aucun motif raisonnable, tiré de celle que je gardois à son égard. Je ne crains point qu'il publie mes Lettres en entier, ni qu'elles me deshonorent chez les Gens équitables ; je me réserve de prouver, si l'on en pourra dire de même, de celle que j'attaque après la suivante, indépendamment de quelques Notes dont j'accompagne celle-ci.

LETTRE *de M. Pouteau, Chirurgien-Major, gagnant maîtrise à l'Hôtel-Dieu de Lyon, au F. Jean de S. Cosme, Feuillant à Paris.*

A LYON, *le* 22 *Decembre* 1751.

N°. 28. MON TRES-CHER FRERE,

Vous auriez reçû il y a long-tems la Réponse à votre premiere Lettre, si je n'avois égaré un des noms de ceux que j'ai taillé avec le Lithotome caché ; je fis part de mon embarras il y a plus de trois femaines à M. Merlin , Chirurgien-Major de la Charité de cette Ville , qui a , je crois , l'honneur de vous connoître , & de qui je tiens ce Lithotome ; j'eus néanmoins la précaution de ne pas lui dire que vous m'aviez écrit , ainfi que vous me le recommandiez dans votre premiere Lettre. †

J'en fis le premier effai au mois de Mai de cette année fur Jean-Baptifte Soret , âgé de dix-huit ans , de la Breffe ; la pierre qui n'étoit pas fort groffe , mais molle , fe brifa fous les tenettes , il fût néanmoins guéri fans fiftule en trois femaines ; le fecond étoit âgé de vingt-fix ans , il s'appelloit Jofeph Perffet , enfant de l'Hôpital de la Charité de cette Ville , demeurant à Brignais , Village dans le Lyonnois ; la pierre qui étoit groffe comme un œuf de poule , & hériffée d'afpérités fort faillantes , fortit fans peine , mais l'opération fut fuivie d'une hémoragie très-abondante ; je n'avois point

---

† On voit par ces motifs de M. Pouteau , qui retarderent fa réponfe · combien il étoit éloigné alors , de tout air d'indifférence fur mon fujet ; quoiqu'il paroiffe faire entendre le contraire à M. le Cat cinq mois après , lorfqu'il lui dit ; *m'étant déja déterminé à abandonner fon inftrument* (mon lithotome ,) *pour les hommes , je ne me hatai pas de lui faire réponfe* , &c

Pour lors d'agaric de chêne, j'employai tous les moyens les plus connus ; j'essayai la ligature, suivant le conseil de Sharp, Lithotomiste Anglois, mais je ne sçai si cet Auteur l'a souvent faite dans semblable cas ; pour moi elle me paroît très-difficile , pour ne pas dire impossible.

Enfin, n'ayant plus rien à ménager pour sauver la vie à ce malade , j'introduisis un gargeret jusques dans la vessie, & je portai à la faveur de la gouttiere de cet instrument , un bourdonnet trempé dans le beurre d'antimoine , avec lequel je cautérisai l'orifice du vaisseau ouvert, ce qui arrêta l'hémoragie sans retour.

Les accidens les plus terribles , furent la suite de cette opération , tels que l'inflammation , le hocquet & le délire ; †
cependant ils se calmerent peu à peu , quoiqu'avec beaucoup de peine , & le malade est sorti de l'Hôpital bien por-

† Je regarderois comme fort inutile, d'avertir ici les Lithotomistes qui se connoissent en corrosifs , d'éviter une pareille ressource ; n'y avoit-il donc pas des canules garnies de linges, avec des colophanes en poudre , & nombre d'autres astringens desquels ont fait usage avec succès des Lithotomistes habiles dans pareil cas , sans risquer visiblement la vie des malades par le reméde même contre l'intention de la conserver ? On voit ici l'effet d'un remede que la prudence doit empêcher d'imiter.

tant & dans l'embonpoint, à une fiftule
près, qui fuivant les apparences, ne fe
fermera pas : mes Amis qui furent témoins des fuites effrayantes de cette
opération, & qui l'avoient été des fuccès conftans qui accompagnent celle que
je fais par l'Appareil latéral, fuivant une
méthode qui m'eft particuliere, & dont
je vous ferois part, fi je n'en avois envoyé le détail à l'Académie de Chirurgie ; mes Amis, dis-je, me diffuaderent
de quitter une méthode fûre, pour en
prendre une autre, qui entre mes mains
pouvoit encore être incertaine. † J'ai
donc abandonné depuis ce tems le Lithotome caché pour l'opération de la Taille
fur les hommes, mais comme il me paroît très-commode pour la Taille des
femmes, je m'en fuis fervi cette année
au mois de Septembre pour tailler la fille
d'un Pêcheur de Mâcon, âgée de douze
ans ; l'opération n'a été fuivie d'aucun
accident, cependant lorfqu'elle eft fortie
de cet Hôpital un mois après l'opération,

† Il eft bien étonnant que les amis de M.
Pouteau ayent pris pour incertitude d'une méthode, un accident commun à-toutes, & qu'ils
ayent confidéré comme des accidens effrayans
provenans de cette opération ; les accidens ar-
rivez uniquement par l'effet du corrofif qu'on
avoit employé, &c.

il lui restoit encore une incontinence d'urine.

L'hémoragie qui suivit l'opération de Joseph Perllet, ne peut être attribuée à votre instrument, puisque je l'a vû arriver à la suite de celle que je pratique, par la section de l'artere bulbo-caverneuse ; la fistule ne peut avoir pour cause la cautérisation avec le beurre d'antimoine, parce que je me suis servi du même moyen en semblab'e cas, sans qu'il soit resté la moindre fistule. Ne pourroit-on pas l'attribuer à la grosseur de la pierre, & au déchirement qu'ont occasionné ses aspérités ? †

Je souhaite que la longueur de cette Lettre, & le soin que j'ai eu de circonstancier tous les événemens, vous fasse oublier depuis quel tems vous l'attendez ; les précautions que vous m'avez offert, & la crainte dans laquelle vous avez paru être, que je ne vous prisse pour un

---

† Je ne discuterai point ici à laquelle des circonstances cette fistule peut être attribuée ; il me suffit que M. Pouteau reconnoisse, que mon instrument n'a eu aucune part à l'hémoragie, non plus qu'à cet accident, & que la pierre qui étoit grosse sortit sans peine, c'est précisément la sortie sans peine, que j'ai eu en vûe de procurer, & qui fait le mérite de le Lithotome.

Avanturier me font injurieuſes ; m
croyez-vous ſi peu au fait de ce qui inté
reſſe la Chirurgie , pour ignorer que
vous êtes l'Inventeur du Lithotome ca
ché ; je ne vois pas même pourquoi vou
voulez le mettre ſous le nom vague d'u
Chirurgien de vos Amis ; l'inventio
d'un inſtrument , qui par ſa combinai
ſon , ſes avantages , & la facilité de s'e
ſervir feroit honneur au plus parfait Mé
chanicien. †

J'accepte avec plaiſir l'offre que vou
mé faites de deux nouveaux Aſtringeans,
je ne connois encore que l'Agaric de
Chêne , & vous prie de m'honorer de l
même eſtime avec laquelle j'ai l'honneu
d'être ,

    Mon très-cher Frere , &c.

    Pouteau , Maître Es-Arts , Chirur
gien-Major du grand Hôtel-Dieu
                M. Merli

† On voit dans tout cet article ; commen
M. Pouteau penſoit a tous égards , avant l
lettre contagieuſe & le *contre poiſon* , qu'il r
çut de M. le Cat , &c.
Peut-on rien de plus energique en faveur d
mon lithotome ? Il parloit d'abondance , & av
connoiſſance de cauſe ; ſans que j'y ait contr
bué , amſi qu'il e fait remarquer. Il éro
donc plu *zélé Sectateur de mon lithotom*
Dans ſa propre lettre . que je ne le faiſois da
les Journaux de Mai dernier , (Texte de
le Cat ci-.elius , Préface a la lettre de
Pouteau.

M. Merlin a été témoin des deux opérations que j'ai faites fur l'homme avec votre Lithotome.

Pour faire juger de ces deux Lettres qu'on vient de voir, il feroit plus que fuffifant de les avoir mifes fous les yeux du Lecteur ; cependant, comme l'oppofition entr'elles fe trouve fi grande, qu'on pourroit fufpecter celle du 17, Mai en voici une troifiéme du même M. Pouteau à moi, qui en confirme la vérité.

L E T T R E *de M. Pouteau au Frere Cofme, Religieux Feuillant, à Paris.*

A L y o n , *le 26 Septembre 1752.*

N°. 29.   MON TRES-CHER FRERE.

J'ai appris que vous vous difpofiez à donner uné efpéce de Réponfe, fi elle n'eft pas même déja faite, à la Lettre que j'ai écrite à M. le Cat. J'efpére que vous voudrez bien m'envoyer un des premiers Exemplaires, je vous promets la même attention, fi je juge à propos de repliquer ; c'eft ainfi, je crois, qu'on en doit ufer entre les Gens qui ne fe laiffent guider par aucun principe d'animofité particuliére, mais par le feul plaifir de fe rendre utiles au Public. Je fuis avec confidération , & ferai avec la plus fincere reconnoiffance.

Mon très-cher Frere, &c. Pouteau.

Vous apprendrez fans doute avec plaifir, que j'ai fait ce mois ci fept Tailles avec mes inftrumens ordinaires, & qu'elles promettent le plus heureux fuccès.

Il paroît par cette Lettre que M. Pouteau avoit conçu quelques inquiétudes, fur ce qu'il avoit appris que je me propofois d'attaquer celle qu'il avoit écrite le 17 Mai à M. le Cat, & que je la dois vraifemblablement à cette nouvelle : quoiqu'il en foit de cette conjecture, réelle ou non, je ne puis omettre fans préjudicier à ce que je dois à la vérité, & au bien public, quelques réflexions fur le contrafte du Pour & du Contre contenu dans les deux premieres Lettres.

1°. Celle que ce Chirurgien m'écrivît le 22 Décembre 1751. paroît très-naturelle, tout y eft rempli de candeur, de politeffe même ; les motifs de fon retard n'ont rien qui répugne, rien qui faffe foupçonner d'autre but que la vérité. Si M. Pouteau y abandonne le Lithotome caché pour les hommes, ce n'eft pas qu'il le trouve *pernicieux* ni *dangereux* ; mais il eft pere d'une *méthode qui lui eft particuliere*, qui lui a bien réuffi ; il la conferve par préférence, cela eft jufte. Il trouve mon Lithotome plus commode que fa méthode pour les femmes, il lui donne la prééminence à cet égard ; il en fait

enfuite

enfuite l'éloge ; tout paroît bien réfléchi , & fondé en connoiffance de caufe ; toute cette Lettre enfin , paroît vraie & fincére à tous égards.

2°. Je me propofai de publier la fuite des fuccès , tant bons que mauvais , qui réfultoient de l'ufage du Lithotome caché , dans le Printems fuivant 1752. par une Lifte qui fut inférée dans les Journaux de Mai. J'y rapportai avec fimplicité & droiture , les faits dont M. Pouteau m'avoit fait part , de même que je fis de tous les autres qui étoient parvenus à ma connoiffance : j'y relevai le mérite de fa réputation fans affectation , fans baffeffe ni flatterie , & fans le faire Partifan ni Adverfaire de mon Lithotome. J'étois alors fort éloigné de penfer que cette conduite pût déplaire , ni exciter la vigilance de M. le Cat ; ce Docteur à la vûe de cette Lifte , écrivit auffi-tôt à M. Pouteau , pour lui demander raifon fans doute de cette conduite , & principalement de ce qu'il venoit à mon appui , contre fon entreprife.

Il accompagna fa plainte d'un Volume de fon Recueil, comme la Réponfe le marque ; ce qui devoit être réputé une faveur fignalée , parce que cet Ouvrage précieux n'avoit point encore parû.

3°. Enfin , quelle que fût la Lettre de

L

M. le Cat contre le Lithotome caché, elle
obtint une réponse de M. Pouteau, favorable au dessein qu'il s'étoit proposé : il
la joignit aussi-tôt à son Recueil, qui ne
se distribuoit pas encore , comme une
piéce victorieuse , & de la plus grande
importance contre moi & mes œuvres.

Surpris de l'appariton de ce nouveau
titre & de ce qu'il contenoit de contraire
à la Lettre que M. Pouteau m'avoit écrit
cinq mois auparavant , sans qu'il y fît
mention d'aucune épreuve postérieure
qui eut pû lui procurer de nouvelles lumieres; je m'avisai de prier un ami, voisin
de Mâcon , de s'informer des deux filles
mêmes que M. Pouteau avoit taillées ,
& qu'il cite , comment s'étoient passés ces
faits , qui figurent le plus dans cette Lettre , & dans quel état ces deux malades
se trouvoient actuellement , afin de pouvoir me décider sur le contenu de deux
Lettres si extraordinairement opposées
entre elles : cet expédient eut son effet ,
& il m'a produit les éclaircissemens ci-
après. Mais il est à propos que je fasse
remarquer auparavant qu'on a déja vû
dans la Lettre de M. Pouteau à M. le
Cat , que ce Chirurgien dit seulement
quoique l'issue de cette opération (à la fille
de douze ans) *ait été très - heureuse à une
incontinence d'urine près qui lui est resté*

que par ce dernier mot de *reſtée*, il ſemble inſinuer qu'il attribue cette incommodité au Lithotome caché dont il s'eſt ſervi. Plutôt qu'il ne l'attribueroit à toute autre méthode qu'il auroit employée, ou même à celle *qui lui eſt particuliere.*

Et en effet, M. le Cat, ſans craindre de ſe tromper, a ſaiſi auſſi-tôt cette incontinence, comme il l'exprime dans la note qu'il a faite, *cet accident*, dit ce Docteur, *eſt annexé à l'uſage de cet Inſtrument, même dans les mains les plus habiles.*

Voici au juſte ce qui en eſt ſuivant le Certificat de la fille même de douze ans alors, de treize à préſent, & de ſes Parens.

N°. 3 o. Pardevant les Notaires Royaux à Mâcon, ſouſſignés, furent préſens Philibert Dechizeau, Pêcheur ſur la riviere de Saône, demeurant à S. Laurent lez Mâcon, & de ſon autorité, Jeanne Burtin ſa femme, & encore Marie Dechizeau leur fille ; leſquels m'ont requis de recevoir leurs témoignages ſur les faits & articles ci-après détaillés, pour ſervir & valoir ce que de raiſon ; ſçavoir que ladite Marie Dechizeau leur fille, âgée de treize ans, a été affligée de la maladie de la Pierre dans la veſſie dès l'âge de ſix ans, qu'elle a toujours perdu ſon urine

continuellement & involontairement, dès
le même - tems qu'elle s'est plainte de cette maladie ; cet état a duré environ six
années jusqu'à ce qu'ils l'on envoyée à
l'Hôtel-Dieu de Lyon au mois de Septembre 1751. où M. Pouteau, premier Chi-
gien dudit Hôtel - Dieu, l'a taillée au
mois de Septembre de la même année ;
qu'elle a été fort bien guérie de cette opération ; mais elle a toujours continué de
perdre son urine après comme auparavant ; de plus, que depuis cette maladie elle s'est toujours plainte & se plaint
encore de tems en tems, comme dans le
commencement de son infirmité, d'un
violent mal de côté, qu'on dit être à un
rein, & qu'elle continue d'en souffrir
de plus en plus ; ce qui devient toujours
plus fréquent & plus violent ; c'est-à-
dire, que les accès de la douleur arrivent
plus souvent qu'ils ne faisoient dans le
commencement, & ses urines coulent
avec plus d'abondance lors des accès de
la douleur, qu'elle les retient encore
moins dans ces tems - là que lorsqu'elle a
du relâche ; ce qui fait que ces accès
venant continuellement plus fréquens
qu'autrefois, son incontinence est encore plus grande ; mais qu'au surplus, elle
ne souffre plus les douleurs en urinant
qu'elle avoit avant l'opération ; ce qu'il

déclarent sincere , dont & du tout ils ont requis Acte au Notaire soussigné qui leur a été octroyé en cette forme pour leur servir & valoir , ce que de raison. Fait & passé à Mâcon en mon étude l'an 1752. le 14 Octobre avant midi , en présence du sieur Jean - Baptiste Chazy , garçon Chirurgien , demeurant en cette Ville chez le sieur Dupré ; & Pierre Chareton , habitant de la Paroisse de Replonge en Bresse , témoins requis. Ledit Chazy a signé , & non ledit Chareton qui a déclaré ne le sçavoir ; enquis & sommé. *Signé* , Chazy , & Robert , Notaire Royal. Scellé ledit jour. Controllé à Mâcon le 24 Octobre 1752. Reçû dix-neuf sols six deniers. *Signé* Coureau , avec paraphe.

Claude-Antoine Laborier , Ecuyer Conseiller du Roi ; certifions à tous qu'il appartiendra , que M. Robert qui a reçû l'Acte ci-dessus & de l'autre part, est véritablement Notaire Royal en ce Bailliage , que foi est ajoutée aux Actes qu'il reçoit en cette qualité : en témoin de quoi , nous avons signé les présentes , & à y celles fait apposer le scel de ce Bailliage. Donné à Mâcon en notre Hôtel le 24 Octobre 1752. *Signé* , Laborier.

4°. Si M. Pouteau avoit marqué à M. le Cat que cette incontinence d'urine de

six ans n'avoit point cessé par l'opération , plutôt que de lui dire , *à une in-*
continence d'urine près qui lui est restée ; ce
Docteur n'auroit peut-être pas pris le
change sur cet accident , ni décrié en
conséquence mon Lithotome , qui en
étoit fort innocent , puisqu'il auroit reconnu lui - même que *l'incontinence d'u-*
rine ne subsista vraisemblablement que par-
ce qu'elle avoit été établie avant la sortie
du corps étranger par son long séjour dans
le cou de la vessie. (pag. 104. de son Recueil.)

5°. Par les enquêtes que je fis faire à
Mâcon , on y chercha aussi pendant long-
tems , & fort inutilement , *une Demoi-*
selle de vingt-deux ans qui étoit aussi de
Mâcon , † de laquelle M. Pouteau ne dit
ni le nom , ni la qualité à M. le Cat ;
la petite fille de douze ans ci - dessus ,
fut la seule de qui l'on pût apprendre
qu'il y avoit eu une autre fille ou Demoiselle qui avoit été taillée aussi presqu'en même-tems qu'elle dans le même
Hôpital , dont elle ne sçavoit point le
nom , mais seulement qu'elle étoit de
Châlon ††.

† Lettre du 17 Mai à M. le Cat.

†† J'ai une lettre du 6 Septembre 1752. qui
contient ce fait.

Cette méprise mistérieuse d'une Ville pour une autre dans la Lettre de M. Pouteau à M. le Cat, 'm'obligea à surmonter de nouveaux obstacles dans un pays où je ne connoissois que l'âge *de vingt-deux ans d'une Demoiselle*, laquelle avoit été taillée dans le mois de Septembre 1751. Selon mon enquête de Mâcon, & suivant la Lettre de M. Pouteau à M. le Cat, ce Chirurgien l'avoit taillée le huit Février suivant 1752. car il dit, en parlant de mon Lithotome, *cet instrument me parut encore commode pour la taille des femmes ; j'étois même je crois, dans ce sentiment lorsque je répondis au Frere ; mais un mois & demi après j'abandonnai entiérement cet Instrument pour la Taille d'une Demoiselle de vingt-deux ans qui étoit aussi de Mâcon* †. M. Pouteau avoit *répondu au Frere* le 22 de Décembre 1751. il *tailla la Demoiselle un mois & demi après ;* donc il l'avoit taillée le 8 Février 1752.

Toutes ces diverses circonstances me parurent si inaliables avec ma Lettre, où M. Pouteau me marquoit cinq mois avant qu'il eut écrit à M. le Cat ; *mais comme il (le Lithotome caché) me paroît très - commode pour la taille des femmes, je m'en suis servi cette année au mois de Septembre pour tailler la fille d'un Pécheur de*

† Lettre du 17 Mai 1752.

L iiij

Mâcon, âgée de douze ans ; l'opération n'a été suivie d'aucun accident. Si inaliables, dis-je, que je me proposai de surmonter toutes les difficultés que j'entrevoyois (dont l'histoire immense feroit inutile à ma cause) pour parvenir à la connoissance du nom & de la qualité de la *Demoiselle de vingt-deux ans* à Châlons ; afin d'acquérir quelque ressource par de nouveaux moyens, tant pour mettre dans tout son jour la bonté & la justice de ma cause, que la confusion même que j'appercevois dans ceux qu'on m'opposoit, je n'ai point esperé en vain, & mon enquête m'a produit au-delà de toute espérance ; car outre ce qu'on a déja vû de Septembre 1751. & huit Février suivant : voici encore un Certificat authentique & une Lettre de M. Pouteau même, qui constatent qu'il a taillé cette malade le 25 Octobre 1751. trois mois & demi avant le 8 Février suivant.

Certificat du Médecin de la Malade.

N°. 30. Je soussigné, Médecin de la Ville de Châlonssur Saône, certifie à tous qu'il appartiendra, que Mademoiselle Jeanne Anjarraut, fille troisiéme de M. Anjarraut, Procureur au Présidial de cette Ville, & Greffier de la Maréchaussée, m'a déclaré deux mois avant sa mort, qu'elle étoit partie de Châlons pour aller à Lyon dans l'année 1751. dans la vûe de se faire guérir d'un ulcere fistuleux à un genouil , qui fut fort bien guéri ; mais qu'ayant dans cette Ville des personnes bien intentionnées pour elle , qui sçurent qu'elle perdoit involontairement ses urines ; elles la recommanderent au Chirurgien Major du grand Hôtel - Dieu de Lyon qui la sonda , & trouva quelque chose d'extraordinaire dans la vessie , dont il lui fut impossible de déterminer la nature , en conséquence , il pria Mademoiselle Anjarraut de trouver bon qu'il appellât en consultation M. Laurés , fameux Chirurgien, qui assura qn'elle avoit la pierre , & qui détermina M. Pouteau , Chirurgien Major du grand Hôtel-Dieu , de faire l'opération dans les derniers jours d'Octobre 1751. en sa présence & celle de M. Cablat , Lieutenant du premier Chirurgien du Roi en cette Ville , qui fut du même avis que M. Laurés ; l'opération faite, au lieu de la pierre que M. Laurés avoit fait espérer à M. Pouteau de trouver , il découvrit , dans le fond de la vessie une tumeur de la grosseur de la moitié d'un œuf , qui étoit logée dans l'épaisseur même des membranes de la vessie ; de laquelle tumeur , à ce que m'a dit Mademoiselle Anjarraut ,

L v

il fortit du pus , & qu'elle ne recueillit
d'autre fruit de cette opération , finon
de ne plus perdre habituellement fon
urine ; elle m'a dit qu'elle ne la perdoit
que dans certain tems critique : ce que
j'affirme véritable pour l'avoir oüi dire à
Mademoifelle Anjarraut , & avoir lû le
détail de cette opération , à elle faite ,
dans une Lettre de M. Pouteau , Chirurgien Major du grand Hôtel - Dieu de
Lyon , écrite au pere de la Demoifelle ,
en date du 30 Octobre 1751. Et j'ai donné le préfent Certificat pour valoir ce que
de raifon , en foi de quoi , je me fuis figné ; à Châlons fur Saône , le 12 Mars
1753. *Signé* , de Maiziere , Docteur en
Médecine.

Etienne Burignot , Ecuyer - Confeiller
du Roi , Lieutenant Général aux Bailliage & Siége Préfidial de Châlons ; certifions que Maître de Meziere , qui nous
a dit avoir écrit & figné le Certificat ci-
deffus & d'autre part , eft Docteur en
Médecine , réfident à Châlons , & que
foi y doit être ajoutée ; en témoin de
quoi , nous nous fommes fouffignés , &
avons fait appofer les Sceau & Armes de
Sa Majefté , & contre-figner les préfentes par notre Greffier ordinaire. En notre
Hôtel à Châlons , le douze Mars 1753.
figné Burignot. Par ordonnance. *Signé*
Ver..ier.

Voici la Lettre de M. Pouteau au pere de la Malade après qu'il l'eût taillée, laquelle doit être réputée légalisée par la légalisation même du Certificat ci-dessus qui en fait mention, & qui la constate suffisamment pour me dispenser de la consigner dans le dépôt du Notaire.

MONSIEUR,

Mademoiselle Anjarraut m'a prié de vous rende compte de l'état présent de sa situation ; l'incommodité dont elle étoit attaquée depuis si long-tems, & l'envie de vous devenir moins à charge l'ayant déterminée presque malgré elle à se laisser sonder, je trouvai dans la vessie quelque chose d'extraordinaire, dont il me fut impossible de déterminer la nature ; en conséquence je déterminai Mademoiselle votre fille à trouver bon que j'appellasse en consultation M. Laurés, dont le mérite & la réputation vous sont sans doute connus ; M. Laurés n'hésita pas à décider que Mademoiselle Anjarraut avoit la pierre ; il me détermina en conséquence à lui faire l'opération. Lundi passé, en sa présence & celle de M. Cablat, Lieutenant du premier Chirurgien du Roi en cette Ville, qui fut du même avis que M. Laurés ; l'opération faite, au lieu de la pierre que M. Laurés m'avoit fait efpérer de trouver, je découvris dans le fond de la veffie une tumeur de la groffeur (DE LA MOITIÉ D'UN ŒUF) & qui étoit logée dans l'épaiffeur même des membranes de la veffie ; c'eft à cette tumeur qu'on doit rapporter la caufe de tous les accidens dont elle étoit attaquée, & fur-tout de l'incontinence d'urine pendant la nuit ; cette tumeur en effet , par fon volume rempliffoit une partie de la capacité de la veffie, en forte que l'urine qui fe féparoit du fang pendant les fix ou fept heuheures qu'on emploie ordinairement à dormir , ne trouvant pas une capacité fuffifante pour toute la contenir, elle s'échapoit fans fe faire fentir, ce qui n'arrivoit pas dans la journée, parce qu'à la moindre envie d'uriner , Mademoifelle Anjarraut avoit foin d'y fatisfaire.

Les fuites de cette opération ne font d'aucun danger par elles-mêmes ; au contraire, connoiffant plus parfaitement la nature de la maladie, on pourra y apporter des remédes certains, & qu'il n'auroit pas été poffible de donner par conjecture : Mademoifelle votre fille s'eft confolée là-deffus beaucoup mieux que je ne penfois. (Le furplus de cette Lettre ne contient que des particularités

d'une fille à fon pere , &c.) Je fuis avec
la plus parfaite confidération ,

Monfieur ,

Votre très - humble & très - obéif-
fant ferviteur Pouteau , Chirurgien Major du grand Hôtel-Dieu.

A Lyon ce 30 Octobre 1751.

Le trente Octobre étoit un famedi cette année là ; M. Pouteau dit qu'il l'avoit
taillée le lundi précédent , & par conféquent le 25 Octobre ; voilà déja deux
époques différentes par lui - même fur
ce fait : en voici encore une troifiéme.
*La fille de Châlons fe plaignoit de tous les
fymptômes d'une pierre dans la veffie ; je la
fondai , & je ne pus m'affurer de l'exiftence
d'une pierre pour hazarder l'opération ; on
lui fit différens remédes pour améliorer fon
état , & fur-tout pour remédier à une in-
contince d'urine qui la fatiguoit beaucoup :
elle me fit de nouvelles inflances pour la
tirer à quelque prix que ce fut de fa trifle fituation ; je fis appeller en confultation les
plus habiles Chirurgiens de cette Ville (de
Lyon) on convint que quoiqu'on n'eut pas
de preuves d'une pierre , il convenoit de
faire l'opération de la taille , par le moyen
de laquelle on pourroit connoître les caufes de la maladie , pour lui donner les remé-*

*des convenables † ; je lui fis l'opération en
présence de plusieurs Maîtres EN SEPTEM-
BRE 1751. lorsque les tenettes furent dans
la vessie , je ne m'obstinai point à chercher
une pierre qui n'y étoit pas ; j'y portai le
doigt , & trouvai au fond de la vessie une
dureté schireuse (DE LA GROSSEUR
D'UN ŒUF DE POULE) ††, la-
quelle occasionnoit tous les symptómes qui
ressembloient à ceux de la pierre , &c. †††*

Voilà donc trois témoignages différens de M. Fouteau sur l'époque d'un
même fait, arrivé entre ses propres mains;
peut - être en aurois - je obtenu un quatriéme , s'il eut été en mon pouvoir de
le provoquer , par une enquête de ceux
qui furent présens à cette opération ;
mais quoi qu'il en soit de cette suppo-

---

† Il n'est pas commun de tenter un moyen
qui par lui-même est dangéreux , & sur-tout
en banissant le lithotome caché , pour s'assurer d'une maladie ; dont la possibilité de la cure étoit pour le moins aussi problématique
que son caractere.

†† On se resouviendra que dans sa lettre
précédente, ce n'étoit que la moitié d'un œuf
& qu'elle a grossi du double dans celle-ci.

††† Si ce Texte que je tire de M. Pouteau
même, venoit à m'être contesté , je suis en
état d'en donner une preuve hors de toute
doute.

...tion , la multitude de ces diverses circonstances me laissoit encore néanmoins
dans le doute , pour sçavoir à laquelle
de ces trois époques je devois donner la
préférence , lorsque je me suis avisé de
pousser mes recherches jusqu'au tems précis que cette Malade fût reçue à l'Hôtel-
Dieu de Lyon ; dont voici la preuve.

Certificat de MM. les Administrateurs
de l'Hôtel-Dieu de Lyon.

N°. 31. Nous, Recteurs & Administrateurs de l'Hôpital Général de Notre-Dame
de Pitié , & grand Hôtel-Dieu de la Ville
de Lyon ; certifions à tous qu'il appartiendra , que Jeanne - Marie Anjarraut ,
âgée de vingt ans † , native de Châlons
sur Saône , fille demeurante chez M. son
pere , Procureur audit lieu ; est entrée
audit Hôtel - Dieu comme malade , le
13 Juillet 1751. & que sa sortie est en
blanc sur les Regiftes , ainsi qu'il nous
est apparu par les Livres tenu audit Hôpital de ceux qui y entrent malades ; &
en témoin de quoi , nous , Recteurs &
Administrateurs susdits , avons fait expédier le présent Certificat par le Notaire Royal , & commis au Secrétariat

† M. Pouteau dit à M. le Cat, qu'elle en
avoit 22.

dudit Hôtel - Dieu , & fcellé des arm[es]
d'icelui , le 9 Mars 1751. *Signé*, Fulchiron , *par le Bureau*, Dalier.

Nous , Barthélemy-Jean-Claude Pupil , Chevalier , Seigneur de Mian[s],
Confeiller du Roi en fes Confeils, premier Préfident à la Cour des Monnoyes,
& Lieutenant Général en la Sénéchau[f-]
fée & Préfidial de Lyon ; certifions à tou[s]
qu'il appartiendra , que le Sr. Fulchiron
qui a figné l'extrait ci - deffus , ainfi que
Me Dalier, Secrétaire du Bureau de l'Hôtel - Dieu ; font actuellement en exer-
cice , & que le Sr. Fulchiron eft l'un des
Recteurs & Adminiftrateurs dud. Hôtel-
Dieu ; à la fignature duquel , foi doit
être ajoutée , ainfi qu'à celle de Me. Dalier , l'un des Notaires de cette Ville , &
en cette qualité Secrétaire dudit Bureau.
En foi de quoi nous avons figné le préfent Certificat , & fait appofer le fceau
de notre Jurifdiction. Donné à Lyon
en notre Hôtel , le neuf Mars 1753.
Signé , Pupil.

Si l'on réunit préfentement à cette
derniere époque , tant l'enquête de Mâcon , & la derniere date de Septembre
1751. de M. Pouteau, que la températu-
re du mois de Septembre , qui le fait préférer toujours , quand on eft le maître
du choix. Ainfi qu'à la longueur fuffi-

fante du tems qui s'étoit écoulé depuis ce treize Juillet, pour avoir pû tenter *différens remédes pour améliorer l'état* de la malade : je pense qu'il est incontestable que cette opération fût faite dans le mois de Septembre 1751.

Or, après la certitude des faits que je viens de rapporter ; je laisse au Lecteur à tirer la conséquence sur la foiblesse qu'a eu M. Pouteau de se laisser aller aux vives sollicitations de M. le Cat, qu'il n'a voulu ménager que par une politique où je ne veut point entrer.

Pour ne rien omettre de tout ce qui pourroit donner le change à nos Lecteurs, je rapporterai encore quelques piéces de mon Aggresseur qui pourroient être réputées victorieuses pour quelques-uns, si je n'y opposois des preuves & des faits qui les détruisent sans ressource.

M. le Cat après avoir fourni la carriere qu'il s'étoit proposée, & m'avoir *déclaré* qu'il *ne m'a analysé si complétement que pour n'y plus revenir* (p. 389.) termine enfin ce chef-d'œuvre par dix-neuf expériences qu'il a faites sur des cadavres avec toute la solemnité possible. J'observerai cependant que dans un cas aussi décisif, il auroit été à souhaiter qu'il eût fait manœuvrer quelqu'un des plus habiles d'entre ses Spectateurs, qui étoient, suivant son rapport, tous gens de l'Art ; qu'ensuite l'ouverture vérificative de chaque cadavre eut été faite par le même qui auroit opéré, ou à son défaut par quelqu'autre que ce Docteur : qu'il se fût borné à l'office de simple assistant, comme Messieurs Pinard & Thibaut ; qu'ensuite on eut dressé un Procès-verbal, où Messieurs les Académiciens présens auroient attesté que les Opérateurs auroient suivi exactement les préceptes de l'Anonyme sur ce point, ainsi que tout ce qu'on auroit découvert en conséquence.

Je fais bien des excuses à la probité de M. le Cat ; mais son honneur & l'intérêt public n'exigeoient-ils pas également les plus grandes précautions dans un cas où il s'agissoit de détruire l'erreur sans ressource, ou de confirmer le vrai, sans laisser aucun doute ?

» *Détail des Expériences faites avec*
　　» *le Lithotome caché de*
　　　» *l'Anonyme.*

» *Correction de cet instrument & de ses*
　　» manœuvres, *par M. le Cat.*

PIECES JUSTIFICATIVES.

» J'ai cru que dans les circonstances pré-
» sentes de mon démêlé avec l'Anonyme

» je devois rendre au Public un compte un
» peu plus détaillé que celui qu'on a vû
» page 93. des expériences que j'ai fai-
» tes sur le Lithotome caché ; je me don-
» ne d'autant plus volontiers ce supplé-
» ment, que j'ai à y placer de nouvelles
» observations qui confirment les pre-
» mieres. J'ai fait les expériences avec
» le Lithotome caché , tant en Avril 1750.
» que dans le même mois de l'année 1751.
» devant toute la Chirurgie de notre Hô-
» pital ; & les principales d'entr'elles
» ont encore eu pour témoins Messieurs
» Pinard Médecin, & Thibaut Chirur-
» gien , tous deux Membre de l'Acadé-
» mie des Sciences de Rouen.

„ J'ai taillé en tout dans ces deux mois
„ dix-neuf cadavres ; sçavoir, douze mâ-
„ les de différens âges , & sept fem-
„ mes.

„ S. I. Parmi les douze mâles, j'ai tail-
„ lé , 1°. un enfant de six ans avec le N°.
„ 5. c'est-à-dire , avec le moindre écarte-
„ ment de la lame du Lithotome caché ;
„ un de neuf ans , & deux de quatorze
„ avec le N°. 7. deux adultes avec le N°.
„ 9. trois avec le N°. 11. & trois avec le
„ N°. 13.

„ En tous, l'incision se prolongeoit
„ dans le corps de la vessie , depuis trois
„ lignes & demie jusqu'à un pouce ;

,, dans toutes les grandes incisions, le tis-
,, su cellulaire qui est entre la vessie &
,, le rectum, étoit largement ouvert, &
,, il y avoit là une espéce de vuide.

,, Dans les vessies peu profondes, ou
,, presque plates, comme étoient celles
,, des premieres expériences, outre l'in-
,, cision, il y avoit dans la tunique ner-
,, veuse une traînée ou rigole qui
,, conduisoit à cette incision, & qui
,, avoit depuis deux à trois lignes jus-
,, qu'à neuf. Cette derniere est représen-
,, tée dans la figure, &c.

,, Les vessies profondes & remplies d'u-
,, rine, non-seulement n'avoient point,
,, ou presque point de ces rigoles ; mais
,, encore avoient les incisions les moins
,, prolongées vers le corps de la vessie,
,, & par conséquent les meilleures. Cel-
,, les de ces grandes vessies qui étoient
,, vuides touchoient sensiblement par
,, leur fond supérieur postérieur l'extré-
,, mité du Lithotome caché, & cepen-
,, dant je ne trouvois pas qu'il eut ou-
,, vert dans ce fond.

,, Les os pubis étoient écartés, & la
,, partie antérieure supérieure de la ves-
,, sie étant ouverte pour cet examen, je
,, plaçai à découvert la sonde & le Li-
,, thotome dans les organes, comme le
,, prescrit l'Anonyme : je l'ouvris au N°.

13. & ensuite au Nº. 9. on vit sa lame porter réellement contre le fond de la vessie , & ni faire cependant aucune impression , parce que ce fond pretoit & se reculoit. J'essayai avec le Nº. 5. il toucha de même le fond , & glissa dessus en le repoussant.

„ Il parut évident à tous les Specta-teurs que cette singularité étoit dûe à l'état flasque & non comprimé de ces parties mortes ; & il n'y en eut aucun qui ne frémit, en imaginant une pa-reille rencontre sur la vessie d'un hom-me qui respire & qui souffre ; c'est-à-dire , dont la vessie vivante est poussée avec force par les intestins pressés eux-mêmes par le diaphragme.

„ Selon cette remarque, nous fimes nos six dernieres expériences sur les deux sexes, en ordonnant à un Ayde d'ap-puyer avec les deux poings sur l'épi-gastre pour imiter l'action du diaphra-gme, & à deux de ces sujets qui étoient si maigres , que le corps des verte-bres se faisoit sentir à l'épigastre, nous plaçames la compression au-dessous de l'ombilic.

„ De ces six dernieres expériences , l'une faite sur un garçon de quatorze ans , nous donna, outre l'incision or-dinaire :

„ 1°. A un repli du bas fond de la ve[f]
„ fie, fitué au bout de l'incifion, un
„ moucheture de trois ou quatre lignes
„ qui ouvroit en entier la tunique ner[v]
„ veufe de la veffie ; en étendant ce re
„ pli, il y avoit trois lignes d'intervall[e]
„ fain entre cette petite bleffure & l'in[ci]
„ cifion ordinaire.

„ 2°. Nous avons trouvé au fond pof[t]
„ térieur fupérieur de la veffie une au[tre]
„ tre bleffure de fept à huit lignes d'é[ten]
„ tendue, en laiffant la veffie libre
„ mais beaucoup plus grande quand ell[e]
„ étoit un peu étendue ; cette incifio[n]
„ pénétroit toutes les tuniques de cet or[gane]
„ gane, fi complettement, que l'intef[tin]
„ tin fe préfentoit par cette bleffure e[n]
„ abandonnant la veffie à elle-même
„ c'eft-à-dire, à fon affaiffement ; nou[s]
„ vimes que ces bleffures étoient contr[e]
„ & vis-à vis l'incifion ordinaire faite a[u]
„ col & au corps de cet organe.

„ L'inteftin qui a paru dans l'intérieu[r]
„ de la veffie n'étoit pas bleffé.

„ La feconde expérience de cette efp[è]
„ ce fut faire fur une femme ; elle nou[s]
„ donna, outre l'incifion ordinaire, un[e]
„ bleffure au fond fupérieur poftérieu[r]
„ de la veffie de trois à quatre lignes d[e]
„ longueur, laquelle perçoit les tunique[s]
„ nerveufes & mufculeufes feulement.

„ Les quatre autres n'eurent aucune
„ blessure à ce fond supérieur postérieur
„ de la vessie ; ce que nous attribuames à
„ ce que, 1°. ces sujets étant très-mai-
„ gres, l'effet de la compression étoit ex-
„ trémement foible ; 2°. une partie avoit
„ la vessie pleine d'urine , & l'autre l'a-
„ voit contractée & presque sphérique ,
„ vû la foible compression , toutes cir-
„ constances heureuses qui les ont garan-
„ ti de cette blessure du fond *.

„ * On a vu dans notre recueil qu'une autre
„ circonstance heureuse pour les opérations
„ faites avec le lithotome caché, c'est lorsque
„ la pierre se trouve au col de la vessie, mais
„ une expérience faite par le neveu même
„ de l'Auteur de cet instrument , vient de
„ prouver qu'il est universellement dangéreux,
„ que cette circonstance, qui étoit constam-
„ ment favorable au poignard de frere Jac-
„ ques , manque quelquefois de garantie au
„ Lithotome caché, & même y devient l'oc-
„ casion d'un accident très-grave , puisqu'on a
„ vu la lame de cet instrument se casser contre
„ cette pierre : & l'on conçoit que cela doit
„ arriver assez souvent , lorsqu'on aura le bon-
„ heur d'avoir affaire à une pierre amenée au
„ cou de la vessie , par la constraction de cette
„ organe, je l'aurois sans doute éprouvé , si j'a-
„ vois mis des pierres dans toutes les vessies
„ des sujets, que j'ai taillés ; avec le litho-
„ tome caché, mais je suis charmé de faire
„ honneur de cette découverte , au neveu du
„ F. C. il est dans l'ordre de la Providence ,

„ S. II. Des sept femmes que je tail-
„ lai avec le Lithotome caché, deux le

„ que le poison & son antidote nous viennent
„ souvent de la même source. †

† Si M. le Cat n'avoit pas donné jusqu'ici
un si grand nombre de preuves de l'intégrité de sa cause, on seroit porté à croire par
cette note, qu'il en auroit douté, puisqu'il ad-
met jusqu'aux vraisemblances pour des preuves, ce n'est qu'un oui dire ; si l'on veut il
est contraire au Lithotome caché, cela seul suffit, & sans aucune autre forme d'examen,
n'est-il pas de la bonne police de proscrire un
tel instrument, dit M. le Cat, *& c'est le sort*
qu'il prédit au lithotome caché, pag. 389.
Cette anecdote m'étoit inconnue, le *charme*
de sa *découverte* étoit réservé à M. le Cat, peut-
être en prévoyoit-il le besoin, comme d'un *an-*
tidote contre la ruine future de ses piéces justificatives : n'importe de ce fait, quelque nébu-
leuse qu'en soit la preuve ; le public n'y perdra
rien, la crainte que cette *découverte* intéressante aura pû produire, va être presqu'aussitôt
dissipée, que supposée. Non par des vraisemblances, mais par un témoignage à l'épreuve
de tout *antidote*. On va voir par une lettre
non mandiée qui instruira l'Univers entier,
qu'une pierre dans le col de la vessie, avancée
même jusque dans le bulbe de l'urêthre, n'est
point un obstacle à l'incision de mon lithotome,
& qu'elle ne casse point sa lame ; je pourrois
grossir ces preuves, par l'exemple deux fois
répété, sur François Demai dont on a vu l'histoire ci-devant, auquel la pierre s'avançoit à
chaque fois dans le cou de la vessie & dans

” furent avec le Nº. 11. trois avec le Nº.
” 13. & deux autres avec le Nº. 15.

” l'urêthre, jufqu'à fe rendre très-fenfible au tact
du doigt fur le périné, & auffi-tôt l'incifion faite, elle fe préfentoit à la courbure de l'hurêthre,
immédiatement après la coupe du plancher extérieur de ce canal, & quoique le catheter & le
lithotome rencontraffent beaucoup de difficulté
à leur introduction, ainfi que ceux de M. de la
Roche ; pag. 68. dans Bernard, j'y pratiquai cependant comme lui une incifion d'onze lignes à
chaque fois, fans caffer la lame, & fans émouf-
fer fon tranchant ni fa pointe. A ces exemples, je pourrois joindre celui de Touzelan d'Argenteuil, le 60 de ma lifte, âgé de vingt-trois
ans, fouffrant depuis dix-neuf auquel je ne
pus introduire le catheter qu'à moitié chemin,
& qu'il fut toujours affujetti de travers par la
pierre qui s'avançoit dans le col ; j'y pratiquai
cependant l'incifion de 13 lignes, fans caffer
ni endommager du tout la lame du lithotome,
&c. Mais comme ces exemples & plufieurs
autres que je pourrois citer, feroient fufpects à
M. le Cat, ainfi que tant d'autres de mes rapports l'ont été ci devant, voici un garant fans
réplique de ce que j'avance.

L ETTRE *de M. Mufeux, Chirurgien-Major de l'Hôtel-Dieu de Reims, au F.
Jean de S. Cofme, Feuillant.*

A REIMS, *le 30 Janvier 1752.*

Nº. 32. MONSIEUR,

” Je vous ai promis l'obfervation circonf-
tanciée d'une feconde taille que j'ai faite

,, Les tailles du N°. 15. nous donne-
,, rent dans l'une une incifion prolongée

,, avec votre lithotome caché, je dégage m
,, parole avec plaifir. ,,
 ,, Dans le courant du mois de Novembre
« dernier, le nommé Eftienne Herbé, Jardi-
,, nier, natif de cette Ville, âgé de 28 ans,
,, eft venu à l'Hôtel-Dieu dans l'état le plu
,, pitoyable; les douleurs répétées depuis en-
,, viron vingt ans qu'il avoit des fignes d
,, calcul dans la veffie, en étoient la caufe
,, lorfque je l'ai fondé, j'ai fenti dans l'urêthr
,, même avant de donner le tour de Maitre
,, une pierre qui m'a paru affez groffe, néan-
,, moins elle laiffoit un paffage libre à l'algalie
,, laquelle introduite dans la veffie, inftruifo
,, qu'elle étoit petite, racornie & pleine d
,, pierres; elle laiffoit échaper une grand
,, quantité de graviers, & de matiere purulen
,, te. Comme le pauvre malheureux étoit e
,, très-mauvais état, & que d'ailleurs la fa
,, fon étoit trop dure, je le laiffai que qu
,, temps, efpérant qu'il fe raccommoderoi
,, mais les violentes douleurs prévalant fur
,, bonte nourriture, je me fuis enfin déte
,, miné à le tailler le 4 Janvier, temps qui m
« paru le plus propre depuis qu'il étoit à l'H
,, tel-Dieu? Ma coupe extérieure a été en
,, ron de deux pouces & demi, & lorfque m
,, lithotome a été introduit dans la veffie, j
,, fenti qu'il étoit au deffous de la pierre
,, l'urêthre, étant placé un demi pouce plus
,, que l'ordinaire; ce qui a été caufe, qu
,, lieu de faire une coupe de onze à tre
,, lignes, comme je l'avois projetté, je ne
,, faite que de fept, qui jointes à fix lig

„ de plus de deux pouces dans le corps
„ de la veſſie, de ſorte que ſon bas fond

„ au moins dépaiſſeur de la pierre de l'uré-
„ thre a rempli mes vues. „

   „ La coupe faite, j'ai tiré la pierre de l'u-
„ réthre avec les doigts ; celle de la veſſie a été
„ chargée & extraite avec facilité, de même
„ que la grande quantité de parcelles de pier-
„ re & tout le gravier que j'ai emporté avec la
„ curette. „

   „ Je ne vous parle pas de la groſſeur ni de
„ la figure des pierres ; je les ai mîſes entre
„ les mains de M. Macquart, Médecin de la
„ Faculté de Rheims, qui doit vous les rendre
„ pour que vous en jugiez vous même, vous
„ me ferez plaiſir de me les renvoyer après
„ que vous en aurez fait uſage, ſi elles peu-
„ vent vous être propres à quelque choſe „.

   „ A l'égard du panſement, il a été fait exac-
„ tement comme vous me l'avez indiqué, les
„ ſix premiers jours, il s'eſt échappé de la veſ-
„ ſie une ſupuration noire par la playe ; &
„ beaucoup de pus par la verge : il a été au
„ moins dix jours ſans fievre ; mais une in-
„ diſcrétion d'alimens le mit en danger pen-
„ dant quelques jours, quelques ſaignées,
„ un regime plus exact ont rabattu la fievre,
„ & la playe a été parfaitement cicatriſée en
„ vingt-trois jours ; je n'oſois eſpérer qu'il
„ retiendroit ſes urines, même la playe fer-
„ mée ; parce qu'en ajuſtant les deux pierres
„ l'une à l'autre, il eſt aiſé de voir, que le
„ ſphincter de la veſſie & le bul e e l'uréthre
„ ont été conſidérablement dilatés pendant
„ long-temps, mais il n'en laiſſe pas echapper

„ étoit percé vers la capacité du bas ven-
„ tre d'environ quinze lignes ; dans l'au-
„ tre , l'incifion au corps de la veffie n'é-
„ toit que de onze lignes *.

„ une feule goutte. † Je vous prie M de m'apprendre la réception de cette obfervation , &
fi vous la trouvez digne de l'inftrument que
vous m'avez mis en main. Je fuis , &c. Mufeux,
Lieutenant de M. le premier Chirurgien & Chirurgien Major de l'Hôtel-Dieu.

† Si le lithotome caché étoit la caufe d'une
incontinence d'urine dans quelque occafion que
ce puiffe être, comme M. le Cat prétend qu'il
l'eft dans toutes ; elle auroit dû fe trouver
double dans celle-ci , puifqu'indépendamment
de celle qu'auroit produit l'inftrument , elle
auroit pu fubfifter auffi , par la dilatation ex-
ceffive qu'avoit produite le féjour des pierres dans le cou de la veffie , donc , &c.

Il n'y avoit cependant que 26 jours depuis
l'opération , lorfque M. Mufeux écrivoit.

* „ Ces deux incifions d'une étendue fi diffé-
„ rente avec le même numero , prouvent bien
„ que la regle de ces numero , n'eft pas fûre
„ comme nous l'avons obfervé page 215. & que
„ la grandeur d'une incifion d'une lame comme
„ celle du Lithotome caché , qui porte fon plus
„ grand écartement dans l'intérieur , dépend
„ encore de la diverfe pofition de la main
„ qui la manœuvre , & de la différente figu-
„ cu bas du fond de la veffie. ††

†† M. le Cat en voulant donner différentes
raifons forcées, de la diverfité de grandeur de
deux incifions produites par la même largeur

» Et au bout étoit la trainée dont nous
» avons parlé ci-deſſus : en toutes deux
» le Vagin étoit entiérement coupé , avec
» une partie de la grande lévre gauche.

» Des trois Tailles du Nᵒ. 13 la pre-
» miere ne prolongea l'inciſion dans le
» corps de la veſſie que de ſix lignes &
» cependant le vagin étoit encore coupé
» en entier, à cela près d'une bride ; d'u-
» ne ligne & demie, qui en retenoit les
» parois. »

» Les deux autres furent taillées en di-
» rigeant l'inciſion horizontalement, il
» n'arriva rien au Vagin , l'inciſion étoit
» prolongée à l'une d'un pouce dans le
» corps de la veſſie , & l'autre eſt le ſe-

d'ouverture du lithotome caché ; donne préciſe-
ment une démonſtration, que c'eſt lui-même qui
a voulu les faire telles, en appuyant la lame de
l'inſtrument, & contre le fond de la veſſie quand
il l'a ouvert, & ſur le rectum en le retirant,
au lieu de maintenir le dos de cet inſtrument
contre l'arcade des os pubis , pour le retirer en
droite ligne juſqu'au dehors. A qui perſuadera
-t-on, qu'une même largeur de lame tranchante
ou non tranchante, qui paſſera mille fois ſi l'on
veut , par une boutonniere auſſi longue que ſa
largeur forcera ou agrandira ce paſſage , plus
une fois que l'autre ?

Quel jugement peut-on porter de pareilles
expériences? Je ne ſuis plus étonné , ſi les dangers ne s'y trouvent que pour ce Docteur , &c.

„ cond des deux fujets où le fond fupé-
„ rieur poftérieur de la veffie fe trouva
„ bleffé en faifant appuyer fur l'épigaf-
„ tre.

„ Des deux Tailles du N°. 11. l'une
„ avoit porté l'incifion de cinq à fix li-
„ gnes feulement dans le corps de la vef-
„ fie ; cet organe-ci étoit profond & plein
„ d'urine ; mais l'incifion étant dirigée
„ obliquement, felon la diagonale, elle
„ fit une bleffure de trois à quatre lignes
„ fur le bord du vagin : la feconde fut fai-
„ te par une incifion tout-à-fait hori-
„ fontale, & réuffit d'autant mieux que
„ la veffie étoit contractée.

„ Nous avons exécuté toutes ces opé-
„ rations en fuivant exactement les ma-
„ nœuvres de la méthode de l'Anonyme
„ fans y rien changer, excepté la direc-
„ tion que je crus devoir faire horifonta-
„ lement fur ces dernieres femmes, parce
„ que la direction oblique avoit bleffé le
„ vagin dans les premieres.

„ Je puis affurer encore que comme
„ je n'ai point exécuté les manœuvres
„ à demi, je n'ai non plus rien outré : je
„ fçais cependant que dans les effais d'u-
„ ne opération fur le cadavre, on doit,
„ comme on dit, *caver au plus fort*, &
„ je n'aurois pas manqué à cette régle,
„ fi j'avois eu deffein d'employer moi-

,, même le Lithotome caché fur le vi-
,, vant ; mais mon unique objet étant de
,, démontrer aux autres le danger de fon
,, ufage ; j'ai dû, pour être mieux fon-
,, dé à les en convaincre, exécuter fcru-
,, puleufement là méthode de mon Ad-
,, verfaire : il eft aifé de conftater que
,, je l'ai fait, & par les témoins nom-
,, breux de mes effais, & par la mefure
,, des incifions au cou de la veffie, qu'on
,, voit bien qui n'excéde en aucune de fes
,, opérations, les profondeurs qui doi-
,, vent réfulter des écartemens détermi-
,, nés par les numéros, & combinés avec
,, la pofition de l'inftrument par rapport
,, aux divers bas fonds, plus ou moins
,, creux, ou plats de la veffie ; mais quand
,, on voudroit fuppofer, que de deffein
,, prémédité, ou par mal adreffe, j'euffe
,, outré ces manœuvres, que pourroit-
,, on en conclure ? finon qu'il eft dans ces
,, manœuvres un milieu délicat, dont il eft
,, dangereux de s'écarter ; & qu'ainfi fur
,, le vivant, & avec les meilleures inten-
,, tions, un autre pourra tomber dans ces
,, mêmes accidens que j'ai découverts en
,, cette méthode par ces effais ; & par
,, conféquent le Lithotome caché eft un
,, inftrument dangereux.

M iiij

Expériences qui prouvent le contraire
de celles qu'on vient de voir.

Comme je n'ai point d'Hôpital où je puisse disposer des cadavres comme fait M. le Cat de celui dont il est le premier Chirurgien ; & que je n'aurois pû opposer à ses expériences que les succès sur les vivants, quoique les meilleurs. La Providence qui ne cesse de soutenir le bien qu'elle a si avantageusement commencé en faveur des malheureux, m'a procuré, lorsque je m'y attendois le moins, plusieurs piéces importantes, qui sont autrement décisives à tous égards, que ne le sont les dix-neuf expériences de M. le Cat ; 1°. parce que les siennes sont toutes faites par lui - même ; qu'il avoit intérêt de les trouver autres que celles de l'Anonyme ; qu'elles se bornent à des cadavres, & qu'il assure qu'il n'avoit point *eu dessein d'employer lui - même le Litho-tome caché sur le vivant*, & pour tout dire, il étoit juge & partie : 2°. les piéces authentiques que je vais lui opposer contiennent un grand nombre d'expériences de plusieurs manieres de tailler , & vingt-huit épreuves concernant la situation horisontale, toutes sur des cadavres aussi , & faites par d'habiles Chirurgiens. Je n'y ai point eu de part ; elles étoient faites à mon infçu ; j'en étois éloigné à plus de quarante lieues des unes , & trente - cinq des autres : les célébres Artiftes qui les faifoient n'avoient d'autre intérêt que la verité.

Il y a plus , c'eft qu'à la fuite de ces effais , étant tous convaincus de la fupériorité de la méthode par le Lithotome caché , fur les autres qui font les plus connues; ils n'ont point héfité de la pratiquer *eux-mêmes*, deux *fur* huit *fujets vivans* chacun & un autre fur quinze ; & ils ont réuffi à tous , conformément à ce qu'ils avoient préfumé de leurs effais : c'eft ce qu'on va voir dans les piéces mêmes des uns & des autres ; y joint un Certificat de plufieurs fameux Chirurgiens Majors , qui aprouvent & adoptent cette méthode par préférence à toute autre.

LETTRE *de M. Mufeux , Chirurgien-Major de l'Hôtel-Dieu de Reims , &c. au F.. Cofme , Feuillant à Paris.*

A REIMS, *le 13 Septembre 1751.*

Nº. 33. MONSIEUR,

Plein des leçons que vous m'aviez données à Paris au mois de Septembre dernier , j'ai répété depuis ce tems fur un grand nombre de cadavres la Taille avec votre Lithotome caché , & toujours avec

fuccès ; la diffection des parties intéreffées dans la coupe n'a fait que m'enhar-
dir , & j'ai attendu avec impatience le
moment de prouver qu'on pouvoit opérer à votre maniére fur le vivant ; car
dire (comme certaines perfonnes) qu'on
bleffe néceffairement le fond de la veffie ,
c'eft annoncer qu'on fe fert mal de l'inftrument , ou qu'on le condamne par
mauvaife humeur fans s'en être fervi.

Je vous ai promis M. de vous donner
avis des opérations que je ferois avec cet
inftrument ; c'eft une legere marque de
la reconnoiffance que je vous dois , &
une dette que je paye avec plaifir.

Le nommé Nicolas Bengé , natif de
cette Ville , âgé de 22 ans , d'un tem-
perament affez foible , s'eft préfenté à
l'Hôtel-Dieu le dix-fept Juin dernier ,
avec les fignes qui annoncent la pierre
dans la veffie ; il y avoit fept ans qu'il
avoit reffenti les premiéres douleurs ;
après avoir été préparé , je l'ai operé le
quinze du même mois , ma coupe extérieure a été environ de deux pouces ,
celle du Lithotome caché de neuf lignes ;
je fuis entré à la faveur du bouton , après
avoir reconnu la pierre avec le doigt ; je
ne l'ai chargée qu'une feule fois , & je
fuis forti avec toute la facilité qu'on peut
défirer ; auffi le malade n'a-t-il point été
fatigué.

L'opération a été faite à dix heures du matin, il a dormi une bonne partie de l'après-diné & toute la nuit ſuivante; cette pierre peze trois onces & demie, elle a de longueur deux pouces & demi, & de largeur un pouce neuf lignes, elle eſt aſſez unie, un peu applatie; quoique le malade n'ait eu aucun accident qui ait fait craindre pour ſa vie. Cependant comme c'étoit un aſſez mauvais ſujet, & que d'ailleurs la veſſie étoit malade par le long ſéjour de la pierre, la plaie, quoiqu'avec très-peu de ſupuration, a été ſix ſemaines ſans être totalement fermée.

Je n'ai point voulu vous donner avis de cette opération, que je n'aye été aſſuré qu'il ne reſtera point de fiſtule: c'eſt à votre inſtrument que ce pauvre malade doit la vie, & moi le ſuccès de l'opéra-tion: je ſouhaiterois que le public en fut inſtruit, beaucoup moins pour ma répu-tation, que pour l'informer des ſenti-mens.... de reconnoiſſance avec leſquels j'ai l'honneur d'être , &c. Muſeux, Chi-rurgien Major de l'Hôpital de Reims, en Champagne. †

----

† Ce Chirurgien en a taillé ſept autres depuis cette Lettre.

N°. 34. *Autre Certificat.*

Nous, Chirurgien Major de l'Hôpital Royal de Maubeuge, & Cambon, Chirurgien Major du Regiment de Caramen Dragons, certifions avoir fait depuis le commencement de Novembre 1751. jusqu'aujourd'hui, des épreuves sur presque tous les cadavres qui se sont trouvés audit Hôpital ; sur toutes les différentes méthodes de tailler les plus communes & les plus usitées, par l'examen anatomique que nous avons fait, des parties que les unes & les autres intéressent ; il nous a paru que celle qui est faite avec le Lithotome caché, est la meilleure de toutes, en ce qu'elle attaque toujours les mêmes parties, qu'elle fait l'incision invariablement, & plus ou moins grande, selon l'âge du sujet, & le volume que l'operateur soupçonne à la pierre, & quantité d'autres avantages qu'elle a sur toutes les autres méthodes, & qu'il seroit trop long de détailler ici. Les recherches anatomiques nous ont prouvé que par la méthode de tailler avec le Lithotome caché, on n'intéresse que le muscle accélérateur gauche vers son milieu, le tissu membraneux de l'uretre, la glande prostate qui est coupée exactement , le col de la vessie de même , mais toujours sans avoir intéressé aucune autre partie de la vessie ; les arteres sont une petite branche de la honteuse commune ou interne qui va au tissu spongieux de l'uretre, qui donne quelquefois beaucoup de sang , comme nous allons le voir par les observations suivantes, qui nous prouveront l'efficacité de l'agaric de chêne, que nous regardons comme un degré de perfection à la méthode du Lithotome caché. †

En conséquence de nos épreuves, moi Michel , n'ai point hésité de la mettre en usage sur les vivans, & ai taillé à Maubeuge le sept Juin , le nommé Albert Court, âgé de 12 ans, natif d'Avêne, ayant donné onze degrés au Lithotome ; cette opération fut suivie d'hémoragie , & arrêtée trés-promptement par le moyen de l'agaric, il a été guéri radicalement le 21 du même mois.

Le 26. idem, j'ai taillé Jean le Gros, âgé de trois ans & de trois mois dix-huit

---

† Ils auroient pû dire plutôt comme un remede fort avantageux pour arrêter les hémorragies communes à toutes les méthodes du bas appareil ; qu'un *nouveau dégré de perfection* pour celle-ci ; puisque l'hémorragie n'est pas plus annexée à celle de mon lithotome qu'elle l'est à toutes les autres.

jours, natif de Sors-le-Château; il n'a eu aucun accident, a couru les rues le troifiéme jour, il n'a pas été panfé en aucune maniére, pas même un linge fur la playe, & fans avoir obfervé aucun régime, il a été guéri le 10 Juillet, il fût operé à neuf lignes. †

Le quatorze Juillet j'ai taillé Jean Deon, natif de Vieux-Rang, âgé de cinquante-deux ans, fouffrant depuis dix ans; Afthmatique & épuifé de fatigues , de miferes, & de quantité de remedes de Charlatans, il n'a eu d'autre accident qu'une hémoragie que l'agaric a arrêté fur le champ; c'eft aujourd'hui le feptiéme jour de l'opération, le malade qui eft auffi bien qu'on puiffe le defirer, aura affurément le même fort que les autres; je l'ai taillé au treiziéme degré, & obferve dans ces trois Tailles la fituation horizontale, le fuccès a parfaitement répondu à la notion réfultante de nos épreuves.

Et moi Cambon, certifie avoir taillé le 18 Juin, par la même méthode & fituation horizontale, Jean Beriot, natif d'Avenelles, près d'Avênes, âgé de 45 ans; & ai donné 15 lignes à mon incifion, par la prévention d'une groffe pierre,

---

† Le témoignage de cet exemple fi frapant en faveur du lithotome caché, ne fera certainement pas fufpect à M. le Cat.

dont le malade souffroit depuis 15 ans &
plus; les derniéres nouvelles que j'en ai
eu , dattées du 7 Juillet , m'ont appris que
la playe tendoit tout à fait à sa fin ; le
doigt que je fus obligé de mettre dans la
playe dans le tems de l'opération , me
persuada que j'aurois pû donner quelques lignes de plus à mon incision , sans
craindre de donner atteinte au rectum. †
Fait à Maubeuge le 9 Juillet 1752 , *signés,*
Michel , Cambon , Chirurgien Major.

Nous , Pere Aumônier de l'Hôpital
Militaire de Maubeuge , certifions que
tous les morts qu'il y a eu pendant l'hiver
audit Hôpital , ont servi au cours d'anatomie , d'opérations , & aux épreuves de
Chirurgie. Fait à Maubeuge le 19 Juillet
1752 , *signé* , Pere Jean Chrisostome ,
Capucin Aumônier.

Nous , Commissaire de guerre au département de Maubeuge , certifions l'exposé ci-dessus & des autres parts véritables. Fait à Maubeuge le 19 Juillet 1752 ,
signé , Coppe.

Nº 35. Nous , Chirurgien Major de
l'Hôpital Militaire de Maubeuge,&Cam-
bon Chirurgien Major , certifions avoir

---

† On voit ici des preuves non équivoques,
que les plus grandes incisions dont le lithotome caché est susceptible , ne sont ni morte-
les ni dangéreuses.

fait des remarques fur la fituation de placer les malades, fur les différentes fitua-
tions de tailler ; ces obfervations ont été
faites fur vingt-huit cadavres, plufieurs
injectés qui ont été taillés à tous les degrés du Lithotome caché, nous avons fait
les remarques fuivantes.

Nous avons divifé les tégumens jufqu'au-deffus du pubis, en prenant l'an-
gle fupérieur de la playe de la taille,
nous avons féparé la partie inférieure
des mufcles droits, divifé les os pubis
en mettant à découvert la partie antérieure de la veffie fans percer le péritoine ; cette fection nous a fait voir à la faveur de notre opération & de l'ouverture
de la veffie ; fon fond & quelquefois
prefque toute la circonférence interne de
ce vifcere ; qu'elles ayent été grandes ou
petites, malades ou racornies, car nous les
avons trouvées prefque toutes différentes ; nous avons toujours vû le haut de
la veffie un peu applati, le cadavre étant
fitué horizontalement, hors celles qui
étoient petites ; lorfque nous fituions les
cadavres fur un plan incliné, ces mêmes
veffies changeoient prefque de figure &
de fituation, plus ou moins fuivant leurs
grandeurs, en s'applatiffant vers les os
pubis aux uns & aux autres, en fe ren-
verfant en quelque façon, en fermant
une boffe de fon fond fupérieur ; cette

espece de renverfement devenoit plus
confidérable lorfque nous comprimions
l'abdomen, la poitrine & les hypocon-
dres, pour imiter la contraction des mufcles du bas ventre, & l'applaniffement
du diaphragme, vers cette capacité dans
le tems des cris du malade, toutes ces expériences & la facilité que l'un & l'autre
avons eu à faifir la pierre fur les vivans
dans la fituation horizontale, l'un fur
fix, † & l'autre fur dix †† fujets, où nous
avoient chargé la piere du premier coup,
ce qui nous détermine à continuer à donner à nos pierreux la fituation horizontale qui nous paroit être la plus favorable. Fait à Maubeuge le 31 Août 1752,
fignés, Michel, & Cambom.

Certificat favorable à la méthode du Lithotome caché & à la fituation horizontale.

N°. 36. Nous, Chirurgiens Maiors des
Régimens de Berry, Bergue & Naffau,
Infanterie, certifions que le fieur Michel,
Chirurgien Major de l'Hôpital Royal de
Maubeuge, a fait l'opération de la Taille
avec le Lithotome caché & fituation
horizontale le 7 Juin au nommé Albert
Court, fils du fieur Court Horloger de la

---

† Il en a taillé deux depuis, ce qui fait huit.
†† Il en a taillé cinq depuis, ce qui fait 15.

Ville d'Avênes, âgé d'onze ans, il n'a eu d'autre accident qu'une hémorogie qui fût arrêtée dans le moment par l'agaric de chêne, & fut radicalement guéri le 21 du même mois; le 26 fut taillé Jean le Gros, âgé de trois ans, trois mois, dix-huit jours, de Sors-le Château, qui trois jours après s'est levé & a couru les rues, sans avoir été pansé & observé aucun régime, guéri sans aucun accident le 10 Juillet. Le 14 du même mois fût taillé Jean Deon, du Village de Vieux-Rang, proche Maubeuge, âgé de 52 ans, a eu une hémorogie affez confidérable, arrêtée fur le champ par le fpécifique ci-deffus, aujourd'hui feptiéme jour de l'opération le malade eft au mieux.

Certifions auffi avoir vû faire à M. Cambon, Chirurgien Major du Régiment de Caramant, Dragons, la même opération à la même méthode, au nommé Jean Berjot, âgé de 45 ans, du Village d'Avenelles, le 18 du mois de Juin les dernieres nouvelles dattées du 7 Juillet annonçoient une prompte guérifon, n'y ayant pour lors qu'une playe de deux lignes à cicatrifer.

Le prompt fuccès & l'aifance que ces Meffieurs ont eu à extraire les corps étrangers, nous confirme dans l'idée avantageufe que nous avions de cette méthode,

& penſons qu'elle eſt à préferer à toutes les autres; ce qui nous a engagé à donner le préſent. Fait à Maubeuge le 19 Juillet 1752, *ſignés*, Chamraux, Chirurgien Major de Bergh, Collin, Chirurgien Major du Régiment de Naſſau Infanterie, Gerard, Chirurgien Major de Berry.

Nous, Commandant Lieutenant-Colonel, & Brigadier des Armées du Roi, au Régiment de Berry Infanterie, certiſions le préſent Certificat véritable. A Maubeuge le 19 Juillet 1752, *ſigné*, Piat.

Nous, Brigadier-Colonel du Régiment de Bergh, certifions le préſent véritable. *Signé* de Bergh.

Nous, Commandant le Régiment d'Infanterie de Naſſau, Colonel & Brigadier des Armées du Roi, certifions le préſent véritable. *Signé* Glonbit.

Nous, Commandant du Régiment de Caramant, Dragons, atteſtons que tout le contenu du préſent Certificat eſt véritable. Fait à Maubeuge, ce 20 Juillet 1752. *Signé* Duverger.

Après des expériences auſſi exactes ſur les morts, confirmées par trente-un ſuccès obtenus par les mêmes, ſur les vivans; le tout fait, ſans que j'y aie eu aucune part, en différens pays, & par divers Artiſtes, ne peut-on pas y ajouter

une pleine & entiere créance ? & ne puis-
je pas dire avec plus de confiance, *quand*
M. LE CAT POURRA-T-IL EN CITE-
autant (p. 252.) en faveur de sa méthod.
ou contre la mienne.

(§. III.) M. le Cat après l'exactitud.
des expériences dont on vient de voir l.
détail, & avoir montré *qu'il est un milieu
délicat* dans ma méthode *dont il est dangéreux de s'écarter*, n'a pas cru, qu'il fût
suffisant d'avoir fait connoître le danger,
si par une suite de son zele & de son équi-
té, il n'employoit pas encore ses derniers
efforts, *à chercher les moyens d'ôter au lithotome caché au moins une partie de ses
qualités nuisibles* qui n'y furent que pour
lui, &c.

» M. Mery (continue-t-il) a donné
» au Frere Jacques des conseils salutaires,
» M. Thibault a ajouté au bistoury her-
» niaire la perfection où M. Chaigne-
» brun & l'Anonyme l'ont trouvé, ce
» dernier excite en quelque sorte, (p.
» 60.) les Lithotomistes à achever un
» ouvrage si bien commencé, tous ces
» motifs m'ont engagé à chercher les
» moyens d'ôter au lithotome caché ses
» qualités nuisibles, ou au moins une
» partie de ces qualités, s'il n'étoit pas
» possible de les corriger toutes.
» Le danger des grandes incisions

» étant aisé à éviter , en donnant peu
» d'écartement à sa lame , & en s'éloi-
» gnant du bas fond de la vessie , par une
» position plus basse de la main qui le fait
» agir , comme je l'ai dit , (p. 216. &
» 290.) j'ai pensé sur-tout de rémedier
» au péril évident dont le bout de la la-
» me menace le fond de la vessie. »

» Cet instrument seroit sans doute
» moins dangéreux , en le construisant
» de façon que la larguette qui entre
» dans la caneiure de la sonde , & qui
» est actuellement à la gaine de l'instru-
» ment , fut adaptée au bout de la lame ,
» sous la forme d'un bouton ou d'une
» olive... & que par conséquent cette
» lame surpassât la gaine de toute cette
» languette , devenuë olive , pour moins
» blesser encore. »

» Par là on éviteroit d'offenser le
» fond de la vessie , ce qui fait un des
» grands dangers du lithotome caché , je
» ne sçaurois dissimuler néanmoins, qu'on
» sera encore exposé à couper les replis
» de ce fond , qui pourroient se trou-
» ver vers le bas fond antérieur de cet
» organe ; comme il est arrivé dans l'ex-
» périence faite sur le cadavre du sujet
» de 14 ans .... Cependant comme ce
» dernier cas n'est pas fort commun , il
» s'ensuit que le lithotome caché ainsi

» conſtruit & maneuvré ſeroit beaucoup
» moins dangéreux , il le ſera pourtant
» encore aſſez pour qu'un Lithotomiſte
» prudent lui préfére les Lithotomes
» boutonnez & cachez dans des canelu-
» res , qui ouvriront le cou de la veſſie
» du dehors au dedans : mais s'il ſe trou-
» ve des gens de l'art aſſez attachez à
» cet inſtrument & à ſes manœuvres ,
» pour ne point s'en départir ; voici en-
» core quelques conſeils fort ſalutaires
» que je leur donne. »

1°. » Ils ont vû, p 21. combien il
» eſt contre la bonne Chirurgie, d'ou-
» vrir inutilement une auſſi longue por-
» tion du canal de l'urethre, que celle
» qu'ils ouvrent par leur manœuvre; ils
» doivent donc attaquer la portion de
» ce canal qui eſt derriere le bulbe ; pour
» cela , ils n'employeront pas un biſtou-
» ri ou le premier inſtrument venu ,
» comme le penſe l'Anonyme , mais un
» urethrotome canelé ; parce que cette
» inciſion étant plus profonde , elle leur
» donneroit ſans cette canelure, de l'em-
» barras à retrouver celle de la ſonde
» avec l'olive du Lithotome caché.

2°. » Le Lithotome caché fait une
» playe uniforme, parallele dans toute
» ſon étendue, c'eſt-à-dire, auſſi large
» au cou de la veſſie que dans le plan

,, cher triangulaire, les muscles transver-
,, saux , &c. mais pour qu'une opération
,, de la Taille soit méthodiquement fai-
,, te , il faut que l'incision à la vessie soit
,, ou petite , ou nulle , parce que les
,, grandes blessures de cet organe sont
,, mortelles, & parce qu'elle s'étend avec
,, une grande facilité, & on doit ouvrir
,, largement les autres organes extérieurs
,, par les raisons contraires ; par consé-
,, quent, si les Lithotomistes qui opé-
,, rent avec le Lithotome caché , veu-
,, lent se rapprocher de la bonne mé-
,, thode ; ils doivent suppléer au défaut
,, de leur instrument avec l'Uréthroto-
,, me, & faire avec celui-ci une incision
,, qui soit évasée au-dehors, & qui por-
,, te son sommet jusques dans le com-
,, mencement des prostates.

3°. ,, Dans les femmes qui auront de
,, grosses pierres, & où la simple dila-
,, tation ne suffira point ; ils dirigeront
,, l'incision du Lithotome tout à fait ho-
,, rizontalement du côté gauche , con-
,, formément à nos expériences précé-
,, dentes, observant de pousser alors la
,, gaîne de leur instrument du côté droit
,, du pierreux.

,, Moyennant ces corrections, les ma-
,, nœuvres du Lithotome caché seront
,, rapprochées de la bonne méthode au-

,, tant qu'il eſt poſſible de le faire, avec
,, un inſtrument auſſi eſſentiellement
,, dangereux ; cependant le dernier &
,, le meilleur conſeil que j'aye à donner
,, aux Lithotomiſtes , eſt encore de ne
,, s'en ſervir jamais.

R E P O N S E *à cette prétendue Correction.*

M. *Mery a donné au Frere Jacques des conſeils ſalutaires , &c.*

1°. M. le Cat à cru ſans doute , qu'il étoit néceſſaire pour l'avantage de ſa cauſe , de faire intervenir la mémoire de Frere Jacques en différents endroits de ſon écrit.

Je n'en re'évérai qu'un qui ſuffira ſeul pour faire connoître s'il a mieux réuſſi par cette reſſource ; *qu'il ſe ſouvienne ſeulement , dit ce Docteur , en parlant de moi , que ſon Confrere le Frere Jacques , qui a avoué en 1712. d'avoir tué plus de mille pierreux* * , *qu'il ſe ſouvienne que ce précurſeur donnoit à ſes Malades la ſituation horiſontale ; je ne dirai pas que ces meurtres nombreux ſoient dûs à cette ſituation ſeule ,* (p. 387.) *&c.*

Il eſt vrai , dit-il encore , *qu'en Chirurgie , il en coute la vie à bien des hommes ,* en parlant contre mon Lithotome ,

* Heiſter, (p. 995.)

témoin

» *témoins ces mille qu'a tué Frere Jacques*
» *avant de se corriger* (p. 389.)

M. le Cat y a-t-il bien réfléchi avant que de m'associer à cette confraternité *de meurtres nombreux*, qu'il attribue au F. Jacques ? car outre que je prétends l'avoir entiérement dépouillé lui - même jusqu'ici de tout espoir de confraternité avec M. Mery, par *des conseils salutaires à mon égard* ; † *qu'il se souvienne*, qu'il est aussi à plus d'un titre, le Disciple & le Confrere de Frere Jacques avant moi, puisqu'il pratique depuis vingt ans l'appareil inventé par cet Hermite. Et n'est-il pas dans l'ordre, que s'il l'est par l'antiquité, il le soit aussi par la similitude des œuvres †† qui l'emporte de plein droit sur celle du vêtement, sur-tout quand l'étoffe n'est pas de la même couleur ††† ?

2° Si le frere Jacques, quoiqu'adroit & hardy, a quelquefois manqué par dé-

----

† M. le Cat, prétend que Mr. Meri a donné des lumieres à Frere Jacques, pour réformer son opération, & il se flatte du même avantage à mon sujet ; relisez le commencement de son texte ci-dessus.

†† *Témoin* le parallele de sa méthode avec la mienne, (p. 165. 166.)

††† Cet Hermite *avoit l'habit de Récolet*, Dionis opera, 4ᵉ. edition , pag. 239.

N

faut de lumieres, fa mémoire n'en devroit
pas être pour cela plus méprifable à M.
le Cat, puifque la Lithotomie lui eft redevable, de l'appareil latéral, qu'il a choi-
fi pour fon partage.

Dionis dans fon hiftoire (Opera 4 ed.
p. 240.) rend témoignage à fon exacte
fobriété, & aucun de ceux qui lui étoient
les plus oppofés (pas même Saviard)
n'ont pu rien dire contre fes mœurs &
fon intégrité ; j'accepte avec action de
graces de M. le Cat, & je tiendrai à grand
honneur, d'être le Confrere de l'Hermite en cette qualité : fi ce Docteur ma forcé à le devenir auffi par nombre de certificats ; ces titres juftifient eux mêmes,
que *toutes ces approbations* ne font point
dûes à *l'enthoufiafme pour le Frere*, n'y à la
précipitation des témoins, ni des parens
comme Dionis femble l'attribuer à ceux
de Frere Jacques, *il quittoit* dit cet Au-
*teur, auffi-tôt fes malades . . . . & c'eft la rai-
fon pourquoi il avoit tant de certificats, parce qu'il fe hâtoit de les prendre de ceux qui
avoient été préfens à l'opération . . . . mais
s'il eut attendu à les demander après la gue-
rifon, ils n'auroient pas parlé avec tant d'é-
loge, qu'ils faifoient immédiatement après
l'opération*, † &c.

M. *Thibault a ajouté au biftoury her-*
____
† Dionis opera, 4e. édition p. 247.

niaire la perfe&iion *où M. Chaignebrun, &*
l'Anonyme l'ont trouvé, &c. Puifque M.
le Cat revient encore ici à M. Chaignebrun, par qui il a déja fait revendiquer
l'invention du Lithot. caché, (p. 194) Invention dont j'ai fait remarquer ci-devant;
(v. p. 124 & 1:5.) que je me fouciois fort
peu par des motifs bien différens, &c. Je
ne puis néanmoins éviter ici une légére
difcuffion fur ce fujet, par la crainte qu'on
ne prenne le change fur l'avantage que
cet Académicien prétend tirer d'une pareille autorité. Cette prétention de M.
Chaignebrun fur l'invention du Lithotome caché, fe trouve bien moins qu'é-
tablie dans une brochure d'onze pages,
& une autre de cinq *in-12.* qui difent fur
ce fait chacune la même chofe ; publiées,
la premiere en 1750. & la feconde en
1752. & voici comment, *M. de la Faye,*
dit cet Auteur de M. le Cat, *conviendroit*
fi on lui demandoit, qu'en 1746. je lui
communiquai l'idée d'un femblable Litho-
tome, à l'exception de la virole. Quel dom-
mage ! que la virole combinée qui en
fait tout le mérite, ait échappé à *l'idée*
ingénieufe de M. Chaignebrun ! Comme
l'ufage de la prétendue figure de ce même Lithotome fi heureufement trouvée
par M. le Cat dans Franco, échappa jadis

N ij

à ce vénérable Auteur † fans ces mal-
heureuses omiſſions, tout étoit confom-
mé, cet inſtrument étoit perdu pour moi
fans reſſource, foixante - feize fuccès
même de fuite, n'euſſent fervi de rien
pour fa défenfe, ou du moins M. Chaignebrun en feroit devenu l'inventeur,
(ainſi que M. le Cat prétend qu'il l'eſt,)
(pag. 194.) au lieu de fe joindre,
à ce Docteur, pour tenter d'en devenir
comme il fait, avec lui le deſtructeur.

Voici encore un endroit de M. Chaignebrun, que M. le Cat auroit dû citer en fa faveur, puiſque cet Auteur fe
déclare ſi avantageuſement contre les
*grandes playes de la région inférieure du
corps de la veſſie; ainſi*, dit-il, *que M. le
Cat illuſtre Chirurgien l'obſerve dans une
lettre du Journal des Sçavans du mois de
Mars 1749.* Cette analogie de doctrine, †† ne méritoit-elle pas auſſi une ci-
tation ? Cet *illuſtre* Lithotomiſte, qui
pour tout exploit, dit avoir taillé une
femme dans ſa vie, s'eſt aviſé en 1750.

† On a déja vû dans mes précédens dé-
mélés que Franco, en parlant d'une tenaille
inciſive, dont il donna une figure gravée, &
que M. le Cat, a prétendu être mon lithotome, cet Auteur dit en même tems qu'il n'en
a point uſé.

†† 108. Sur la maxime des petites inciſions.

& 1752. † de croire qu'il avoit rêvé en 1746. *L'Idée* d'un *lithotome ou bistouri caché , quoique je me fusse proposé ,* dit-il, *de m'en servir dans d'autres vues que celles du F. Côme qui pretend en être l'Auteur.*

N'importe de ces allegations imaginaires, tout est jugé bon , pourvu qu'il paroisse favorable à une cause désespérée, & de tels Auteurs font des Oracles pour M. le Cat. Mais l'un & l'autre de ces *illustres Chirurgiens* seront pleinement convaincus par le certificat authentique ci-dessus (p. 279.) de MM. Michel & Cambon , ainsi que plusieurs autres & moi-même l'avons éprouvé : que non-seulement les plus grandes incisions résultantes de tous les dégrés de mon lithotome , ne font ni *pernicieuses* ni *mortelles* , mais qu'elles font au contraire, très-salutaires ; & que la doctrine opposée est une erreur décidée par les succès.

Quoique les succès constans , dont j'ai donné tant de diverses preuves , jusqu'ici, soient plus que suffisans , pour me dispenser de toute discussion sur la prétendue correction de mon lithotome par Mr. le Cat , j'y opposerai néanmoins deux courtes observations , en faveur

---

† Deux ans , & quatre ans , après la publication du lithotome caché dans le Journal de Verdun , Novembre 1748.

de ceux à qui son authorité, feroit encore douter, malgré l'évidence de mes démonstrations ; je ferai voir que le bouton d'olive qu'il propose pour terminer sa lame, afin de garantir le fond, de la veffie de sa pointe ; la rendroit au contraire très-dangéreufe, & porteroit plufieurs autres *qualités nuifibles* à tout l'inftrument ; pendant qu'il n'a que celle de déplaire à M. le Car. Premiere Obfervation : la lame qui eft très-mince, fort étroite, & par conféquent très-foible fe trouveroit uniquement chargée par cette correction, de fupporter à elle feule, tout l'effort que la gaine de l'inftrument peut éprouver contre la fonde, lors de la manœuvre de fon introduction dans la veffie, manœuvre qui la cafferoit infailliblement, par ce qu'elle eft très-délicate, & que fon tranchant exige qu'elle foit bien trempée, ce premier inconvénient capital n'eft fufceptible d'aucune modification.

Seconde Obfervation : le fond de la veffie fe trouveroit beaucoup plus expofé, qu'il ne peut l'être actuellement ; fi tant eft que la languette du lithotome puiffe le heurter dans quelques occafions que ce foit, puifqu'il ne fe trouveroit foutenu alors dans fon affaifement, que par la pointe de la lame même ; & comme ce fond eſt de ſa nature très-flexible, qu'il ne peut être pouſſé en avant, que par les inteſtins auſſi flexibles que lui, & fort élaſtiques : cette pointe devenue bouton d'olive, ſe trouveroit engagée, ainſi que dans un petit fourreau de quel-ques lignes de profondeur ; ce qui l'em-pêcheroit de s'écarter de ſa gaine, qui demeure toujours fixée, lorſqu'on vien-droit à la faire agir ; & qui pourroit encore de même contribuer à la faire caſſer auſſi. ainſi le riſque pour le fond de la veſſie, ſeroit donc beaucoup plus grand à tous égards, avec le bouton à la pointe de la lame, à cauſe de ſon indiſpenſable mou-vement pendant le tems mêms qu'elle y ſeroit engagée, qu'il ne peut jamais l'ê-tre contre le bout de la gaine qui la ſur-monte pendant l'écartement, & qui ſe retire auſſi-tôt ſans aucun vacillement.

Je pourrois encore groſſir ces obſer-vations de beaucoup d'autres inconvé-niens, qui rendroient ce lithotome cor-rigé très-*dangéreux*, & qui n'y ſont point ; ſi ces deux n'étoient ſuffiſans pour bannir à jamais l'idée d'une telle correction.

Le lithotome caché eſt donc parfait ; que M. le Cat ſe raſſure ſur ſes dangers, les *qualités nuiſibles* n'y ſont plus que pour lui ; il vient d'en voir les preuves ſur les morts, encore mieux ſur les vivans ; &

faites par des Lithotomiſtesdont on connoît le mérite , il dira en vain que les
ſuccès ne prouvent rien en faveur de la ſi-
tuation horizontale , pas même en faveur
de mon lithotome (p. 387.) Nous ne l'en
croirons point ; mais nous lui dirons au
contraire , que le défaut de ſuccès †
prouve tout contre ſon *gorgeret ciſtitome* :
qu'il nous a préconiſé avec une ſi grande
complaiſance , nous aſſurant *que les gens*
de l'art trouveront que cet inſtrument rem-
plit toutes les indications de la bonne mé-
thode de tailler au bas appareil, d'une fa-
çon plus parfaite qu'aucun autre qu'on ait
imaginé juſqu'à ce jour.

On ne peut rien ajouter à ce jugement
favorable , dont il décore ce Gorgeret
ciſtitome en 1751. Voyons préſentement
s'il eſt d'accord avec celui qu'il en a
porté lui-même en 1748. avant que le
lithotome de l'Anonyme fut au monde.

† Il a taillé les ſept ſujets de 1752. avec
ſon gorgeret ciſtitome , dont 4 ſont morts ,
un reſté fiſtuleux , & un autre avec une incontinence d'urine ; j'ai ignoré l'adreſſe du ſep-
tiéme qui , peut-être , m'auroit encore fourni
quelque événement.

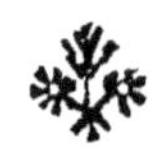

Extrait *d'une Lettre de M. le Cat , à* *M. Leblanc , inférée dans le Mercure de* *Juin 1748. premier Volume (p. 158.)*

» *Mais , me direz-vous ,* difoit alors
» M. le Cat à M. le Blanc, d'où vient
» ne m'avez-vous pas envoïé ce dernier
» gorgeret armé d'une lame tranchante ,
» plutôt que les deux inftrumens féparés
» que vous m'avez adreffés ? Eft-ce que
» vous auriez abandonné cet inftrument
» compofé ? Oui Monfieur , je l'ai aban-
» donné ; & les raifons que j'en ai eues ,
» font les mêmes qui me font penfer ,
» que l'inftrument de M. Louis tout, per-
» fectionné qu'il eft par vous , c'eft-à-di-
» re , ramené au mécanifme du mien ; eft
» moins avantageux que mes deux inftru-
» mens féparez , « & enfuite page 160.
» Que dirions-nous, Monfieur, (difoit
» M. le Cat au même) d'un mécanifien
» qui nous donneroit comme une inven-
» tion extrêmement utile ; un inftrument
» qui renfermeroit à la fois , les ufages
» de la fourchette & du couteau   en for-
» te que d'une feule main , nous pour-
» rions couper notre viande , & la porter
» à la bouche ; Cet inftrument feroit in-
» génieux , admirable fi vous voulez ;
» mais à quoi bon , je vous prie , à me
» donner la facilité de manger d'une

» main, & d'avoir l'autre dans ma poche?
» C'eſt là préciſément le ridicule du Gor-
» geret urethrociſtitome que j'ai aban-
» donné, & de la plupart des machines
» qui réuniſſent deux inſtrumens deſtinés
» pour les deux mains.

M. le Cat nous répondra peut-être que depuis 1748. juſqu'à 1751. il avoit changé de ſentiment ſur le même objet; ainſi qu'il a changé au ſujet des grandes inciſions depuis 1742. qu'il les avoit établies définitivement, comme un dogme ou *la Chirurgie* devoit s'en tenir (Verdun Août 1742. p. 101) en dernier reſſort ſans aucune modification ni réſerve; & en 1749. il nous eſt venu dire qu'il penſoit autrement †.

C'eſt ſans doute par l'apparence de quelque ſuccès qu'il s'eſt trompé ſur le compte de ce *Gorgeret urethrociſtitome*, en 1751. lorſque dans une note il ſe reconcilie avec lui, après l'avoir ſi ſolemnellement *abandonné en* 1748, & que pour le confirmer en grace il le déclare ſupérieur à ſes *inſtrumens ſimples* qu'il lui avoit publiquement préférez en 1749. *Notre Lithotome caché*, diſoit-il alors, *a ur celui de l' Anonyme, l'avantage d'ou-*

† Recueil anonyme p. 138 & 139. Lettre de M. le Cat, Journal des Sçavans, Mars 1749. ſon Recueil p. 109.

vrir de dehors en dedans , & d'être un Gorgeret tout placé pour l'introduction des tenettes , malgré ces avantages , Messieurs
nous ne nous en servons point , parce que
nos instrumens ordinaires sont si simples &
si surs , que nous jugeons inutile d'employer
des machines composées , là où les simples
instrumens font la chose aussi promptement
& aussi sûrement. (p. 73)

On a vû dit-il dans cette note (p.
5.) que l'expérience & les réfléxions m'ont
fait reconnoître depuis que ceci est écrit, en
1749. des avantages au Gorgeret cistitome
sur mes instrumens simples , & l'on verra
par la suite, que j'ai employé cette machine avec beaucoup de succès. Voilà donc
des jugemens alternatifs que les succès
tantôt bons ; tantôt mauvais , réglent
chacun à leur tour , entre sa *machine*
composée & ses *instrumens simples*. En
1748 & 49. ces derniers l'emportoient
d'emblée sur cette machine , même jusqu'à *l'abandonner* , & à la qualifier de *ri-*
dicule : la même *machine* à son tour prend
le dessus & l'emporte en 1751. par *des*
avantages sur ses instrumens simples ; en
sorte qu'on ne sçait plus, lequel de ses
propres jugemens doit être préféré; de
s'en rapporter au dernier de 1751 , on
ne le peut, après les mauvais succès de
sa *ridicule machine.*

En 1752. je ne doute pas même , que cet événément ne le porte dans quelque nouvelle réplique à faire revivre au plutôt quelqu'ancien *avantage* de ſes *inſtrumens ſi ſimples & ſi ſurs* ; de maniere qu'il ne ſera plus permis ſant riſquer ſon courroux , de leur préférer ſa *ridicule machine* , il a même prévu fort à propos cette derniere reſſource , en nous aſſurant , en forme de réſerve , que quoique *tant d'uſages précieux* lui *feroient regarder le ciſtitome dilatatoire, comme le chef-d'œuvre de ſa méthode* , néanmoins par un trait de modeſtie nouvelle , il y ajoute ; *ſi je n'étois d'ailleurs bien convaincu de la foibleſſe de mes lumieres , des bornes étroites de mes talens , & plein de la défiance qu'elles m'inſpirent , c'eſt à l'expérience , & aux obſervations de pluſieurs années , que je m'en rapporterai uniquement.* (p. 8.) †.

Voila donc un Arrêt de modeſtie , & de futur contingent , par lequel : il ſe réſerve le jugement définitif , de la confiance entiére & en dernier reſſort , que le public pourra avoir dans ſa *machine* ; qu'on me permette d'interrompre ici pour un moment, & d'obſerver ; mais s'il comptoit véritablement comme il vient de le

† Que de mortification ne lui auroit-elle pas épargné cette *expérience de pluſieurs années* ſur mon lithotome !

dire *sur les observations de plusieurs années,*
il convient donc par le fait même,& sans
y prendre garde , qu'il en est encore aux
épreuves dans la vingt-uniéme année de
ses tailles ; en ce cas-là , qu'il nous dise
donc, après un aveu aussi formel de cette
vérité , pourquoi il a suscité un procès
des plus criminels à l'Anonyme , pour
avoir assuré *qu'il en étoit encore aux épreu-*
ves , après avoir taillé dix-huit printems ,
† (p. 174.) sur quoi il n'hésite point de
faire des réproches indécens à ses illustres
& respectables Censeurs, en leur disant :
Est-il possible , Messieurs , que des expres-
sions de cette nature , vous ayent passé sous
les yeux , & que vous les ayez approuvées ?
Pendant que dans le même tems qu'il
portoit ces belles plaintes , de ces prétendues *calomnies & injures grossiéres* (p.
173.) de l'Anonyme : il dit lui-même
qu'il s'en rapportera aux *observations de*
plusieurs années ; pour pouvoir bien établir sa confiance , sur un instrumen qu'il
propose neanmoins actuellement à tout
l'univers,comme n'ayant aucun doute lui-
même sur sa bonté , & comme le dernier
& le plus parfait, qu'aucun *autre qu'on ait*
imaginé jusqu'à ce jour , pour tenir (*par ce*

† On a déja vu que j'ai justifié l'Anonyme
sur ce fait, p. 115.

chef-d'œuvre de *sa méthode*) lieu & place de ceux qu'il a abandonnés (comme mauvais sans doute) & pour se réduire à l'usage de cet ancien proscrit ; à la condition toutesfois , qu'il lui paroîtra moins inconstant que les autres, après *l'expérience & les observations de plusieurs années* donc *il étoit encore aux épreuves , après avoir taillé dix-huit printems* , puisqu'il reconnoît lui-même au vingt-uniéme qu'il taille qu'il lui faut encore *l'expérience* , & par conséquent *les épreuves de plusieurs années.*

Or, quelqu'un qui est sûr de son fait , par la confirmation de plusieurs épreuves réiterées & reconnues invariables, ne vient pas certainement proposer une chose comme sûre , avec la réserve d'une expérience future , &c.

Bien plus , c'est que cet *instrument* même *d'un avantage precieux* (p. 24.) qu'il propose pour le plus parfait qu'on *ait imaginé jusqu'à ce jour* est *précisément le ridicule Gorgeret urethrocistitome qu'il avoit abandonné* avec un air de mépris & d'indignation en 1748. sans qu'il paroisse , pour avoir obtenu sa grace , qu'il l'ait aucunement corrigé de *ses qualités nuisibles* , qui étoient sans doute la véritable cause du ban , qu'il avoit prononcé avec tant de sévérité contre lui

Revenons encore à fa *machine*, felon
lui-même ; *ridicule s'il étoit donc bien con-*
vaincu de la foiblesse de ses lumieres & des bor-
nes étroites d ses talens fans avoir encore
les observations de plusieurs années, dont
celle de 1752. est la plus fraîche ; comment a t-il eu la témérité d'ofer entrepren-
dre la correction d'un lithotome prouvé
fans aucun défaut, par les fuccès? pendant
que *les bornes étroites* de fes talens, le te-
moient réellement dans l'impossibilité de
corriger fes *instrumens simples* depuis 20
ans qu'il y travaille, aussi bien que fon
ridicule Gorgeret, tous également remplis de *qualités nuisibles* , prouvées par
le defaut de fuccès ?

Qu'il nous dife donc quel fonds il veut
que le Public fasse fur fes décifions ;
quoiqu'il tache de lui infinuer, que l'A-
nonyme lui donne le change, lorfqu'il
lui repréfente fes *variations & fes incer-*
titudes affligeantes dans fes opérations ,
(p. 255.)

Puifqu'il est incontestable que plufieurs de fes années depuis qu'il taille,
outre celles dont je viens de démontrer
les contradictions depuis le procès qu'il
me fufcite, font marquées par des varié-
tés dont je vais donner les preuves d'a-
près lui-même, par des échantillons qui
en attestant la vérité.

Premiere Variation.

En 1732. J'ai taillé, dit-il , *deux enfans avec le petit bistouri de M. Cheselden, plusieurs inconvéniens me firent abandonner ce bistouri, & j'en fis faire deux nouveaux.* (Verdun , Août 1742. p. 98.)

Seconde Variation.

» En 1733 & 34. je taillai avec ces
» instrumens , j'en avois de plus larges les
» uns que les autres, & j'avois trouvé que
» les tailles où je m'étois servi des plus
» larges avoient été plus promptes. Cette
» observation me fit faire ces instrumens
» encore plus larges, je fis pratiquer des
» crenelures sur ces instrumens, (Verdun , 99)

Troisiéme Variation.

» Je taillai avec ces instrumens en
» 1735. en 1736. J'eus grand soin de fai-
» re retrécir le cistitome , & baisser le
» manche de la sonde , (Verdun , 100.

Quatriéme Variation, à la suite de 1736.

» Je m'assurai par des expériences
» que quelque étroit que soit le cistito-
» me , quand il est droit, la sonde le
» renvoye sur le fond de la vessie : ainsi

« » je fis faire le ciftitome courbe. (Ver-
» dun, 100.)

Cinquiéme Variation encore à la fuite de
1736.

« » J'avois éprouvé auffi, que le couteau
« » urethrotome coupoit bien moins que
« » le Lithotome ordinaire ; c'eft pourquoi
« » je fis faire un urethrotome, & quel-
« » ques autres plus larges, & un peu au-
« » trement figurés (Verdun 100.)

Sixiéme Variation.

« » Après 1740. *j'ai auffi ajoûté* à la mé-
« » thode de M Rau , en imaginant une
« » fonde particuliere qui fait faillie dans
« » le corps de la veffie, qui guide dans
« » cette méthode, j'ai taillé 3 fujets vivans
« avec cette méthode, en 1741. (Verdun
« 101).

Septiéme Variation.

« »Cette année 1742. quelques fujets
« » qui avoient de très groffes pierres ,
« » m'ont déterminé à tailler au haut ap-
« » pareil ; j'ai inventé plufieurs inftrumens
« » qui rendent cette méthode fûre & faci-
« » le , & j'ai fait ufage de ces inftrumens.
« » Ces nouvelles tailles ne m'ont pas em-
« » pêché de pratiquer une taille latérale. Je
« » vous avouerai cependant, que je fuis
« » réfolu de lui préférer le haut appareil

» toutes les fois que les pierres feront
» très-groffes ; & je penfe que la Chirur-
» gie doit s'en tenir à ces deux métho-
» des , le haut appareil & l'appareil laté-
» ral pour tous les cas. †

Après cette derniere réfolution prife
en 1742. qui auroit jamais pû imaginer
qu'il viendroit nous affffurer en 1749.
(que la facilité d'entrer dans la veffie, d'en ti-
rer la pierre,) qui ne font que la fuite d'une
grande incifion à cet organe, font prefque tou-
jours mortelles) Recueil de l'Anonyme ,
p. 2 .) *Si j'étois comme l'Anonyme , dans*
le principe de faire (une incifion proportion-
à la pierre,) je ne pourrois fans doute tirer
une groffe pierre, ni par le bas ni par le haut
apparcil, fans tuer le malade , & je m'en
garderois bien. (Rec. de l'An. p. 137.

Et afin qu'il ne m'objecte pas à l'avenir que c'eft mal-à-propos, que je qua-
lifie de variations une *fuite de perfections*
données à fes inftrumens , pour la plus gran-
de certitude de fa méthode (254 & 55.).
Je répons d'avance que je les traiterois
de même , fi leurs progrês les juftifioient;
mais au contraire , j'y vois, qu'en fe

____

† Verdum 101. Epoque remarquable où
M. le Cat a établi les grandes incifions au
corps de la veffie comme un dogme où la
Chirurgie doit s'en tenir pour tous les cas des
pierres très groffes.

servant des inftrumens de M. Chefelden en 1732 , il a bien reuſſi ; & que
ſes ſuccès ſe ſont ſoutenus trois années
de ſuite ; mais qu'à la quatriéme , où il a
totalement changé ces inftrumens de figure , ſes ſuccès ont auſſi changé de face †.
Ce n'a plus été qu'une alternative d'années *heureuſes & malheureuſes* juſqu'en
1752. qui eſt la derniere , & dont les
mauvais ſuccès ſont plus nombreux par
proportion qu'ils ne l'avoient été dans
aucune des vingt années qui l'ont précé-
cédée, ce qui non-ſeulement m'autoriſe ,
mais même me force de dire à plus juſte
titre, *qu'il n'y a donc ni certitude ni regle
dans l'uſage* deſes inftrumens , que *c'eſt
une manœuvre qui ne ſe trouve heureuſe que
dans quelque cas*, & encore par hazard ;
*manœuvre qu'on ne ſçauroit repeter avec ſû-
reté quand on le voudra , & qui par conſéquent n'eſt pas une méthode*, (p. 223.)
& de traiter enfin , toute cette conduite
da variations & d'iuconſtance ; ſans qu'il
ſoit en droit de s'en plaindre , comme il
l'a prétendu à l'égard de l'Anonyme ,
quand en pareil cas, il lui a dit qu'il
étoit hors d'état en un mot , de rien donner

† Il eſt eſſentiel d'avertir ici que la correction de mou lithotome par M. le Cat , ne
ſeroit pas moins funeſte, que l'a été celle qu'il
a fait au biſtonri de M. Cheſelden.

désormais à quoi l'on puisse se fier. (p. 332.)

•Qu'il juge donc présentement lui-même, si l'on peut reconnoître dans cette conduite, celle d'un *Médecin*, (p. 174.) qui n'a pour but que *la conservation des Habitans*, de l'état, qui ne *tend qu'à empêcher qu'on n'introduise dans l'art de guérir, des machines & des manœuvree dangéreuses & propres à retarder les progrès de cet art.* (p. 48.)

D'un *Chirurgien qui enseigne les sciences & les arts* (p.174.) & qui n'a point *condamné le lithotome caché & la situation horisontale avec des préjugez.* (p.182.)

D'un *Académicien* (p. 174.) qui agit *non seulement d'après des faits, des expériences, mais encore d'après des raisonnemens & des principes de notre Art.* (p.191.)

D'un *Eleve de la même Université*, (p. 174.) ainsi que MM. Falconnet & Puzos, *dont une théorie éclairée découvre un accord décidé entre les événemens.* (p. 225.)

D'un *Elève de la même Faculté de Médecine* p. (174.) qui assure que *les succès que je cite ne sçauroient relever ni l'instrument, ni ma méthode de l'Anatheme que portent contre eux, les lumieres victorieuse d'une théorie saine & solide* (p. 232.)

D'un *Eléve de la même Ecole de Chirurgie* (p.174.) de Paris, qui assure, que *s'il étoit possible que ces succès* par le Lithot. caché, devinſſent aſſez nombreux pour prouver que la méthode du F. C. eſt bonne ; il reſulteroit de ces preuves mêmes que la ſienne (de M. le Cat) ſeroit plus que bonne. (p. 291. †

D'un *Membre aſſocié ou correſpondant des mêmes Acad.* (p. 174.) que MM. Falconnet & Puzos, qui prétend que *c'eſt bleſſer un peu les vraiſemblances , que c'eſt protéger l'Empiriſme* en protégeant ma méthode, *outrager & décourager les vrais Artiſtes ; ſapper l'art de guérir par les fondemens & le faire tomber dans des mains témérairs.* (p. 391.)

C'eſt là enfin M. le Cat lui-même ; décoré de tous ces titres enſemble ; qui à quoi *qu'il lui convient peu ,* s'eſt *compromis dans cette diſputte littéraire* dans des diſcuſſions *avec un homme du caraclere & du ſtile du F. C.* (p. 187. & 189.) *avec un Frere-lay Apoticaire , homme ſans titre, ſans lettres , & ſans éducation ,* (p. 174.) *garde malade,* †† * (p. 160.) *qui n'eſt ni ſçavant , ni fort exercé dans la Lithotamie ,* (p. 391.) & peut-être même un homme encore plus mépriſable que tout cela, je me contenterai de lui faire obſerver ſimplement, que s'il ſe trouve humilié d'avoir combattu contre un

† Il eſt peu d'exemples d'une pareille conſiance.

†† Je dois à l'heureuſe mémoire de feu Mon-

homme tel qu'il vient d'en faire le portrait, quelle fera donc à proportion ,
fon exceſſive & très-juſte humiliation ,
s'il a le malheur de fuccomber , après
avoir eû l'imprudence , d'attaquer un
homme , ſi diſproportionné, ſi vil , ſi
object, & ſi méprifable.

Ne pourrois-je pas , après la démonftration de tant d'inconſtances de M. le
Cat , me flatter de l'efpérance que par
une ſuite de cette inclination naturelle ,
il revoquera non - feulement ſes Inſtrumens & fon opinion ; mais même qu'en
dépofant de bonne foi toute rancune &
tout préjugé , il ſe rendra à l'évidence,
pour ne ſe plus fervir que du Lithotome
caché , & que s'il perſiſte , malgré la clar-
té de mes preuves, il ne pourra pas trouver mauvais que je diſe avec plus de fondement *qu'il eſt dans l'ordre de la Providence , que le poiſon & fon antidote nous
viennent fouvent de la même fource* , (pag.
401.) & que ſes œuvres font & feront le
contre - poiſon des ſes écrits.

feigneur le Chancelier d'Agueſſeau , à fon illuſtre famille , & à leurs différentes marques
de bontés pour notre Ordre , ainſi qu'à l'équi-
tié de Meſſieurs les Journaliſtes , de relever
ici une imputation de M. le Cat , également
injcrieuſe à tous , mais fur-tout à l'inviolable
intégrité du vénerable & très-digne Chef de
la Juſtice, duquel la longue carriere , de fa

vie, qui donna le temps de bien connoître de
la fublimité de fon génie, la grande étendue
de fes lumieres, & la folidité de fes vertus, ne
fit qu'augmenter à proportion nos regrets, ceux
de toute la France, & même des Etrangers,
M. le Cat après une longue fuite de plaintes,
& d'apoftrophes contre les Journaliftes, depuis
la page 156 & fuivantes de fon écrit; fur la
prétedue partialité de ces Meffieurs, en faveur
de l'Anonyme, à fon préjudice, a mis la note
fuivante * au bas de la page 160.

* » Les contradictions (du Journalifte) font
» page 39. colon. 2. lig. 3. & p. 40. colon. 1.
» lig. 26. du Journal des Sçavans, mois de
» Janvier 1751. Elles font excufables, en ce
» que l'Auteur eft étranger à notre Art. Et à
» l'égard de la partialité, nous fçavons qu'el-
» a fa fource dans les follicitations, & dans
» les petits fervices rendus par mon illuftre
» Adverfaire en qualité de garde malade à
» une perfonne très-digne des refpects, & de
» la complaifance du corps de Meffieurs les
» Journaliftes, pag. 160.

Ce que M. le Cat nomme *partialité*
dans Meffieurs les Journaliftes, avoit
d'autant moins *fa fource dans les follicita-*
tions du très - refpectable Chef de la Juftice qu'il défigne †, qu'indépendamment
de l'impoffibilité réelle où la maladie qui
termina fa longue carriere, l'avoit mis

† Il n'eft pas étonnrnt qu'il eft parlé avec
tant d'indécence de mes Cenfeurs, puifqu'il
ofe ainfi parler de M. le Chancellier.

plufieurs mois avant que le Recueil de l'Anonyme parut, de s'entretenir d'autres chofes que de celles de fon falut. Je fuis bien-aife, en détrompant ici M. Le Cat par un fait très-certain, de l'affurer qu'au contraire la prévention, fans doute, que plufieurs de fes écrits avoient produit dans cet illuftre Chef, qui craignoit la moindre injuftice, étoit fi grande en fa faveur, qu'il ne voulut jamais confentir à l'infertion, dans le Journal, de la Lettre de l'Anonyme à Meffieurs Mopilliers qui répondoit à la Critiquede ce Docteur du mois de Mars 1749. parce que, difoit-il, cette Citique venoit d'un homme de réputation, qu'au préalable, cette Lettre ne fût revêtue de l'approbation d'un des premiers Chirurgiens de France, tant par la place diftinguée qui l'attache à la Cour, que par fon rare mérite, & qu'en bon connoiffeur il défigna lui-même †, après quoi il n'héfita plus d'en ordonner l'infertion dans le fecond volume de Juin & de Juillet 1749. Cette grande délicateffe contribua même beaucoup au retard de l'impreffion de cette importante piéce.

---

† J'ai pour témoins de ce fait, un de MM. fes illuftres fils, & plufieurs autres perfonnes refpectables.

On

On a déja suffisamment vû dans tout mon écrit, que l'événement a pleinement justifié Messieurs les Journalistes ; si leur jugement en faveur de l'Anonyme fut l'effet *des sollicitations*, *de la complaisance* aussi-bien que *de la partialité* ; mais est-il nouveau que les plaintes, les injures & quelquefois pis contre les Juges, soient la ressource dans la perte des procès?

On voit par cet échantillon, comme on l'a vû par grand nombre d'autres, jusqu'à quel point il faut être sur ses gardes lorsque les preuves ne servent pas de garant aux écrits *de mon illustre Adversaire.*

Quant à ce qui me concerne, outre que je n'ai eu le bonheur de passer que quelques nuits auprès de cet homme incomparable avec plusieurs de ses Officiers & d'autres personnes respectables qui lui étoient attachés, tant pour satisfaire mon sincere attachement, l'honneur de sa confiance & celle de son illustre famille, que parce qu'il avoit actuellement sur sa fin la sonde dans la vessie, & que son propre Chirurgien, homme de mérite, succomboit sous le poids de la fatigue. N'aurois-je pas été trop heureux, si non-seulement par des services les plus bas, mais même en prodiguant ma propre vie, j'eusse eu le bonheur de prolonger la sienne.

O

Au furplus les foupçons injurieux de
quelques perfonnes, & peut-être même
leurs calomnies, fur divers fervices que
je rends en évitant même de me produire, font fans contredit la plus fure ré-
compenfe que j'en puiffe tirer pendant
cette vie ; mais le Maître fouverain qui
m'a *donné exemple*, & pour qui je milite,
ne m'a-t-il pas dit, *en vérité, en vérité, le
Serviteur n'eft pas plus grand que le Maître ; &c.* (S. Jean, ch. XIII. v. 15. 16.)

Derniere Piéce de M. le Cat.

Je rapporterai encore ici, avant que
de finir, la derniere piéce triomphante
des piéces juftificatives de M. le Cat,
afin qu'il ne m'accufe plus, à l'avenír,
de taire fes fuccès confécutifs, (pag. 254.)
ni tous les autres moyens qui font à fo
avantage, puifque je fuis *bien inftruit pà*
fes repliques (pag. 255.) D'ailleurs, c
rapport qu'on va voir n'eft-il pas la preu
ve la plus complette & la plus folem
nelle, que l'opération a été la caufe uní
que de la mort des trois fujets qui fu
comberent à la Taille en 1749. & de tro
autres en 1750. puifque M. le Cat n
point fourni de preuves contraires, co
me il l'a fait en 1751. quoique dès lo
il eut les mêmes raifons de le faire ? E
attendant que ce Docteur nous fourni
le rapport authentique des quatre qui l

font morts en 1752. & laquelle paſſera
pour conſtante, à moins d'un certificat
contraire de Meſſieurs les Adminiſtra-
teurs de ſon Hôpital.

Je prends Acte ici de celui de 1751.
que la mort des ſix précédens de quarante-neuf & cinquante, ne pourra jamais
être réputée *calomnie* ni *injure groſſiere*
dans mes écrits, &c.

Piéces juſtificative de M. le Cat (p. 424.)

» J'ai annoncé, dit ce Docteur, dans
» une apoſtille de la page 259. qu'un de
» mes taillés, des premiers guéris, avoit
» été pris, pluſieurs jours après ſon entie-
» re convaleſcence, d'accidens très-gra-
» ves, étrangers à ſon opération, & je
» promis néanmois de rendre compte au
» Public de l'événement : je ne ſçaurois
» le faire plus authentiquement que par
» la bouche de Meſſieurs les Commiſſai-
» res de l'Académie.

*Rapport de l'examen du Cadavre de
François Parion.*

*Nous, Commiſſaires nommés par l'A-
cadémie des Sciences, des Belles-Lettres
& des Arts de Rouen ; nous ſommes tranſportés à l'Hôtel-Dieu de cette Ville le 22
Juin, à la réquiſition de M. le Cat, Chirurgien en Chef de cet Hôpital ; & avons*

aſſiſté à l'ouverture du cadavre de François Porion, taillé le quinze Mai, & mort ce jourd'hui vingt-deux Juin.

Nous avons vû que l'inciſion de la Taille étoit cicatriſée, & nous avons appris des Chirurgiens & des Religieuſes de l'Hôpital qu'elle avoit été cicatriſée des premieres entre dix Tailles faites ce Printems ; c'eſt-à-dire, le vingtiéme de l'opération ; & que ce taillé s'étoit levé le vingt-un. Nous avons appris par les mémes perſonnes qu'il avoit été ſujet à conſtipation dans ſa cure, & qu'il n'avoit pû être excité à aller à la ſelle depuis dix ou douze jours, quelques remédes qu'on lui eut donné par haut & par bas. Nous avons remarqué à ſa tête des boutons de teigne, aſſez conſidérables ; le cadavre étant ouvert devant nous, & devant toute la Chirurgie de l'Hôtel-Dieu ; nous avons trouvé le colon retréci & comme fermé en pluſieurs endroits, ſur-tout dans le trajet de ſon S. & contenant quelques crottelins très-petits & très-durs, étoient diſtendus & gonflés de vents & de liqueurs ; il y avoit dans toute la capſule graiſſeuſe, qui environnoit le rein droit par ſa partie convexe, un abſcès conſidérable qui communiquoit avec le reſte de la capacité & la rempliſſoit d'eau purulente, la ſubſtance du rein y étoit détruite, & il y avoit auſſi communication de cet abſcès dans l'intérieur du

rein, où nous avons trouvé les antonnoirs
très-dilatés, & dans le plus confidérable,
une pierre de la grosseur du doigt, figurée en
béquille.

La vessie étoit très-faine, & l'issue faite
par l'opération bien confolidée, nulle inflammation, nulle purulence dans fes environs. A Rouen ce 22 Juin 1751. Pinard,
Docteur en Médecine, Ancien Directeur
de l'Académie.

„ Thibault, Ancien Prevôt de la Com-
„ munauté des Maîtres en Chirurgie, &
„ Directeur de l'Académie Royale des
„ Sciences de Rouen.

„ Je crois donc n'avoir rien avancé de
„ trop, quand j'ai dit à l'endroit cité,
„ que les accidens de ce taillé bien guéri
„ ne dérangeoient rien à l'hiftoire que j'a-
„ vois donnée de cette Taille, & ne pou-
„ voient pas empêcher de compter ce Prin-
„ tems pour le huitiéme dans lequel tous
„ les fujets ont été guéris de leurs opé-
„ rations, puifque celui - ci eft mort dix-
„ neuf jours après fa parfaite guérifon.

Terminaifon de cette défenfe de l'Anonyme.

M. le Cat s'étant déja flatté d'une victoire complette dans cette difpute, dès fa
Lettre du 12 Mai 1749. la terminoit
ainfi : *quel que puiffe étre l'Anonyme &*
quelque chofe qu'il réponde, ce fera ici la

derniere torture qu'il me donnera ; le Pu-
blic sera suffisamment instruit , le reste est
son affaire (Rec. Anon. pag. 9. 145. &
146.) ...... *N'y auroit-il pas de l'ex-*
travagance & de la cruauté , quand on a
une pareille méthode , celle de M. le Cat,
à sa disposition , de sacrifier le genre humain
à de nouvelles expériences. (Rec. Anon. p.
153.)

N'importe de ces dernieres résolu-
tions , ce Docteur n'a pas craint d'inté-
resser son honneur , en les sacrifiant à
son zéle par son dernier écrit que je viens
de réfuter , & dont on va voir de même la terminaison.

» Je finis mes réponses au F. C. (dit-
» il) par les mêmes réflexions qui ter-
» minent son *jugement* , il me conseille
» de m'occuper à donner de *bonnes cho-*
» *ses* au lieu de m'attacher à les *dé-*
» *truire.*

» Je pourrois rétorquer l'argument ,
» & apprendre au F. qu'il y a deux fa-
» çons pour les Maîtres de l'Art , d'être
» utiles à cet Art & au Public ; la pre-
» miere , est de *donner de bonnes choses;*
» comme nous espérons l'avoir fait en
» publiant notre méthode : la seconde ,
» *d'extirper les mauvaises* , ainsi que j'ai
» tâché de le faire à l'égard des instru-
» mens & des manœuvres du F. mais je

» me borne à convenir avec lui , qu'il
» vaut encore mieux ne s'occuper qu'à
» *donner de bonnes choses*, les mauvaises
» tombent assez d'elles - mêmes, & c'est
» le fort que je prédis au Litothome ca-
» ché. Il est vrai qu'en Chirurgie il en
» coute auparavant la vie à bien des hom-
» mes, témoins ces mille qu'a tué le
» Frere Jacques avant de se corriger, &
» malgré les salutaires avis que lui avoit
» donné M. Mery ; mais puisque les re-
» montrances n'y font souvent rien qu'at-
» tirer des ennemis à leurs Auteurs ; il
» est plus avantageux de n'en point fai-
» re. Je suivrai donc dorénavant son con-
» seil ; on en trouve d'excellens chez
» ceux - mêmes qui ne sçavent en faire
» usage pour leur propre conduite , com-
» me on rencontre de bonnes choses dans
» les plus mauvais Livres. En conséquen-
» ce de cette résolution , je déclare au
» cher F. que je ne l'ai analisé si com-
» plettement que pour n'y plus revenir ;
» que c'est mon dernier mot avec lui ,
» quand même il m'accuseroit d'avoir *tué*
» non - seulement tous les pierreux que
» j'ai *osé tailler* , mais encore tous les ma-
» lades que j'ai *osé* regarder. J'aurois ajou-
» té à ceci, Messieurs, (parlant aux Cen-
» seurs de l'Anonyme) quand même ces
» déclamations du F. auroient plus d'ap-

» probateurs que n'en ont eu les piéces
» que je viens de réfuter ; mais j'ai fenti
» que vos approbations ayant été furpri-
» fes , & le Public en étant bien averti ,
» perfonne à l'avenir n'y fera plus trom-
» pé. Je me flatte , Meſſieurs , que vous
» reconnoiſſez maintenant que le Litho-
» tome caché , malgré quelques fuccès ,
» n'en eſt pas moins une longue lame
» tranchante, qu'il fera toujours dange-
» reux d'introduire dans la capacité de
» la veſſie , où les grands Lithotomiſtes
» n'ofent porter qu'avec crainte les inf-
» trumens les plus mouffes ; qu'il eſt im-
» poſſible de garantir jamais réguliére-
» ment ce Lithotome des accidens anné-
» xés au biſtouri herniaire fon modéle ;
» & que par conféquent il eſt auſſi im-
» poſſible de faire des manœuvres de
» cette taille une méthode......

» ..... Que la *fituation horifontale*
» ufitée par le Frere Jacques , par d'il-
» luſtres Anglois, & défendue par le F.
» C. n'a point les prérogatives contra-
» dictoires qu'il lui attribue , de donner
» à la veſſie & aux inſtrumens la liberté
» de s'étendre poſtérieurement , & en
» même - tems de pouſſer la pierre anté-
» rieurement : que cette prétendue liber-
» té étant impoſſible dans toute poſture,
» la meilleure eſt celle où le corps étran-

« » ger est réellement porté par son poids
« » vers le col de la vessie & les renettes,
« » & que cette pente ne se trouve que dans
« » la *situation* inclinée ; qu'enfin , Mes-
« » sieurs, dans des discussions profondes,
« » délicates & de pratique comme celles-
« » ci, se prévenir en faveur d'un *Parti-*
« » *ticulier* qui n'est *ni Médecin ni Chirur-*
« » *gien en titre*, & qui , indépendament
« » des titres, n'est ni sçavant , ni fort exer-
« » cé dans la Lithotomie , c'est blesser un
« » peu, ce me semble , les vraisemblan-
« » ces ; c'est protéger l'empirisme , outra-
« » ger & décourager les vrais Artistes , sa-
« » per l'art de guérir par les fondemens ,
« » & le faire tomber dans des mains té-
« » méraires. (pag. 388. & suiv.)

A toute cette déclamation contre mon Lithotome, ma méthode , j'ajouterois & contre ma personne, si elle valoit la peine d'en parler ; je n'ai presqu'opposé que les faits dont j'ai apporté les preuves dans une forme qui en fait autant de démonstra-tions. Si M. le Cat persiste dans ses rai-sonnemens , je retrancherai totalement les miens, & je ne répondrai que par les Procès-verbaux, datés d'aujourd'hui, des succès des opérations qui se feront dans la suite par mon Lithotome & selon ma méthode ; c'est-là *mon dernier mot.*

ACTE DE DEPÔT

QUI *contient les Piéces, qui justi-
fient l'Anonyme Auteur du LI-
THOTOME caché, contre toutes les accusations de M. LE CAT
sur les faits qu'il avoit déja avan-
cés en preuve de la bonté de son
LITHOTOME.*

IL *contient encore plusieurs autres
Piéces qui détruisent quelques suppositions de M. LE CAT, contre
le F. C.*

M. Giraut Notaire, rue Ste Croix
de la Bretonnerie, à côté de la
rue Bourtibourg à Paris, se fera
un plaisir de montrer les Piéces
à ceux qui en douteront.

*Chaque article de cet Acte indique la page
où se trouve la Piéce qu'il contient.*

AUJOURD'HUI est comparu pardevant les Conseillers du Roi Notaires au Châtelet de Paris soussignés,
Frere JEAN DE SAINT-COSME, Re-

ligieux Feuillant, demeurant à Paris, en leur Maison rue Saint Honoré.

Lequel a apporté à Giraut le jeune l'un d'eux, vingt-trois Piéces qu'il a requis de garder pour Minutes.

N°. 1.   La premiere est un Ecrit sous si-gnature-privée daté à Bessancourt du quatre Juillet mil sept cens cinquante-deux, par lequel les soussignés Curé & Habitans de Bessancour certifient que ledit Frere Cosme, Religieux Feuillant, a taillé au mois de Décembre mil sept cens quarante-neuf, un petit garçon âgé de neuf ans, nommé Louis Drussant, ledit Ecrit controllé à Paris cejourd'hui par Blondelu, légalisé le huit des mêmes mois & an de sa date. Page 2.

N°. 2.   La deuxiéme est un autre Ecrit sous signature-privée à Auvers le huit Juillet mil sept cens cinquante-deux, par lequel les soussinés Antoine-Charles Ro-land & autres, certifient que ledit Frere Cosme a fait l'opération de la Taille pour la Pierre, à François Demay ; ledit Ecrit controllé à Paris ce jourd'hui par Blondelu, légalisé le dix-sept des mêmes mois & an de sa date. Page 15.

N°. 3.   La troisiéme est un autre Ecrit sous signature-privée, daté à Auvers le treize Août mil sept cens cinquante-deux, par lequel le soussigné Prieur-Curé de la Paroisse d'Auvers , certifie que le nommé François Demay lui a assuré que quinze jours après son opération il retenoit bien ses urines ; ledit Ecrit controllé à Paris cejourd'hui par Blondelu. Page 17.

Nº. 4. La quatriéme est une Missive, datée à Chambly le quinze Juillet, écrite par le sieur Bonvilliers, sur ce qu'il lui est tombé entre les mains un Livre de M. le Cat; ladite Missive controllée à Paris le dix-sept du présent mois par Blondelu. Page 20.

Nº. 5. La cinquiéme est un Ecrit sous signature-privée, du cinq Juillet mil sept cens cinquante-deux , par lequel les soussignés Perthuis de Menneville & Bonvilliers, certifient que le nommé Vercolier a été taillé de la Pierre par ledit Frere Cosme ; ensuite duquel sont deux autres Certificats au même sujet, datés des neuf & dix des même mois & an, controllés l'un & l'autre à Paris cejourd'hui par Blondelu, légalisés le onze des même mois & an de leur date. Page 21.

Nº. 6. La sixiéme est un Certificat en Original passé devant Legat & Dauvray , Notaires à Pontoise, le cinq Juillet mil sept cens cinquante-deux , controllé & légalisé le lendemain, justifiant que ledit Frere Cosme a fait plusieurs Tailles de la Pierre. Page 25.

N°. 7. La septiéme est un Ecrit sous signature-privée, daté à Pontoise du six Juillet mil sept cens cinquante-deux, par lequel les soussignés Dauvray & Gautrin ont certifié, que le Frere Cosme a fait plusieurs opérations de la Taille pour la pierre; ledit Ecrit controllé à Paris ce jourd'hui par Blondelu. Page 28.

N°. 8. La huitiéme est un autre Ecrit sous signature-privée, datée à Saint Leu-lez-Taverny le neuf Juillet mil sept cens cinquante-deux, par lequel les soussignés Curé, Vicaire, Chapelain, & Habitans de ladite Paroisse, ont certifiés que François Bontemps a été taillé par Frere Cosme; ensuite duquel Ecrit en est un autre du même jour, par lequel Nicolas Bontemps certifie que son fils n'a été visité par aucun Chirurgien; lesdits deux Ecrits controllés à Paris cejourd'hui par Blondelu. Page 29.

N°. 9. La neuviéme est un autre Ecrit sous signature-privée, daté à Paris le vingt Juillet mil sept cens cinquante-deux, par lequel le soussigné Laroche, Maître en Chirurgie, certifie avoir taillé de la pierre le nommé Louis Clermont; ledit Ecrit controllé à Paris le dix-sept du présent mois par Blondelu; ensuite duquel Ecrit, sur un autre feuillet, sont deux autres Certificats au même sujet, le premier daté du quatre Juillet mil sept cens cinquante-deux, & le second sans date, controllé à Paris le dix-sept du présent mois par Blondelu. Page 32.

N°. 10.   La dixiéme est un autre Ecrit sous signature-privée, daté à Paris du premier Mars mil sept cens cinquante-un, par lequel le soussigné Laroche, Maître en Chirurgie, certifie qu'il a taillé avec le Lithotome caché la nommée Plastre ; ledit Ecrit controllé à Paris le dix-sept du présent mois par Blondelu. Page 35.

N°. 11.   La onziéme est un Certificat passé en Brevet devant Billeheu & de Langlard, Notaires à Paris, le vingt-trois Septembre mil sept cens cinquante-deux, par lequel Martin Plastre, Carrier à Chaillot, & sa femme, ont certifié que le sieur Laroche, Maître en Chirurgie à Paris, a taillé ladite femme. Page 41.

N°. 12.   La douziéme est un autre Certificat passé aussi en Brevet devant Leverrier & Dupont, Notaires à Paris, le six Janvier mil sept cens cinquante-trois, par lequel Charles Vidal & sa femme ont certifié qu'André Juret a été taillé de la pierre par le sieur Laroche, Chirurgien. Page 47.

N°. 13.   La treiziéme est un autre Ecrit sous signature-privée, daté à Margilly

du vingt-sept Août mil sept cens cinquante-deux, par lequel le souffigné André
Juret certifie que l'opération de la Taille
lui a été faite par M. Laroche, ensuite
duquel Ecrit en est un autre du lendemain donné par le Vicaire de Champlitte, qui certifie le contenu au précédent;
lesdits deux Ecrits controllés à Paris cejourd'hui par Blondelu, & légalisés ledit
jour vingt-huit Août mil sept cens cinquante-deux. Page 48.

N°. 14. La quatorziéme est un autre
Ecrit sous signature-privée, daté à Champlitte le vingt-trois Juillet mil sept cens
cinquante-deux, par lequel le souffigné
Claude-Auguftin Viart, Maître Chirurgien audit Champlitte, certifie que Nicolas Juret a été chez lui pour se faire visiter à l'occasion de l'opération de la
Taille; ledit Ecrit controllé à Paris cejourd'hui par Blondelu, & légalisé ledit
vingt-cinq des mêmes mois & an de sa
date. Page 52.

N°. 15. La quinziéme est un autre Ecrit
sous signature-privée, daté à Paris du
onze Août mil sept cens cinquante-deux,
par lequel les souffignés Bernard & sa
femme, certifient & énoncent la maladie
de leur fils nommé Philippe-Laurent;
ledit Ecrit controllé à Paris le dix-sept
du présent mois par Blondelu. Page 62.

Nº. 16. La seiziéme est un autre Ecrit sous signature-privée, daté à Paris le sept Septembre mil sept cens cinquante-deux, par lequel le soussigné Laroche certifie la conduite qu'il a tenue au sujet de l'opération qu'il a faite à l'enfant du sieur Bernard, Pâtissier, ledit Ecrit controllé à Paris par Blondelu le dix-sept du présent mois. Observation faite que ledit Certificat est écrit sur trois grands Rolles & demi de grand papier, qu'il y a un grand nombre de mots rayés, surchargés, & en entre-lignes non approuvés. Page 65.

Nº. 17. La dix-septiéme est un autre Ecrit sous signature-privée, daté à Paris le onze Septembre mil sept cens cinquante-deux, par lequel le soussigné Baigneres, Chirurgien établi à Paris, certifie avoir vû le fils du sieur Bernard, Maître Pâtissier; ledit Ecrit controllé à Paris le dix-sept du présent mois par Blondelu. Observation faite qu'il y a plusieurs mots en entre-lignes. Page 76.

Nº. 18. La dix-huitiéme est un autre Ecrit sous signature-privée, daté à Paris du vingt-quatre Août mil sept cens cinquante-deux, par lequel le soussigné Mery, Maître en Chirurgie, certifie avoir assisté à l'opération de la Taille faite par M. Laroche au fils du sieur Ber-

nard, Pâtiſſier ; ledit Ecrit controllé
à Paris le dix-ſept du préſent mois par
Blondelu. Page 79.

N°. 19. La dix-neuviéme eſt un autre
Ecrit ſous ſignature-privée, daté à Paris
du ſix Septembre mil ſept cens cinquante-
deux, par lequel le ſouſſigné Ferailh,
certifie avoir vû avec M. Laroche, le fils
du ſieur Bernard, Pâtiſſier, enſuite duquel Ecrit en eſt un autre du huit des
même mois & an, ſigné Dufoſſé, lequel
certifie le contenu au précédent, leſdits
deux Ecrits controllés à Paris le dix-ſept
du préſent mois par Blondelu. Page
82.

N°. 20. La vingtiéme eſt une Miſſive,
datée à Paris le quinze Novembre mil
ſept cens cinquante-un, écrite par le
ſieur Leſne au ſujet de la Taille qu'il a
faite à deux Malades dans l'Hôpital de
la Charité avec le Lithotome caché; ladite Miſſive controllée à Paris le dix-
ſept du préſent mois par Blondelu. Page
96.

N°. 21. La vingt-uniéme eſt un autre
Ecrit ſous ſignature-privée, daté à l'Hôpital de la Charité le deux Septembre
mil ſept cens cinquante-deux, par lequel
le ſouſſigné Landry certifie que le nommé Maurice Cavillier a été taillé de la
pierre avec le Lithotome caché ; ledit

Ecrit controllé à Paris le dix-fept du préfent mois par Blondelu. Page 101.

Nº 22. La vingt-deuxiéme eft Expédition en papier d'un Acte paſſé devant Ravarauland , Notaire à Verſailles , & ſon Confrere , le cinq Septembre mil ſept cens cinquante-deux , par lequel Gaſpard Herillon , Marchand Bonnetier à Verſailles , a certifié que l'opération de la Taille de la pierre a été faite à Maurice Cavillier par le ſieur de Leſne ; ladite Expédition légaliſée fait mention que la minute a été controllée. Page 102.

Nº. 23. La vingt-troiſiéme & derniere eft un Ecrit ſous ſignature-privée , daté à Argenteuil le vingt-huit Février mil ſept cens cinquante-un , par lequel le ſouſſigné Linget certifie que le fils de Jean Colin a été taillé par le Frere Coſme ; ledit Ecrit controllé à Paris ce jour d'hui par Blondelu, & légaliſé le troi & quatre Juillet mil ſept cens cinquante-deux. Page 108.

Leſquelles vingt-trois Piéces ſont, à la requiſition dudit Frere Coſme , demeurées jointes à la minute des Préſentes après qu'il les a eu certifiées véritables, ſignées & paraphées en préſence des Notaires ſouſſignés, pour lui en être à lui & à qui il appartiendra , délivré les Expéditions néceſſaires, dont Acte. Fait &

passé en l'Etude le dix-neuf Mars mil sept cens cinquante-trois, & a signé la minute des Préfentes demeurée à Me Giraut le jeune, Notaire. *Signé* GIRAUT, DE LALEU, avec paraphes.

Scellé lefdits jour & an, reçu 6 fols.

Et le dix Avril audit an mil fept cens cinquante-trois eft comparu pardevant lefdits Notaires à Paris fouffignés ledit Frere JEAN DE SAINT COSME, Religieux Feuillant, demeurant à Paris, en leur Maifon rue Saint Honoré.

Lequel a encore apporte audit Giraut le jeune, l'un d'eux, quinze Piéces qu'il a requis de garder pour minutes.

N°. 24. La premiere numérotée 24. eft une Miffive datée de Saint Ildephonfe le trente Janvier mil fept cens quarante-neuf, écrite par le fieur Durocher audit Frere Cofme, fur ce qu'il lui a envoyé le Lithotome. Page 184.

N° 25. La deuxiéme numérotée 25. eft une autre Miffive datée de Saint Ilde-phonfe le dix-huit Mars mil fept cens cinquante, écrite par ledit fieur Duro-cher audit Frere Cofme, fur ce qu'il a reçu fa Lettre, & cherché les moyens de fe fervir du Lithotome. Page 184.

N°. 26. La troifiéme numérotée 26. eft un Extrait daté à Breft le quinze Juil-let mil fept cens cinquante-deux, par lequel le fouffigné de Courcelle, Docteur en Médecine, Médecin du Roi, Directeur & Profeffeur de l'Ecole d'Anatomie & de Chirurgie au Port de Breft, certifie qu'il a vû exécuter une opération de la Taille, ledit Certificat légalifé par M. Hocquart, Intendant de la Marine, le dix-fept des même mois & an ; enfuite duquel eft un autre Certificat du vingt-cinq Août fuivant, par lequel le fieur Laroche certifie avoir été préfent à une opération que fit à Bicêtre M. Durocher. Page 189.

Nº. 27.   La quatriéme numérotée 27. eft un Ecrit fous fignature-privée, daté à Saint Amand le quinze Août mil fept cens cinquante-deux, par lequel les fouf-fignés Médecin & Maîtres Chirurgiens de la Ville de Saint Amand, ont certi-fiés que le fieur Vandergracht, Lithoto-mifte, a fait plufieurs Tailles. Page 211.

Nº. 27.   La cinquiéme numérotée 27, eft un autre Ecrit fous fignature-pri-vée, daté à Saint Amand le neuf No-vembre mil fept cens cinquante-deux, par lequel les fouffignés Licenciés en Médecine de la Faculté de Douay, Mé-decins de la Ville de Saint Amand, ont certifié avoir vû tailler fix enfans dans le courant d'Octobre mil fept cens quaran-te-neuf ; ledit Certificat légalifé le douze Novembre dernier. Page 212.

N°. 28.   La sixiéme numérotée 28. est une Missive datée à Lyon le vingt-deux Décembre mil sept cens cinquante-un, écrite par le sieur Pouteau, Maître ès-Arts, Chirurgien-Major du grand Hô-tel-Dieu, audit Frere Cosme, au sujet de différentes Tailles. Page 233.

N°. 29.   La septiéme numérotée 29. est une autre Missive datée à Lyon le vingt-six Septembre mil sept cens cinquante-deux écrite par ledit sieur Pouteau au-dit Frere Cosme, sur ce qu'il a appris qu'il se disposoit à donner une Réponse à la Lettre qu'il avoit écrite à M. le Cat. Page 239.

N°. 30.   La huitiéme numérotée 30. est un Acte en Original passé devant Ro-bert, Notaire au Bailliage de Mâcon, présens Témoins, le vingt-quatre Oc-tobre mil sept cens cinquante-deux, par lequel Philbert Dechizeau, Pêcheur sur la riviere de Saonne, & Jeanne Burtin sa femme, ont certifiés que Marie De-chizeau leur fille a été affligée de la ma-ladie de la pierre ; ledit Acte controllé & legalisé le même jour de sa date. Page 243.

N°. 30. bis, est un Ecrit sous signature-privée, daté à Châlons sur Saône le douze Mars

mil sept cens cinquante-trois, par lequ
le soussigné de Meziere, Médecin de
Ville de Châlons , certifie un Rappo
qui lui a été fait par la Demoiselle Jean
ne Anjarraut ; ledit Certificat légalisé
même jour de sa date. Page 248.

N°. 31.   La dixiéme numérotée 31. e
un Certificat sous signature-privée, de
livré le neuf Mars mil sept cens cinquan
te-trois, par les Recteurs & Administra
teurs de l'Hôpital Général de Notre-Da
me de Pitié , & grand Hôtel-Dieu de
Ville de Lyon, qui justifie que Jeanne
Marie Anjarraut est entrée audit Hôte
Dieu ; ledit Certificat légalisé le mêm
jour de sa date. Page 255.

N°. 32.   La onziéme numérotée 32. e
une Missive datée à Rheims le tren
Janvier mil sept cens cinquante-deu
écrite par le sieur Museux , Lieutena
de M. le premier Chirurgien , & Chiru
gien-Major de l'Hôtel-Dieu , audit Fre
Cosme , au sujet d'une Taille qu'il
faite avec son Lithotome caché. Pa
265.

N°. 33.   La douziéme numérotée 3
est une autre Missive datée à Rheims
treize Septembre mil sept cens cinquan
écrite par ledit sieur Museux audit Fr
Cosme , au sujet de plusieurs opératio
qu'il a faites. Page 273.

N°. 34. La treiziéme numérotée 34. est un Ecrit sous signature-privée, daté à Maubeuge le dix-neuf Juillet mil sept cens cinquante-un, par lequel les soussignés Chirurgien-Major de l'Hôpital Royal de Maubeuge, & Chirurgien-Major du Régiment de Caraman Dragons, certifient avoir fait plusieurs épreuves sur la méthode de tailler, que celle qui leur a paru la meilleure étoit celle qui est faite avec le Lithotome caché ; ensuite duquel sont deux autres Certificats du même jour, donnés par l'Aumônier dudit Hôpital, & par le Commissaire des Guerres au Département de Maubeuge. Page 275.

N°. 35. La quatorziéme numérotée 35. est un autre Ecrit sous signature-privée, daté à Maubeuge le trente Août mil sept cens cinquante-deux, par lequel les soussignés Chirurgiens Major de l'Hôpital Militaire de Maubeuge, certifient avoir fait plusieurs observations sur les différentes situations de tailler. Page 279.

N°. 36. Et la quinziéme numérotée 36. est un autre Ecrit sous signature-privée, daté à Maubeuge le dix-neuf Juillet mil sept cens cinquante-deux, par lequel les soussignés Chirurgiens-Majors des Régimens de Berry, Bergue & Nassau, Infanterie, certifient que le sieur Michel,

Chirurgien-Major de l'Hôpital Royal dudit lieu , a fait l'opération de la Taill
avec le Lithotome caché , au nomm
Albert Court ; au dos duquel font quatre
autres Certificats par les Commandan
& Officiers defdits Régimens. Page 281.

Lefquelles quinze Piéces, dont quatorze ont été controllées à Paris ce jour-
d'hui par Blondelu , font à la réquifition
dudit Frere Cofme comparant , demeurées jointes à la minute des Préfentes ,
après qu'il les a eu certifiées véritables ,
fignées & paraphées en préfence defdits
Notaires fouffignés , pour lui en être , &
à qui il appartiendra , délivré les Expéditions néceffaires , dont Acte. Fait &
paffé à Paris en l'Etude , lefdits jour & an
que deffus , & a figné la minute des Préfentes demeurée audit Mᵉ Giraut le jeune , Notaire. *Signé*, G I R A U T & D E L A
L E U , avec paraphes.

Scellé lefdits jour & an , reçu 6 fols.

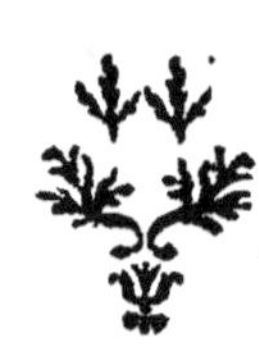

Suite de la Liste des Taillés, par le LITHOTOME caché.

49. Le 14 du mois de Juillet 1752. a été taillé Jean Dehon, âgé de 52 ans, demeurant à Vieux-Rang, près Maubeuge en Hainaut ; on donna 13 lignes d'écartement au Lithotome ; il est bien guéri.

50. Le 13 Août 1752. a été taillé François Coquerian, âgé de 8 ans, à la Ville de Saint Amand en Flandres, sur 11 lignes d'écartement dans le Lithotome ; bien guéri.

51. Le même jour 13 Août, & dans la même Ville de Saint Amand, fut taillé François Horgo, âgé de 9 ans, sur 11 lignes d'écartement ; il avoit trois pierres, dont une pesoit deux onces & demi ; bien guéri.

52. Le 7 Septembre 1752. a été taillé Joseph Moreau, âgé de 9 ans, sur onze lignes d'écartement du Lithotome, au Village d'Haspres, du côté de Cambray ; bien guéri.

53. Le 15 Octobre 1752. a été taillé Jacques Poiret, âgé de 5 ans, natif de Maubeuge, bien guéri.

54. Le 25 d'Août 1752. a été taillé

P

un Malade du lieu de Coleret, à Maubeuge, âgé de 44 ans.

Les souffrances de ce Malade , qui avoient commencé dès la sixiéme année de son âge , étoient devenues si excessives plusieurs mois avant l'opération, qu'elles le privoient presqu'entiérement de sommeil & d'appétit ; joint à une soif que la boisson ne pouvoit éteindre , & à une agitation si grande , qu'il ne pouvoit demeurer un instant dans la même situation. On se détermina à l'opération malgré tant de fâcheuses circonstances. On lui fit une incision de 15 lignes , qui est le plus grand écartement du Lithotome caché, par la présomption qu'on avoit d'une grosse pierre ; l'Opérateur connut bientôt qu'il ne s'étoit pas trompé , il en tira d'abord une grosse comme un œuf de pigeon ; mais ensuite en ayant saisi inutilement à différentes reprises une seconde, dont la grosseur & la dureté paroissoient excessives ; il abandonna la tenette ordinaire qui étoit déja forcée , & il eût recours à la tenette de l'Anonyme pour rompre la pierre ; il en ôta les quatre dents du côté du clou , & la fit agir avec les deux plus éloignées , pour mieux embrasser le corps de la pierre , ainsi

que l'Auteur le preícrit ; il vint à bout
par ce moyen d'en caſſer un morceau,
après diverſes tentatives, qui peſoit
trois onces ; il réitéra inutilement de
nouveaux efforts, il ne fût plus poſſible
de rompre , ni d'extraire une groſſe
maſſe qui reſtoit. La longue durée de
cette manœuvre , la dureté inſurmonta-
ble de ce corps , & plus encore , l'extrême foibleſſe du Patient, déterminerent
le Chirurgien à remettre le ſurplus à une
circonſtance plus favorable, en cas qu'elle ſe préſente.

Ceci eſt le Précis d'une Relation très-
détaillée, du 31 Août, qui m'a été adreſ-
ſée ſix jours après l'opération, & qui ſe
termine ainſi.

» Quoique cette opération ſoit im-
» parfaite , elle prouve néanmoins la
» poſſibilité de caſſer la pierre avec vos
» tenettes, ſans courir riſque de faire
» mourir le malade ; elle prouve en-
» core, que les grandes inciſions ne ſont
» pas ſi dangereuſes qu'on le prétend ,
» puiſqu'on a paſſé le quinziéme degré
» de deux ou trois lignes. »

On mè mande enſuite le 22 Décembre
ſuivant 1752. (» Le Malade) de la pier-
» caſſée eſt reſté fiſtuleux, il paſſe pour-
» tant fort peu d'urine par la playe , car
» le trou n'eſt pas plus grand que la tête

» d'une petite épingle ; il mange bien , il
» vaque à ſes affaires , & ce qu'il y a de
» mieux , c'eſt qu'il n'a plus de dou-
» leur. »

Si ce Malade doit en quelque ſorte la
conſervation de ſa vie , & la ceſſation de
ſes douleurs , aux deux inſtrumens qui
ont été employés , il les doit encore davantage à la prudence & à l'habileté du
célébre M. Michel , Chirurgien-Major
de l'Hôpital Militaire de Maubeuge ;
les cinq précédens ſont auſſi de ſa façon , ainſi que les 46. & 48. de la derniere Liſte , † (taillés dans la ſituation
horizontale , & preſque tous guéris ſans
panſemens.) Ces huit ſuccès complets ,
prouvent tout en faveur de l'Opérateur ,
& beaucoup à l'avantage de la méthode
qu'il a employée.

55. Le 23 du mois de Mai 1752. a
été taillé à Louis-Bourg , dans l'Iſle Royale , le fils du ſieur Igere , Marchand , âgé
de cinq ans & demi , ſur neuf lignes
d'écartement du Lithotome , par le célébre M. Tardy , Chirurgien-Major des
Vaiſſeaux du Roi , au Département de
Rochefort , cette opération fut faite en
préſence de toute la Chirurgie de la Vil-

---

† Publiée en 1752. avec l'omiſſion des panſemens après notre Taille. Elle ſe vend chez
D'Houry fils , Libraire à Paris.

le, & de cinq Religieux de l'Hôpital de la Charité; M. Tardy se trouva obligé de partir le dixiéme jour de son opération pour continuer sa Campagne dans un Vaisseau qui alloit croiser aux environs de l'Acadie, & d'abandonner son malade, qui jusques-là n'avoit eu aucun accident, à des gens qui le panserent & gouvernerent très-mal; il revint à ce même Port six semaines après; il le trouva avec une excoriation fort étendue autour de la playe, dont les bords étoient gonflés & rentroient en dedans, joint à une malpropreté fort grande, & sans observation d'aucun régime. Il remédia à tous ces inconvéniens, autant qu'un séjour très-court lui permit; mais un second abandon à son premier état, a été la cause qu'il passoit encore quelques gouttes d'urine par la playe deux mois après qu'il l'a vû en se retirant au Port de Rochefort, quoiqu'assez bien rétabli d'ailleurs.

Ce fait prouve démonstrativement que les urines viciées retenues par un appareil, tant au dedans, qu'au dehors de la playe, est presque toujours la principale cause des fistules; & qu'il est beaucoup plus avantageux dans notre méthode, de ne point panser du tout, ainsi qu'il eſt démontré dans ma derniere Liſte.

»56. Nous fouſſignés Médecin & Chirurgien-Major de l'Hôpital Militaire de Condé, certifions que le ſieur Gerard, Chirurgien - Major du Régiment de Berry, Infanterie, a fait en notre préſence, le 15 Septembre 1752. l'opération de la Taille avec le Lithotome caché, & en la ſituation horizontale, ayant donné onze lignes audit inſtrument, au nommé Bernard Vandrek, âgé de quatorze ans, fils de Jean-Baptiſte, Habitant de Condé en Haynaut; cette opération qui a duré trois minutes, parce que la pierre caſſa en pluſieurs morceaux, n'a été ſuivie d'aucun accident, pas même d'hémorrhagie; & quoique le Taillé, pendant les huit premiers jours après l'opération, n'ait pas été aſſez exact dans le régime, il eſt cependant aujourd'hui guéri. A Condé, le ſix Octobre 1752. *Signé*, Euſtache, Médecin. Le Brun, ancien Chirurgien-Major de l'Hôpital du Roy. »

Les Magiſtrats de la Ville de Condé ont légaliſé ce Certificat, & ils ajoutent enſuite » Certifient de plus leſdits Magiſtrats, que le ſieur Gerard..... s'étant gracieuſement offert de faire *gratis* (en considération de la pauvreté de l'Affligé) l'opération dont eſt queſtion.... Et après les témoignages ſuffiſamment rendus de la capacité dudit ſieur Gerard , ils ont d'autant plus volontiers conſenti à cette opération, qu'ils ont eſpéré de ſon habileté , les ſecours néceſſaires aux violentes & fréquentes douleurs que reſſentoit ledit Vandrek de ſon incommodité. .... l'opération a été ſi bien conduite & exécutée , que l'Affligé ſe trouve actuellement guéri. En foi de quoi aux Préſentes, ſignées de leur Greffier-Subſtitut , a été appoſé le Scel aux Armes de ladite Ville. Donné audit Condé, le ſix Octobre 1752. par Ordonnance. *Signé* , Le Fevre. »

On ne peut rien ajouter après ces deux Piéces qui ſoit plus honorable pour l'Opérateur, ni de plus avantageux en faveur de la méthode.

57. LETTRE *de M. Cambon , Chirurgien - Major du Régiment Dragons de Caramant du 13 Septembre 1752.*

» Je ſuis arrivé à Amiens en ſuivant ma route, où j'ai vû M. Colignon qui m'a fait tout l'accueil & les politeſſes imaginables, il m'a même logé chez lui, quoiqu'un des premiers Exempts de la Ville. Il a fait une opération de la Taille avec le Lithotome caché, & dans la situation horizontale. Je vous suis bien obligé de m'avoir fourni l'occasion de faire connoissance avec ce grand Maître, j'en ai été d'autant plus flatté, qu'ayant vû tailler de grands Maîtres, celui-ci l'a exécutée avec toute l'adresse & l'aisance qui est attachée à votre méthode, quoiqu'elle lui fût étrangere.

Il m'a assuré qu'il quitteroit son ancienne où il réussit très-bien, pour suivre la vôtre, je suis assuré, Monsieur, qu'il fera beaucoup d'honneur à votre Lithotome, & si les médiocres Chirurgiens en tirent tant d'avantage, quel succès n'en devons-nous pas attendre, entre les mains des bons Maîtres ? Il m'a chargé de vous dire bien des choses de sa part, l'opération a été si belle, que je suis assuré que le Taillé guérira très-promptement, quoiqu'il soit fort maigre. «

M. Colignon est Maître en Chirurgie de Paris, Pensionnaire & Résident à Amiens ; il desiroit un Lithotome caché pour cette Taille, n'ayant pû lui en faire parvenir un assez promptement, je lui marquai de tenir son malade prêt, afin qu'il pût le tailler au passage de M. Cambon, qui lui prêteroit le sien pendant un jour qu'il y devoit séjourner, ce qui fût fait ; je n'en ai point eû d'autre Relation que celle que l'on vient de voir.

58. *Autre Lettre de M. Cambon , de Caen le 25. Janvier 1753. à la suite de son Régiment qui est en Garnison.*

» J'ai fait une Taille en cette Ville, au nommé Pierre Morin , fils de Richard Morin , Tisserant au Village de Langueux , âgé de six ans, en présence de tous nos plus fameux Maîtres de cette Ville , & de MM. la Peyre, pere & fils , qui connoissoient déja votre Lithotome , par ce que je leur en avois dit, & par votre Recueil que je leur avois prêté ; l'opération a été des plus belles… Le malade est aussi bien que je puisse le desirer…. l'urine commence à couler par la voye ordinaire, il est très - tranquille , & même dans l'opération , où il se contenta pour toute plainte, de demander en finissant , si c'étoit fait ? Demande qui surprit les Assistans, qui le croyoient en syncope, ce qui ne contribua pas peu à les faire convenir de l'excellence de notre méthode. »

On continue de voir par cet exemple, que les saisons ne portent aucun obstacle aux succès de notre méthode ; ce malade est parti de Caen où il a été taillé,

pour retourner à fon Village , le dix-
feptiéme jour après l'opération , & M.
Combon a eu foin de faire revenir les
Chirurgiens qui l'avoient vû tailler ,
pour les rendre témoins que la playe
étoit bien cicatrifée , & qu'il étoit parfaitement guéri , quoiqu'on ne l'eut point
panfé du tout.

59. Le 11 Septembre 1752. a été
taillé M. le Curé de Panlatte , à trois
lieues de Verneuil au Perche , âgé de
65 ans, & il y en avoit 15. qu'il avoit
fenti les premieres douleurs d'une pierre
dans la veffie , à ces douleurs fe joignoient
encore de fréquens maux de reins , mais
les uns & les autres avoient éte fupporr-
tables , jufqu'aux environs d'un mois
avant fon opération, qu'ils avoient tellement augmenté, qu'il ne trouvoit plus
de repos ni jour ni nuit, dans aucune
forte de fituation.

Il y avoit trois ans que ce malade
avoit eu une attaque d'apoplexie fort
violente, qui lui avoit laiffé une efpéce
d'engourdiffement général dans tout le
corps, mais beaucoup plus marqué fur
le côté droit, dont il traînoit avec peine
la jambe, indépendamment d'une grande foibleffe à l'autre, & une enflure œdémateufe fur toutes les deux ; il ne pouvoit prefque plus marcher , mais il fe

traînoit encore quelquefois jufqu'à fon Eglife , qui eft fituée contre la Maifon Prefbyterale , pour y célébrer la Sainte Meffe. Il fe promenoit auffi un peu de tems en tems dans fon jardin ; depuis cette attaque il fe trouvoit toujours pefant , & fouvent fort affoupi , jufqu'au tems où fes douleurs continuelles ne le quitterent plus. Cet état fâcheux l'avoit déja déterminé à fe donner un Succeffeur dès le mois de Mars précédent , fix mois avant qu'il fut taillé.

C'eft dans cette trifte fituation qu'on lui tira une pierre platte , ayant la forme d'un quarré long , épaiffe de 13 à 14 lignes , longue de deux pouces 4 lignes , large de 21 lignes , groffe par la circonférence de l'un de fes bouts , qui étoit plus gros que l'autre de 4 pouces 7 lignes ; ce même bout avoit une furface platte , dans le milieu de laquelle fe rencontroit une cavité liffe & polie , exactement ronde , ayant le diamétre d'un pouce , imitant parfaitement celle d'un omoplate qui reçoit la tête de l'os du bras ; ce corps étranger repofoit vraifemblablement par ce bout concave , fur la tête ronde d'un champignon blanc , d'une fubftance auffi dure & compacte , que s'il fût aponévrotique , & auffi gros qu'une groffe noix , dont la tête polie &

P vj

unie repréfentoit très-bien celle d'un os
du bras, qui eft reçue dans la cavité de
l'omoplate. Il y a tout lieu de croire,
que cette pierre avoit pris fon accroiffement fur la tête de ce champignon, &
que cette tête avoit fervi de moule pour
former la cavité ; elle avoit encore de
plus deux autres dépreffions vers fon milieu aux deux côtés de fa largeur, qui
étoient auffi à demi polies, & enfoncées
d'une ligne ou deux au-deffous du niveau, ce qui montroit manifeftement
qu'elle avoit pris fon accroiffement dans
une efpéce de ceinture qui l'embraffoit
exactement par les côtés, & qu'elle avoit
toujours confervé une même fituation
fans fe déplacer. Il y avoit fept ans que
ce malade avoit rendu du fang avec fon
urine, à la fuite d'un voyage qu'il avoit
fait à cheval ; ce fang reparoiffoit encore toutes les fois qu'il s'agitoit un peu
plus fortement qu'à fon ordinaire ; les
retours de cet accident paroiffent prouver, que ce qui affujettiffoit la pierre,
n'étoit autre chofe que des excroiffances,
que fon poids déchiroit lorfqu'elle étoit
ébranlée un peu rudement ; elle fut difficile à tirer, parce qu'étant très-dure, elle gliffoit dans la tenette, elle paroiffoit
d'un volume à pefer aux environs de quatre onces (il n'y avoit point de balance

dans l'endroit) le champignon vint en même tems que la pierre sans y être adhérent , il étoit comme déchiré à son extrémité du pédicule par petits lambeaux , qui dénotoient clairement qu'il étoit attaché par cet endroit dans la vessie , sans qu'il fût possible de sçavoir où , ni comment.

La suite de l'opération se passa néanmoins sans aucun accident , mais le malade étoit tellement affaissé par son état demi paralytique , qu'il ne pouvoit s'aider d'aucune façon , pour les soins dont il avoit besoin ; ses urines fort âcres , lui excorierent les environs de la playe , les bourses , & même tout le siége. Dès le cinq & sixiéme jour après l'opération , & le dixiéme sa paralysie devint complette dans toute la moitié du corps du côté droit , qui étoit déja le plus attaqué depuis son apoplexie ; ce dernier accident acheva de l'accabler , & termina sa vie le quinziéme jour après sa Taille.

L'ouverture de son cadavre auroit sans doute donné d'autres lumiéres relatives au champignon , & à l'espéce de ceinture qui paroissoit avoir entouré la pierre , aussi-bien qu'à ce qui se passoit dans ses reins dont il s'étoit toujours plaint ; mais elle étoit impraticable dans le lieu où il étoit.

60. Le 15 Septembre 1752. fut taillé Jacques Touzelan, fils de Touzelan, Vigneron au Bourg d'Argenteuil, âgé de 23 ans.

Les circonstances extraordinaires qui se sont rencontrées dans cette opération, la rendent trop intéressante pour n'en pas donner une observation détaillée, qui prouvera de plus en plus l'utilité du Lithotome caché.

Il y avoit dix-neuf ans que ce malade souffroit ; mais ses douleurs qui avoient été supportables en différens tems, avoient si fortement augmenté sur la fin, qu'elles ne lui permettoient plus aucun repos.

La sonde canelée pour le tailler étant introduite, fut arrêtée à l'entrée du col de la vessie, & retenue de travers au côté gauche de ce canal par une pierre qui paroissoit immobile, & qui en défendoit l'entrée. Pendant qu'on s'occupoit à faire faire divers mouvemens pour dégager le bec de la sonde, afin de le faire avancer jusque dans la vessie, ou au moins pour la faire tenir droite, on vit sortir par l'urethre, à côté de la sonde, la valeur de plusieurs cuillerées de pus blanchâtre & gélatineux, comme si l'on avoit ouvert un abscès. Enfin n'ayant pû réussir à faire avancer le bec de la sonde, ni à plac

cer droit le reste de son corps : on se détermina à la découvrir par une incision
extérieure pour y glisser la languette du
Lithotome , lequel se trouva arrêté au
même endroit que le bec de la sonde ,
entre la pierre & la paroi gauche du col
de la vessie , sans qu'il parut possible d'aller plus avant ; la sonde retirée , on pla-
ça le Lithotome , qui ne s'enfonçoit
que de deux pouces ou environ , à la
maniere ordinaire pour faire une incision de treize lignes en le retirant ; & à
la faveur de cet ouverture , on y porta
le doigt , avec lequel on reconnut que la
pierre s'avançoit à un pouce de l'entrée
de cette playe : cette section latérale
ayant procuré une grande aisance autour
de la pierre , dont le volume paroissoit
aprochant celui d'une grosse noix verte ;
on y porta une petite tenette presqu'à
demi ouverte pour la saisir , & l'on fit
différens mouvement pour en tanter l'extraction , ou du moins le dégagement ;
mais l'un & l'autre se firent inutilement.

Pendant qu'on faisoit ces tentatives,
on s'appercevoit sensiblement que la capacité qui contenoit cette pierre , & qui
avoit paru d'abord aussi bornée qu'elle
s'agrandissoit à mesure qu'on multiplioit
les mouvemens pour cette extraction ou

pour le dégagement ; l'inutilité enfin de
ces manœuvres, aussi - bien que l'agran-
dissement, fit prendre le parti de retirer
la petite tenette comme insuffisante, &
d'y en substituer une plus forte, pour
venir à bout de dégager la pierre, ou de
la casser.

Cette derniere ressource réussit après
différens efforts ; car elle étoit très - dure, sans néanmoins être murale ; on en
tira plusieurs gros fragmens, qui étoient
la plûpart accompagnés de petits lambeaux de chairs fongueuses & mâchées ;
mais il restoit encore un morceau de
pierre qui paroissoit plus gros que les
autres, & qui échapoit à la tenette lorfqu'elle l'amenoit au passage, & qui ne
permettoit jamais de faire un tour, ni demi
sur son axe, ce qui donnoit lieu de soup-
çonner son adhérence : la vuë de ce morceau qui fut enfin détaché, réalisa la conjecture, il comprenoit le noyau avec tout
un côté de la pierre qui n'avoit pû être
cassé : on vit avec étonnement que la sur-
face, de ce côté, dans l'espace d'un pouce ou environ en tout sens, étoit im-
plantée d'une quantité de petits lambeaux
de chairs qui étoient frangés par le bout,
d'une consistance passablement solide, &
que l'extrémité de la pierre étoit comme
carnifiée dans la substance qui se confon-

doit immédiatement avec celle des lambeaux.

Cette premiere manœuvre finie, on examina la veffie avec le doigt, & l'on y apperçut, outre plufieurs inégalités, qui vraifemblablement, réfultoient des adhérences de la pierre tirée, ainfi que des autres chairs fongueufes qui s'étoient déchirées ; on apperçut, dis-je, une feconde pierre, dont on ne découvroit qu'une face, fituée au fond le plus reculé de cet organe, où elle paroiffoit fixement attachée par une envelope qui l'entouroit ; ce qui fit juger qu'elle étoit adhérente comme la premiere : cette conjecture fut bien-tôt après changée en démonftration par la quantité de tentatives qu'elle fit éprouver ; on vint néanmoins à bout de la caffer, & de la tirer comme la premiere, après y avoir rencontré les mêmes difficultés ; & l'on y reconnut à peu près les mêmes adhérences.

Cette feconde opération finie, la veffie fut examinée de nouveau avec le doigt ; on y reconnut diftinctement la multiplication des inégalités que le détachement de la feconde pierre y avoit produit, auffi bien que l'agrandiffement fucceffif de fa capacité, dont le doigt ne fuffifoit plus que pour en parcourir une petite partie.

Quoiqu'ainfi qu'on l'a déja remarqué, la fonde & le Lithotome n'y euffent point trouvé d'étendue à deux pouces de profondeur dans le commencement pour s'y placer : par l'infuffifance du doigt , on eut recours au bouton pour s'affurer s'il n'y reftoit plus de pierre ; cet inftrument y en découvrit une troifiéme tout au fond en s'y perdant prefqu'entiérement , & fon contact faifoit connoître qu'elle étoit pour le moins auffi dure que les deux d'auparavant : quoiqu'on ignorât fi elle étoit adhérente ou non ; on revint à la charge avec une grande tenette qui s'enfonçoit jufqu'aux anneaux de fes branches avant qu'elle pût faifir cette troifiéme pierre, & l'on s'apperçut qu'elle ne tenoit pas moins fortement que les autres ; la tenette la faififfoit , mais fans la pouvoir tourner fur fon axe ni d'aucune façon ; elle l'amena plufieurs fois jufqu'au paffage , mais elle échappoit auffitôt en y arrivant , quoiqu'on ferra jufqu'à forcer les branches de cet inftrument : enfin après plufieurs efforts réitérés , cette pierre fut tirée toute entiere , & l'on reconnut alors d'où provenoient tant de difficultés fi opiniâtres & fi multipliées. 1°. Sa groffeur étoit à peu près la même que celle des autres qui l'avoient précédée ; fa figure étoit un cône triangulaire de dix-huit ou vingt lignes de longueur , & d'une confiftance très-dure. 2°. La pointe de fon cône regardoit le clou de la tenette lorfqu'elle fut extraite , & le bout des ferres l'embraffoit par les côtés de fa baze ; fa furface depuis la pointe jufqu'au milieu du cône étoit unie , fans être polie comme le font ordinairement celles qui fe frottent l'une contre l'autre quand il s'en trouve plufieurs dans une veffie fans y être adhérentes : le furplus de cette furface jufqu'à la baze étoit graveleux , fans être que très-peu irrégulier ; fa baze qui pouvoit avoir 15 ou 18 lignes d'étendue , étoit prefqu'auffi platte que celle d'un pain de fucre ; mais elle étoit intimement unie avec un gros morceau de chair qui l'occupoit toute entiere , & faifoit corps avec la pierre même , en fe confondant l'un dans l'autre ; cette chair étoit d'une confiftance plutôt dure que mollaffe , d'un pouce d'épaiffeur depuis la pierre jufqu'à fon autre bout qui fe terminoit par plufieurs petits lambeaux frangés. 3°. L'infpection feule de cette pierre fit remarquer aifément la caufe qui l'avoit fait gliffer fi fouvent dans les ferres de la tenette avant que de la pouvoir tirer ; tout faifoit connoître qu'elle étoit chatonnée comme les deux

premieres , la tenette ne la pouvoit faifir que par fa pointe qui fe trouvoit à
découvert & hors du chaton , laquelle
croiffoit en groffeur jufqu'à fa baze qui
la terminoit : cette groffeur étoit cachée
depuis le milieu de la pierre jufqu'à fon
adhérence au fond de fon chaton, ce qui
étoit démontré par le graveleux de cette
partie de fa furface ; d'où il s'enfuivoit
qu'elle étoit infaififfable par les ferres de
la tenette dans fa baze , & que cet inftrument ne parvint à la pouvoir prendre à
découvert par cet endroit qu'après l'a-
voir arrachée peu à peu hors de fon chaton par plufieurs tentatives.

Quoique la plus grande partie des circonftances de cette expofition puiffent
être réputées extraordinaires , elles n'en
font cependant pas moins vraies : on fe
difpenfera ici de faire valoir l'adreffe
ni le ménagement , non plus que le témoignage de dix ou douze Chirurgiens
qui étoient préfens à cette opération ,
dont le mérite de plufieurs d'entr'eux eft
très-connu , & qui attefteroient ces faits,
fi par hazard ils étoient conteftés : la manœuvre fut longue , & plus laborieufe
qu'on ne peut l'expofer ; elle dura au
moins une heure : on va voir quelle en
fut la fuite.

Le malade foutint cette rigoureufe

épreuve qui étonnoit les affiftans avec un courage proportionné au défir extrême qu'il avoit fait paroître depuis plufieurs femaines pour fa délivrance, & fes forces ne lui manquerent point ; il paffa le refte du jour fort tranquille, la nuit & le jour fuivant de même ; c'étoit un Vendredi qu'il fut taillé ; le Dimanche fuivant au foir il lui furvint de la fiévre, mal à la tête, & la région de la veffie douloureufe, altération, langue feiche & une agitation qui ne lui permit aucun repos pendant la nuit ; fon Chirurgien ordinaire fort habile & ingénieux, à qui on l'avoit confié pour fa conduite ; lui fit trois faignées confécutives, & le Lundi quatriéme jour de l'opération il y joignit des fomentations émollientes fur tout le bas ventre ; il redoubla les boiffons avec addition de lavemens ; le tout avec un tel fuccès, que dès la nuit fuivante, tous les accidens fe trouverent beaucoup diminués.

M. Linget, Chirurgien fort habile auffi, fut appellé en confultation par le premier, & d'un commun avis, le malade fut encore faigné une fois le Mardi, beaucoup plus par une fage précaution que par néceffité, fondés fur une maxime, qu'en fait d'inflammations, il vaut beaucoup mieux prévenir que d'ê-

tre prévenu ; dès ce jour - là même ,
on fe contenta d'une fimple embrocation d'huile rofat fur le ventre , &
qu'on ceffa peu de tems après : on fit fuc-
céder aux faignées , les lavemens émolliens , des potions huileufes , & l'eau de
caffe fimple , avec la décoction de pour-
pier ; ces relâchans furent fuivis de la fuppuration de la veffie qui commença vers
le fixiéme jour de l'opération , & qui devint fort abondante ; elle étoit mêlée non-
feulement d'une matiere plâtreufe & gé-
latineufe qui ne s'imbiboit point dans
les draps qui fervoient d'alaifes , ou autres linges fur qui elle tomboit ; mais il
fortit encore de plus une quantité de
lambeaux fongueux & membraneux ; on
y remarquoit beaucoup de graviers in-
cruftés dans la plûpart , & c'étoit vraifemblablement ces derniers qui formoient
les adhérences des pierres ; il parut d'ailleurs fenfiblement que tout le plancher
intérieur de la veffie qui abondoit en
chairs baveufes s'exfolia : pendant cette efpéce de débacle , il furvint quelque
petites hémorrhagies , qui provenoient
fans doute de quelques filets variqueux
que ces chûtes déchiroient en partant ;
mais elles n'eurent aucune fuite par la
fage prévoyance de celui qui conduifoit
le malade ; la première arriva le vingt-

deuxiéme jour , il fortit environ une pa-
lette de fang ; le vingt-cinquiéme il en
revint une feconde un peu plus abondante ; ces accidens inattendus ayant ef-
frayé le malade & fes parens , le Chirurgien lui fit une petite faignée , & joignit
la racine de grande confoude à fa boif-
fon ordinaire , qui n'étoit autre qu'avec
la graine de lin , depuis ce jour - là les
urines furent un peu colorées de rouge
jufqu'au trente-troifiéme , où il fortit encore quelques onces de fang avec plufieurs caillots ; mais entre ceux - ci , il
en refta un dans le paffage qui boucha
également le canal & la plaie , & occa-
fionna une rétention d'urine ; le Chirurgien , homme fort attentif , examina la
plaie auffi - tôt qu'il en fut averti , & tira
le gros caillot , qui fut fuivi de plus de
trois grands verres d'urine : on voit par
cet accident imprévu l'étendue que la
veffie avoit déja regagnée ; cette hémorrhagie fut la derniere : les urines qui
avoient commencé à reprendre leur route en partie dès le vingt-deuxiéme après
la Taille , ne furent plus colorées de
rouge ; la fuppuration diminua peu à
peu , & fe termina huit ou dix jours après
qui étoit le quarantiéme , & la veffie fut
fi parfaitement guérie que le malade n'u-
rinoit plus qu'à fa volonté , ce qu'il a

continué de faire toujours, quoiqu'il soit resté un petit suintement à la plaie, lequel disparoissoit de tems en tems, & qui n'a fini entiérement que quatre mois & demi après la Taille.

On ne fera point surpris de ce dernier accident, lorsqu'on fera attention à la prodigieuse fatigue que les passages multipliés des pierres & des instrumens y avoit causée, joint à la longue & abondante suppuration de la vessie dont cette opération fut suivie ; cette plaie n'a point été pansée d'aucune façon.

Le régime qu'on lui fit observer pendant la guérison, consistoit en boisson d'eau de graine de lin, jusqu'au tems de l'hémorrhagie, qu'on y ajouta de la racine de consoude, comme on l'a déja remarqué, du bouillon fort léger avec le veau seulement, pendant les six premiers jours, on y ajouta ensuite un peu plus de viande pour le fortifier, & quelquefois une languette de pain, deux ou trois fois par jour à cause d'une maîgreur excessive qui étoit la suite de celle où les douleurs de sa maladie l'avoient déja réduit, & qui faisoit craindre qu'il ne tombât dans un marasme complet : on gradua cette nourriture à mesure qu'on s'éloigna des accidens, & l'on y joignit le lait coupé avec l'eau de consoude soir & matin,

matin , depuis le commencement de l'hémorrhagie jufqu'à la fin , il prit quelques
purgations douces dans le courant du premier mois , & il a été parfaitement rétabli en embonpoint trois mois ou environ après : fi cette cure , dont on voit
peu d'exemples , & de laquelle on auroit
pû douter fans témérité pendant l'opération , & même après , peut être rapportée à l'effet du Lithotome caché , ce
n'eft qu'autant qu'il fait une voie fuffifante & unie , & en cette qualité elle
lui appartient prefqu'entiérement ; car
on a pû fentir jufqu'ici que les rentrées
& forties des tenettes , bouton , curette
& doigt furent fi multipliés par néceffité , qu'on pourroit les faire monter , fans
crainte d'exagérer , à foixante fois , ou
même plus ; que fi cette voie eut été faite
par une incifion irréguliere ou par la dilatation & le délabrement caufé par le
paffage réitéré des inftrumens , il n'auroit pas été permis d'en rien efpérer :
quoi qu'il en foit , le malade eft non-feulement parfaitement guéri ; mais encore
auffi-bien rétabli que s'il n'avoit jamais
été incommodé.

Si fa cure appartient par quelqu'endroit à l'Opérateur qui ne la point vû
depuis le jour de l'opération jufqu'au
vingt-quatre d'Avril fuivant , fept mois

après : on peut dire qu'elle appartient à plus jufte titre toute entiere à la fage conduite de M. Specx fon Chirurgien, & aux bons confeils de M. Linget fon confrere.

61. Le 20 Septembre 1752. a été taillé le fils de Jacques Levert, Vigneron au Village d'Auvers près Pontoife, âgé de cinq ans ; bien guéri fans panfement.

62. Le 19 Octobre 1752. a été taillé le fils d'Edmond Thomas le fils, Cordonnier à Joinville en Champagne, âgé de quatre ans ; bien guéri fans panfement.

63. Le 28 Novembre 1752. a été taillé le fils de Laurent Vedy, Vigneron à Franconville, Vallée d'Enguien, âgé de huit ans neuf mois ; bien guéri fans panfement.

LETTRE *de M. Mufeux, Chirurgien-Major de l'Hôtel-Dieu de Reims, & Lieutenant du Premier Chirurgien du Roi, du 15 Novembre 1752.*

„ Voici la Lifte de nos Taillés depuis le mois de Mai dernier ; tous ont été opérés dans la fituation horizontale : j'ai oublié de vous marquer que Nicolas Buzé & le Jardinier avoient été opérés de même ; depuis Buzé dont je vous ai envoyé l'obfervation pour le premiere, nous n'avons point fait de panſemens , excepté une embrocation d'huile roſat ſur le ventre , une légere compreſſe trempée dans l'eau & l'eau-de-vie ſur la playe , & un trouſſe-bourſe imbû de la même liqueur. Au bout de ſix ou ſept jours nous avons abandonné le reſte de la cure à la Nature ; hors, dans certaines circonſtances, les ſuccès on très-bien répondu à notre eſpérance ; vous le trouverez ci-après ; nous les avons fait ſaigner & purger avant l'opération. «

„ 64. Jean-Baptiſte Bertolomet , natif de Joubeſcourt, Diocèſe de Verdun, âgé de quatorze ans , d'un poil le plus roux qu'on puiſſe trouver, très-maigre, & regardé comme le plus mauvais des quatre qui ont été taillés le 12 Mai dernier. Je lui ai tiré une pierre d'environ une once & demie par une coupe de ſept lignes ; il a eu pour tout accident un peu de fievre qui m'a engagé de le faire ſaigner une fois : la playe à été abſolument cicatriſée le trente du même mois ; il retient très-bien ſes urines. «

„ 65. J'ai taillé le même jour au chiffre cinq Jean Rogiez, natif de Neuvillier en Clermontois , âgé de cinq ans , d'un bon tempéramment : la pier-

re petite & fans confiftance s'eft écrafée
en la chargeant , & quoiqu'il foit refté très-peu de fragmens que je croyois
pouvoir s'échapper ; je viens d'apprendre qu'il fouffre encore ; la playe a été
cicatrifée dans la fixiéme femaine ; il
ne retient pas fes urines † ; il a eu en accident le ventre tendu quatre ou cinq
jours , & a rendu plufieurs vers après
avoir fait ufage d'huile d'amandes douces. «

,, 66. Le vingt-deux Juin fuivant , j'ai
taillé au chiffre fept le fils de Raulin
Foify , de la Paroiffe d'Auvinet, Diocèfe de Reims, âgé de fept à huit ans ,
paroiffant d'un bon tempéramment ;
j'ai eu beaucoup de difficulté pour charger une pierre de la groffeur d'une
noifette , & je n'ai pû le faire qu'en
l'avançant dans le bas fonds de la veffie
avec le doigt qui m'a fervi de conduc-
teur pour ma tenette ; le malade n'a
eu aucun accident pendant cinq femaines ; la playe paroiffant totalement
cicatrifée, & l'urine paffant par la verge ; il s'eft promené dans l'Hôtel pendant quelques jours ; comme il étoit

---

† M. Mufeux m'a marqué dans une autre
occafion , qu'il ne fçait point s'il les retenoit ou
non avant l'opération , & qu'il en eft trop éloigné pour s'en informer.

près de partir il survint un peu de fiévre avec un dévoyement & tension au
ventre : il a en conséquence été purgé
plusieurs fois ; la difficulté d'uriner suivit de près & la playe s'ouvrit ; le scro-
tum & la verge s'infiltrerent:enfin deux
mois après le jour de l'opération , les
symptômes de la petite vérole parurent ; l'éruption n'ayant pû se faire , il
mourut le vingt - quatre Août. Je fis
l'ouverture de son cadavre en présence
de M. Jônet & de mon confrere ; nous
trouvames le bas ventre plein d'une liqueur qui nous parut être de l'urine ,
& une grande quantité de pus dans le
voisinage de la ratte : nous passames à
l'examen de la vessie qui ne se trouva
point malade , n'ayant point été bles-
sée ni dans son corps ni au bas fonds
antérieur : la playe de la prostate
n'étoit point cicatrisée , & au-dessous
de cette glande hors de la vessie, dans
le tissu cellulaire, il y avoit un puisard
formé par un dépôt urinaire qui communiquoit sous la vessie un peu à gauche par un sinus qui alloit percer le
péritoine & qui donnoit passage à l'u-
rine qui avoit fait l'inondation du bas
ventre : j'attribue cet accident à l'in-
docilité du malade que je n'ai jamais

pû faire coucher fur le côté droit †.

„ Voici celles de mon confrere, la premiere eft de celui qu'il a taillé le même jour que j'ai operé Buzé. «

„ 67. Laurent Dravegny, âgé de feize
ans, de la Paroiffe de Rofnay, Diocèfe de Reims, très - mauvais fujet, réduit à l'état de marafme, a été taillé
le 15 Juin 1751. à la coupe de fept lignes : quoique l'extraction de la pierre
ait été facile, néanmoins le malade
mourut trente heures après, à l'ouverture de fon cadavre nous trouvames la
veffie racornie & très-petite, n'ayant
de cavité que deux pouces & demi de
longueur, quoiqu'elle contenoit une
pierre de vingt-une lignes de longueur,
fes parois étoient de huit lignes d'é-
paiffeur, fa cavité fe trouvoit enduite
d'une très-grande quantité d'humeur
vifqueufe femblable au mucus du nez ;
l'incifion faite par le Lithotome caché fût trouvée telle que vous la recom-
mandez ; la proftate étoit coupée bien
net à côté du verumontanum qui étoit
confervé en fon entier, ainfi que l'u-
rethere gauche : malgré la grandeur de

---

† Il eft évident par l'intégrité de la veffie de
ce Malade, que fa mort ne peut être imputée
au Lithotome caché.

l'ouverture , comme nous le dirons
ci-après , le corps de la veffie quoique
très-peu étendue n'étoit nullement lé-
zé : enfin l'incifion étoit parfaite dans
toute fa longueur , & l'inftrument avoit
refpecté toutes les parties qui doivent
être confervées , & incifé celles qui
doivent l'être ; après cet examen nous
paffames à celui des reins que nous
trouvames monftrueux par rapport à
leur volume : ils étoient dilatés de façon que leur fubftance paroiffoit totalement détruite ; ils ne préfentoient
que des poches membraneufes parta-
gées en différentes loges remplies d'u-
rine ; le rein droit avoit fix pouces huit
lignes de longueur , douze pouces &
demi de diametre dans fa partie moyenne , y compris l'entonnoir qui étoit
très-dilaté : le rein gauche avoit fix
pouces de longueur fur huit de diametre , pris auffi dans fon milieu & y compris l'entonnoir moins dilaté qu'au
rein droit; les uretheres étoient diften-
dus de façon qu'ils étoient du volume
des inteftins grêles du fujet dans toute
leur longueur ; leur embouchure dans
la veffie étoit affez large pour y introduire une groffe fonde ; M. Caqué en-
leva ces parties , & les fit deffiner : il
ouvrit le rein gauche qu'il fit auffi def-

Q iiij

siner en dedans , dans l'intention de les conferver. M. Benomont, Confeiller de l'Académie Royale de Chirurgie de Paris étant venu à Reims , jugea à propos de les emporter pour les préfenter à l'Académie qui en a fait ufage. «

„ 68. Etienne de France , de la Paroiffe de S. Jacques de Reims , âgé de foixante-quatorze ans, de bon tempéramment , fut taillé le 12 Mai 1752. au chiffre onze : la pierre groffe comme un œuf de poule s'eft écrafée, il tira de fuite ce qui étoit dans les mors de la tenette , & à la feconde charge tout fut emporté ; la fiévre furvint après l'opération , & on faigna trois fois le malade ; il n'eut point d'autre accident, & la playe fut parfaitement cicatrifée en vingt jours : il ne perd pas actuellement une goûte d'urine. «

„ 69. Le même jour a été opéré au chiffre fept Louis - Antoine Lebé , de la Paroiffe de S. Pierre le vieil de Laon en Laonnois , âgé de fept à huit ans, de bon tempéramment , l'extraction d'une pierre plus groffe qu'un œuf de pigeon fe fit aifément ; il n'a eu pour accident qu'un peu de fiévre qui l'a fait faigner une fois : la playe a été fermée en vingt-cinq jours. Nous ve-

nons d'apprendre qu'il retient ses urines. «

» 70. Claude Laurent, du village de Vil-
lers - Marmerg, à trois lieues de Reims,
âgé de vingt-deux ans, paroissant d'une
bonne constitution, quoiqu'il eut des
symptômes de pierre depuis dix-huit
ans, fut taillé le trente du même mois :
la pierre friable s'écrasa en la chargeant
quoiqu'elle n'ait pas été serrée : l'Opération a été très-laborieuse pour tirer
six ou sept fragmens ; il en restoit encore,
mais la crainte de fatiguer les parties par
les recherches, nous fit résoudre d'abandonner le reste à la nature en faisant coucher le malade sur le dos, lui tenant les
cuisses écartées & les genoux élevés par
un rouleau de linge placé sous les jar-
rets : il fut saigné deux fois les premiers
jours, chaque fois que l'on changeoit l'a-
laise, on y trouvoit des graviers & des
fragmens de pierres plus ou moins considérables ; vers le quatriéme ou cinquiéme de l'opération, le malade rendit par
la playe six morceaux de pierre, dont
quelques-uns étoient plus gros que ceux
qui ont été extraits dans l'opération :
deux ou trois jours s'étant écoulés sans
qu'il parut le moindre gravier, on mit
la jaretiere & on le fit coucher sur le côté droit après avoir ôté le rouleau de

linge; huit jours se passerent sans accident , & on permit une pincée de ver-
michel : le dixiéme jour de l'opération
le malade se fit apporter un biscuit & le
prit à six heures du matin avec son ver-
michel; à huit heures il fut saisi d'une
difficulté de respirer qui fut suivie d'une
hémorrhagie , tant par le nez que par la
playe , dont les vaisseaux n'avoient fourni dans le tems ni après l'opération ; le
malade perdit environ six à sept palettes
de sang : la crainte de mourir s'empara
de ce malheureux que nous trouvames
moribond sur les dix heures , ayant le
visage & les extrémités froides , tout le
corps couvert d'une sueur froide , le pouls
petit & affaissé , ne respirant que par de
longues & difficiles inspirations ; un peu
de vin froid & l'air le ranimerent : cet
état triste & dangereux fut suivi d'une
fiévre violente & continue pendant quinze jours ; il fut saigné autant que ses
forces le permirent , & on reconnut que
son sang étoit dissout sans doute par l'ai-
gre que les vers lui avoient communi-
qué, puisque dans les premiers jours de
cet accident il en rendit tant par la bouche que par les selles dix-sept d'un demi
pied de longueur & tous vivans : on lui
fit faire usage d'huile d'amandes douces; on réitéra les embrocations sur le

ventre qui avoient été abandonnées : on lui fit prendre des lavemens émolliens & huileux ; enfin on le mit hors de danger, cependant il reíta dans une foibleſſe étonnante avec une fiévre lente qu'on emporta par l'uſage des apoſèmes purgatifs, antivermineux & fébrifuges continués pendant quelques tems ; il rendit au commencement de Juillet deux ou trois petits graviers qu'on pouvoit croire être nouvellement formés & non des débris de la pierre fracaſſée ; on laiſſa écouler quelques ſcmaines ſans lui faire de remédes, & il reprenoit de l'embonpoint lorſqu'il fut attaqué d'une fiévre intermittente ; il y avoit plénitude dans le pouls : on le ſaigna le dix-ſept Juillet, & purgea le dix-neuf : il voulu partir le même jour pour retourner chez lui, même avant midi, malgré les inftances qu'on put lui faire ; il y avoit long-tems alors qu'il étoit maître de ſes urines, la playe étoit cicatriſée à l'exception d'un très-petit point qui menaçoit fiftule & par où s'écouloit quelques goûtes d'urine dans le tems de l'éjection : quelques jours après ſon retour il fit ſçavoir qu'il étoit en très-bon état, & que ſa playe étoit parfaitement cicatriſée. »

» 71 Le 15 d'Avril eft entré à l'Hôtel-Dieu Jacques Rozandecq, fils de Jean

Rozandecq de la Paroiſſe de Sevigny,
Dioceſe de Reims, âgé de huit ans,
d'un très-mauvais tempéramment, ayant
depuis ſa naiſſance les ſymptomes de
pierre, il étoit de plus, ſujet à une fiévre lente dès-l'age le plus tendre, & à
un dévoyement habituel depuis trois
ans, il avoit le ventre très-élevé : toutes
ces indiſpoſitions l'avoient réduit dans
un maraſme ſi conſidérable qu'il étoit
hors d'état d'être taillé : on le conſerva
à l'Hôtel-Dieu, dans l'intention de le
rétablir au moins au point de pouvoir
ſoutenir l'opération, le régime le plus
exact & les remédes les mieux indiqués
ne rendirent qu'avec peine ſa ſituation
plus avantageuſe, & comme on le diſpo-
ſoit à l'opérer, il lui ſurvint une petite
vérole confluante qui le mit en danger.
Il évita cependant le péril, mais il revint à ſon premier état, le dévoyement,
la fiévre lente furent les ſuites de la petite vérole ; ces accidens commencerent
à ſe calmer vers le 15 Juin, & ce malade délivré en partie de ſes infirmités,
fut taillé le 22 du même mois à la coupe de ſept lignes, l'opération fut heureuſe, l'extraction ſe fit promptement
& ſans violence, il arriva pour tout accident une légère hémorragie par la ſec-
tion de l'artere du bulbe de l'urethre,

elle fut arrêtée dans l'inftant par un morceau d'agaric appliqué fur l'ouverture du Vaiffeau, le malade fut traité comme les autres, faigné une fois feulement pour prévenir les accidens, la playe ne fut parfaitement cicatricée que le 15 d'Août fuivant, le malade eft forti de l'Hôtel le 29 fans avertir de fon départ, & fans apprendre s'il retenoit fon urine. «

LETTRE & *Lifte de M. Mufeux, du 14 Février 1753.*

» Le 12 Septembre 1752. J'ai taillé à l'Hôtel-Dieu avec le lithotome caché, Nicolas Perogneau âgé de fept ans & demi, fils de la Veuve Perogneau demeurante à Bondé fur Marne ; je lui ai tiré par une coupe de fept lignes, une pierre de la groffeur d'une noix ; la playe a été cicatrifée le 27 de l'opération fans panfement, excepté une injection d'huile d'amande douces, les deux premiers jours, pour adoucir de violentes douleurs dans le canal de l'urethre, & une ambrocation fur le ventre, l'efpace de trois jours feulement, il eft maître de fes urines. «

» 73. Le même jour j'ai opéré avec le même inftrument le nommé le Jeune, natif de Reims âgé de dix ans, je lui ai tiré par la même coupe une pierre un peu plus groffe que la précédente, je lui

ai fait l'embrocation fur le ventre pendant trois jours : il a été fans accident
jufques vers le quinze de fon opération,
& tout-à-coup il fe plaignoit d'une douleur très-vive vers la région lombaire
droite ; il avoit de la fiévre, quelques
jours après en le faifant changer de
draps, j'apperçus au moins un grand
verre de pus échapé par la playe, la
douleur alors diminua ; je conjecturai
de-là qu'il s'étoit formé un dépôt dans le
rein du même côté : je le mis à l'ufage
d'une légere eau de Veronique, il rendit
encore une grande quantité de pus,
tant par la playe que par la verge, &
tomba dans le marafme. M. Jofnet con-
feilla les pillules balfamiques & aftrin-
geantes, dont il fait encore ufage actuellement ; fes urines ne paroiffent plus char-
gées de pus, il fe raccommode, & il
n'eft plus queftion pour la playe que du
point de réunion, j'efpere qu'auffi-tôt
qu'il aura repris fon embonpoint, il ne
reftera point de fiftule. »

» 74. Le deux Décembre de la même
année j'ai taillé à Laon, Ville diftante
de Rheims de dix lieues, un Enfant de
Chœur de la Cathédrale de la même Ville, nommé Michel, âgé de douze ans,
à la même coupe de fept lignes, je lui ai
tiré une pierre groffe comme une noix,

très-folide , ronde & murale , d'une efpéce finguliere ; elle eft à peu près comme fi on l'avoir roulée fur de gros grains
de fel , & qu'il en fut refté une grande
quantité dans toute fa circonférence , il
n'a point eu de panfement , ni d'accident , la playe a été parfaitement cicatrifée le premier Janvier ; il retient fes urines. »

» 75. Mon Confrere n'en a opéré qu'un
le 12 Septembre , à la coupe de neuf lignes , nommé Boutiere , natif de Bruye-
re proche Laon , âgé de feize ans ; il y
avoit au moins fept ans qu'il avoit des
fignes de calcul , auffi la pierre s'eft-elle
trouvée de la groffeur d'un petit œuf de
poule , avec beaucoup de gravier ; la veffie étoit fort petite & purulente , il avoit
depuis long-tems un écoulement d'urine
involontaire ; il n'a point eu d'autre panfement que les précédens , il eft refté
deux mois au moins à l'Hôtel-Dieu en
mauvais état , rendant fouvent du gravier & des urines purulentes. Il a enfin
repris de l'embonpoint , & lorfqu'il eft
retourné chez fon pere , il reftoit encore
un petit point à réunir ; j'ai appris depuis
qu'il étoit en fort bon état , & qu'il étoit
maître de fes urines. Le mauvais état de
ce fujet dans le tems que l'opération a
été faite , ne donnoit pas lieu d'en efpérer
la réuffite. »

76. Le 13 du mois de Mars 1753. a été taillé par M. de la Roche, Chirurgien près le Palais Royal à Paris, le fils de Sauſſin, Maçon à Orly, ſur la route de Paris à Fontainebleau, âgé de trois ans & demi, bien guéri.

77. M. Cambon, Chirurgien-Major du Régiment Dragons de Caramant, en Garniſon à Caen en Baſſe-Normandie, a taillé le 29 Mars 1753. le nommé Pierre, fils de Jean Terepane, Pêcheur au Village de Lyon-ſur-Mer, à quatre lieues de Caen, âgé de 13 ans; ce malade étoit préſumé hors d'affaire le 2 Avril ſuivant, parce qu'il n'avoit eu aucun accident, & par conſéquent guéri.

78. Une femme à Saint Etienne en Foreſt, a été taillée par un Chirurgien de Lyon avec le Lithotome caché, elle retient ſes urines à ſa volonté. C'eſt tout ce qu'on a pû apprendre par une voye indirecte juſqu'ici.

Lettre *de M. Cambon, Chirurgien-Major du Régiment de Caramant Dragons, en quartier à Caën, du premier Mai 1753.*

79. J'ai fait deux Tailles au Village d'Hamenonville, à trois lieues d'ici, l'une au fils de Pierre Hebert, Laboureur, âgé de 13 ans, nommé François Hebert.

80. L'autre à Michel Erigi , fils de Charles Erigi , Journalier , âgé de quatre ans , en préfence de deux Maîtres de cette Ville , qui font actuellement les Partifans bien zelés de votre Lithotome ; les opérations ont été belles & point laborieufes ; mon Taillé de Lyon eft très-bien guéri fans aucun panfement comme l'autre (le 77ᵉ. ci-deffus.)

81. Ma troifiéme opération dans ce voyage , ou plutôt ma cinquiéme dans ce pays a été faite au village d'Agerni , au nommé Etienne Marinié , Laboureur, âgé de vingt - fix ans , fouffrant depuis l'âge de fix ou fept , c'eft un Maître Chirurgien de cette Ville qui me l'a procuré ; ce Maître en a taillé plufieurs par le grand appareil qu'il quittera pour prendre votre méthode , les trois derniers Malades vont tout au mieux. Toute la Chirurgie de la Ville eft fort furprife , de me voir tailler fans faire aucune préparation , &c. de ne voir aucun accident , &c. & de n'avoir befoin d'aucun panfement , &c.

J'obferverai ici que l'habileté de M. Cambon fait encore plus l'éloge de notre méthode que fes Lettres ; c'eft le quinziéme qu'il a taillé de cette façon.

82. M. le Chevalier de Mefmon , Ecuyer Ordinaire du Roi , âgé de 59

ans, a été taillé le 30 Avril 1753. il n'a
point été saigné avant ni après ; les urines ont ceffé de paffer par la playe du
4 au 5 de Mai fuivant, & il a guéri fans
aucun panfement.

AVIS ESSENTIEL.

J'*Avertis ici les Chirurgiens qui voudront fuivre ma méthode, qu'il eft arrivé qu'on m'a préfenté plufieurs fois des
LITHOTOMES fabriqués par d'autres Ouvriers, que celui que j'ai indiqué
dans l'Anonyme ; je les ai trouvés remplis
de défauts qui peuvent faire manquer l'opération ; que c'eft même l'unique raifon qui
a donné lieu à l'omiffion d'une Figure gravée de cet Inftrument dans cet Ouvrage &
dans le précédent, parce qu'il eft très-difficile qu'on puiffe le copier exactement fans
en avoir un devant les yeux qui foit fabri-
qué par le fieur Noel, Coutelier rue Ga-
lande à Paris, qui eft le feul qui foit bien
inftruit de toutes les circonftances de ce
LITHOTOME.*

J'*ajoute auffi, qu'on ne fera point réputé fuivre la méthode avec cet Inftrument, fi l'on n'y
joint la fituation horifontale fcrupuleufement,
parce que fon omiffion peut devenir la caufe réelle de la perte du Maláde, ainfi que je l'ai amplement démontré dans le Recueil de l'Anonyme, (p. 186.)*

TABLE
ALPHABETIQUE
DES MATIERES

Contenus dans ce Volume.

A

B

ment l'a tué, & que l'Opérateur n'a point tiré de pierre, 53 jusq. 61

D

Lettre

R

L

M

N

Q

R

T

Fin de la Table des Matieres.

ERRATA.

Pag. 3 Lig. 26 le goſſeu, liſez le gollu. 4 l. 5 le goſſeu, l. gollu. 49 l. 9 devenus, liſ. devenues. 98 l. 25 l'hémorragie., liſ. l'hémorragie le quinziéme jour. 104. l. 26 pouvoient, liſ. pourroient. 150 l. 7 pourroit-il, liſ. pouvoit-il. 150 dern. l. Suets, liſ. Sujets. 153 l. 26 melheureux, liſ. malheureux. 155 dern. l. note, du coret, liſ. du certain. 155 pénultiéme l. du cortt, liſ. du certain. 166 l. 6 1752, liſ. 1753. 171 l. 4 accidenes, liſ. accidens. 190 l. 29 ici le, liſ. ici leur. 206 l. 4 ces, liſ. ſes. 225 l. 13 ovantages, liſ. avantages. 226 l. 3 Lithotomiſtes, liſ. Lithotomiſte, l. 4 Receuil, liſ. Recueil. 235 l. 10 gargeret, liſ. gorgeret. 237 l. 5 l'a vû, liſ. l'ai vû. 254 l. 12 fouteau, liſ. Pouteau. 278 dern. l. oas, liſ. pas. 288 l. 15 reeverai, liſ. releverai. 298 dern. l. a or, liſ. a ſur. 299 dern. l. machine, liſ. machine en 1752. 303 l. 2 lui - même. liſ. lui - même ridicule ; l. 14 gorgezet, liſ. gorgeret, dern. l. atteſtant, liſ. atteſtent. 310 l. 7 objeĉt, liſ. abjet 311 l. 17 quel, liſ. qu'elle. 311 prem. l. connoître de, ôtez de. même p. note † prem. l. pas étonnrnt, liſ étonnant ; qu'il eſt porté, liſ. qu'il ait porté. 312 l. 15 citique, liſ. critique. 319 l. 21 réſolution, liſ. révolution. 352 dern. l. dans la, liſ. dans ſa. 354 l. 23 ſerra liſ. ſerrat.

Nota, Pag. 189. † Après avoir, cette Note doit ſe lire toute entiere avant le mot (Certificat) qui précéde le Num. 26. (p. 190.)